8515

INCREMIX

요요 없는 비만 해결

대사 다이어트

8515 INCREMIX®

요요 없는 비만 해결
대사 다이어트

윤복근 지음

BM (주)도서출판 성안당

여는 글

"왜 자꾸만 살이 찌는 걸까요?"
"여러 가지 좋다는 다이어트를 다 해봤는데,
살이 빠지는 것 같다가 다시 쪘습니다!"
"적게 먹고 운동도 많이 하는데 왜 살이 안 빠지죠?"
"다이어트를 번번이 실패하는 이유가 뭘까요?"

다이어트를 시도했던 사람이라면 대부분 이런 질문을 해본 적이 있을 것이다. 그런데 그동안 속 시원한 답을 들어본 적이 있는가?

다이어트 전에 이 질문들의 답을 찾아 이해한다면 올바른 다이어트에 성공하고 건강한 삶을 살 수 있다. 올바른 다이어트란, 무너진 대사 기능을 회복하고 체지방을 잘 사용하도록 대사를 바꿔주는 것이다. 이를 적용하여, 요요현상 없는 온전한 다이어트 방법을 정리한 것이 바로 〈8515 대사 다이어트〉이다. 지금까지 속 시원한 답을 듣지 못했던 질문들의 해답을 이 책에서 찾을 수 있을 것이다.

인체에는 에너지를 사용하거나 남은 에너지를 저장하여 체중 항상성을 조절하는 '체중조절대사시스템'이 있다. 또한, 우리 몸은 절대 내 의지대로 식욕을 조절할 수 없는데. 이는 이미 우리 몸에 설정된 '체중기본설정값'이 있기 때문이다. 즉, 사람마다 필요한 에너지의 양이 다르게 계산되어 이미 설정되어 있는 것이다.

일부 다이어트 전문가들은 무조건 섭취하는 칼로리를 줄이고 운동을 많이 하면 저장되는 지방이 적어져 살이 빠진다고 말한다. 수학적인 원리로만 보면 맞는 말이지만, 여기에는 오류가 숨어 있다. 배가 고프다고 밥을 먹거나, 배가 불러서 그만 먹거나, 살이 찌거나, 살이 빠지는 것은 내 의지와 상관없는 호르몬의 작용이기 때문이다. 체중은 우리 몸에서 '음성 피드백' 원리에 의해 무의식적으로 조절된다. 즉, 내가

'의식적으로 체중을 감량한다'는 것은 불가능한 일이다.

다이어트를 위해 굶거나 적게 먹으면, 뇌는 설정된 체중기본설정값에 맞추기 위해 에너지를 더 비축하려고 하므로 체중이 줄다가 원래대로 돌아가거나, 살이 더 찌게 된다. '배고픔의 신호'와 '배부름의 신호'도 이미 설정된 체중기본설정값에 따른 무의식적인 호르몬 작용이므로 식욕은 우리 의지대로 조절되지 않는다.

저자가 말하는 올바른 다이어트란, 인체에 체중조절대사시스템과 체중기본설정값이 이미 세팅되어 있다는 사실을 알고, 무너진 대사 기능을 회복하여 지방을 잘 사용하는 몸으로 대사를 바꾸는 것이다. 이를 위해 가장 먼저 내 몸에 '체중조절대사시스템'이 작동하고 있다는 사실을 인식하고, 이 체중조절대사시스템과 관련된 소화대사 · 식욕조절대사 · 에너지사용대사 · 체지방대사 · 호르몬대사와 대사 다이어트를 방해하는 장애 요인들을 이해하는 것이 좋다. 동시에 85:15로 장내 미생물의 균형을 맞추고 대사 다이어트적 비만 해결 방법 등을 적극적으로 실천하면 요요 없는 온전한 다이어트에 성공할 수 있다.

"You are what you eat!"

'당신이 먹는 것이 곧 당신이다.'라는 오래된 서양 속담처럼 내가 먹는 음식은 결국 나의 몸 상태를 결정한다. 계속해서 늘어나는 뱃살을 보면서 후회와 자책을 할 것인지, 아니면 대사 다이어트에 따른 올바른 식습관과 생활습관을 실천해서 원하는 체중 감량과 함께 건강을 챙길 것인지는 여러분의 선택에 달려있다. 판단은 여러분의 몫이지만, 저자는 올바른 다이어트는 선택이 아니라 필수임을 강조하며 이 책을 읽는 모든 분이 행복하고 건강한 삶을 누리길 바라는 바이다.

다이어트의 새로운 패러다임을 열며...
저자 윤복근

차례

여는글 6

PART 1 바른 다이어트, 대사 다이어트 14

제1장 일반적인 다이어트 공식의 오류 15

제2장 대사 다이어트란? 24

PART 1 포인트!!! 29

PART 2 대사 다이어트 공식 32

제1장 체중기본설정값 33

제2장 항상성 조절 39

01 _ 체온 40

02 _ 혈당 42

03 _ 장내 미생물 44

제3장 항상성 조절에 영향을 주는 요인 47

01 _ 음과 양으로 조절되는 피드백 47

02 _ 갑상선호르몬 기능 장애 52

03 _ 세포호흡 감소 53

제4장 체중조절대사시스템 55

01 _ 체중조절대사시스템과 인체대사 56

02 _ 대사 다이어트 공식 61

PART 2 포인트!!! 62

PART 3 체중 조절 관련 대사 66

제1장 소화대사 67
01 _ 영양소 67
02 _ 음식의 소화 과정 104

제2장 식욕조절대사 113
01 _ 배고픔의 신호 113
02 _ 배부름의 신호 115
03 _ 식욕 조절 메커니즘 117

제3장 에너지사용대사 125
01 _ 소화대사량 125
02 _ 기초대사량 127
03 _ 활동대사량 137
04 _ 적응대사량 138

제4장 체지방대사 140
01 _ 체지방의 종류 142
02 _ 지방조직의 종류 145
03 _ 지방에 대한 오해 150
04 _ 체지방 축적 154
05 _ 지방세포의 기능 157
06 _ 지방조직과 호르몬 160

제5장 호르몬대사 170
01 _ 인체 내분비기관 171
02 _ 부신호르몬 174
03 _ 갑상선 호르몬 181
04 _ 지방축적효소 188
05 _ 성호르몬 188
06 _ 췌장호르몬 200
07 _ 지방조직호르몬 202
08 _ 혈당조절호르몬 205

PART 3 포인트!!! 209

PART 4 대사 다이어트의 장애요인 212

제1장 부신피로증후군 213
01 _ 부신피로증후군의 원인 214
02 _ 스트레스 방어기전 215
03 _ 부신피로증후군의 단계별 코티솔 분비 변화 217
04 _ 부신피로증후군의 증상 220
05 _ 기타 부신 관련 증상 222
06 _ 부신피로증후군과 비만 224

제2장 저체온증후군 226
01 _ 저체온증후군의 원인 227
02 _ 저체온증후군의 증상 228

제3장 지방축적효소 HSD 235

제4장 에스트로겐우세증후군 237
01 _ 에스트로겐우세증후군의 원인 238
02 _ 에스트로겐우세증후군의 증상 239
03 _ 에스트로겐우세증후군 개선방법 240

제5장 인슐린 저항성 241
01 _ 인슐린 저항성의 원인 243
02 _ 인슐린 저항성의 증상 244
03 _ 인슐린 저항성 개선방법 244

제6장 렙틴 저항성 245

제7장 장내 미생물 불균형 248
01 _ 디스바이오시스 249
02 _ 장누수증후군 253
03 _ 장내 마이크로바이옴과 비만 257

PART 4 포인트!!! 264

PART 5 대사 다이어트로 비만 해결 268

제1장 소화대사 유지하기 269

제2장 식욕조절대사 유지하기 277

제3장 에너지사용대사 높이기 280

01 _ 기초대사량 높이기 280

02 _ 활동대사량 높이기 287

제4장 체지방 재사용하기 293

제5장 호르몬대사 회복하기 297

01 _ 부신호르몬 297

02 _ 갑상선호르몬 298

03 _ 에스트로겐 299

04 _ 인슐린 300

제6장 스트레스 관리하기 302

제7장 장내 마이크로바이옴 85:15 균형 유지하기 306

01 _ 장내 마이크로바이옴이란? 307

02 _ 유바이오시스 310

제8장 오토파지 활성화하기 313

제9장 MS 분석을 통해 올바른 대사기능 회복하기 318

01 _ MS분석이란? 320

02 _ MS분석 항목 323

제10장 대사 다이어트에 도움을 주는 영양소 329

제11장 체중조절대사시스템 회복을 위한 10가지 습관 345

PART 5 포인트!!! 355

참고 문헌 356

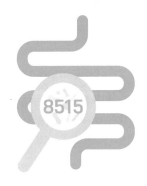

PART 1

바른
다이어트,
대사
다이어트

PART 1
바른 다이어트,
대사 다이어트

비만은 세계를 위협하는 주요 공중보건 문제 중 하나로, 세계 곳곳에서 심각한 건강 위기로 부상하였다. 세계비만연맹WOF은 비만이 건강에 미치는 부정적인 영향을 치료하는 데 드는 비용이 2025년까지 전 세계적으로 연간 1조 2천억 달러를 넘어서고, 2035년에는 세계 인구의 25%가 비만이 될 것으로 추정한 바 있다. 현재 비만은 전염병처럼 확산하면서 암, 심장병과 같은 만성 대사질환의 잠재적인 위험요소가 되고 있다. 비만은 개인의 문제를 넘어 막대한 경제적 손실과 계층 양극화를 일으키는 원인으로도 지목되고 있지만, 여전히 많은 사람들이 올바른 체중 감량과 유지 방법을 몰라 비만을 해결하지 못하고 있다.

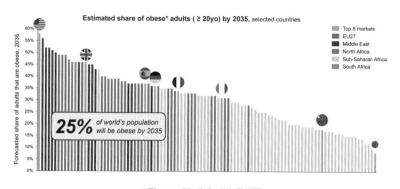

그림 1-1 전 세계 비만 유병률

출처: IQVIA Thought Leadership; World Obesity Federation, World Obesity Atlas 2023

제1장 일반적인 다이어트 공식의 오류

많은 사람이 다이어트의 필요성을 느끼는 시기를 봄으로 생각한다. 멋진 여름을 위한 준비가 아닐지 싶다. 점점 얇아지는 옷을 입으려고 하니 겨우내 두꺼운 옷 속에 감춰졌던 군살이 고민거리로 떠오르며 다이어트에 도전하지만, 대다수는 다이어트가 절대 쉽지 않다는 사실을 깨닫게 된다.

불어나는 몸을 보며 다이어트를 시작하려고 결단하는 순간, 대부분 먼저 칼로리 섭취를 줄이고 운동을 시작하려고 할 것이다. 그러나 그런 방법으로 많은 비용과 시간, 노력을 들여도 전혀 체중이 줄지 않고, 심지어는 살이 더 찌거나 무리한 다이어트로 건강에 심각한 타격을 입는 경우가 비일비재하다.

똑같이 다이어트를 했는데 누구는 살이 빠지고 누구는 안 빠지는지, 열심히 노력해서 살을 뺐는데 왜 시간이 지나면 다시 원래 상태로 돌아가거나 살이 더 찌는지, 자꾸만 실패하는 다이어트를 하면서 생겼던 의문에도 이제까지 속 시원한 대답은 듣기 어려웠을 것이다.

현재 자꾸 실패하는 다이어트 때문에 고민하고 있거나 다이어트를 아예 포기한 상태라면, 지금까지 알고 있던 다이어트 방법에 어떤 오류가 있는지부터 먼저 이해해야 한다.

비만이란?

'살이 쪘다'는 것은 '체지방이 증가했다'는 뜻이며, 지방 축적으로 체중이 증가한 상태를 말한다. 먹는 영양소가 많이 들어오는데, 사용하는 영양소는 상대적으로 적어서 남는 지방이 체지방으로 축적되는 것이다.

우리가 흔히 아는 일반적인 다이어트 공식에서는 단순히 먹는 영양소에서 사용하는 영양소를 차감하면 남는 영양소가 되고, 이 남는 영양소가 체지방으로 쌓여 비만해진다고 한다. 그러나 대사 다이어트 관점에서 보는 비만은 체지방이 증가한 상태이자, '내 몸속의 체지방을 에너지로 사용하지 못하고 있는 상태'를 말한다. 따라서 대사 다이어트에서는 비만할 경우 내 몸속의 체지방을 에너지로 사용하지 못하는 대사 장애에 먼저 관심을 기울인다.

비슷한 것 같지만, 일반적인 다이어트에서 말하는 비만과 대사 다이어트에서 말하는 비만은 조금 다른 개념이다.

일반적인 다이어트 공식

흔히 다이어트를 하려면 '무조건 적게 먹어야 살이 빠질 것'이라고 생각한다. 어떤 이들은 '아예 굶으면 더 빨리 살이 빠질 것이고, 운동도 필요 없다.' 혹은 '많이 먹고 그 대신 운동을 더 많이 하면 살이 빠진다.'라고 생각하며 무모하게 다이어트를 시도하기도 한다. 또한 일반적인 다이어트 전문가들도 무조건 덜 먹고 더 운동하면 살이 빠진다고 말하기도 한다. 그러나 이러한 것들은 올바른 다이어트 원리를 전혀 모르고 적용하는 잘못된 방법이다.

먹는 영양소 ↑ − 사용 영양소 ↓ = 남는 영양소 ↑ → 체지방 축적 ↑ → 비만

위 공식은 수학적으로는 맞지만 대사 다이어트 관점에서는 인체 대사를 전혀 고려하지 않아 올바른 다이어트를 할 수 없는 공식이다.

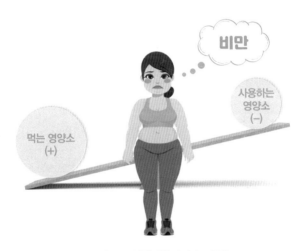

그림 1-2 일반적인 다이어트 공식

사람이 먹는 음식 속의 영양소가 우리 몸에 유입되면 에너지를 발생하고 인체를 구성하며, 신체기능을 조절하는 역할을 한다. 따라서 다음과 같은 기능을 하는 우리 몸에 필요한 6대 영양소는 반드시 섭취해야 한다.

3대 주영양소	탄수화물, 단백질, 지방	인체 에너지원으로 사용
3대 부영양소	무기질, 비타민, 물	인체 구성과 에너지 대사에 사용

이 영양소들은 소화기관을 통해 분해되고 흡수되는 과정을 거쳐 에너지를 만들어 생명을 유지하는 데 사용된다. 일반적으로 하루 평균 권장 열량은 성인의 경우, 남자 2,500kcal, 여자 2,000kcal 정도로 개인의 활동량, 체중, 성별, 건강 상태 등을 고려하여 계산한다.

$$1일 에너지 필요량 = 기초대사량 \times 활동계수$$

그러나 살을 빼려면 이보다 적게 먹어야 한다고 믿는 일반적인 다이어트에서는 살이 찐 만큼 '내 몸이 하루에 필요로 하는 에너지보다 적게 먹거나 먹는 양을 많이 줄이라'고 한다.

$$사용 영양소 \uparrow - 먹는 영양소 \downarrow = 저장되는 체지방을 줄이는 다이어트$$

대다수의 비만 관리 전문가들은 이렇게 하면 살이 빠진다고 권하며, 이런 일반적인 칼로리 계산법이 전 세계 사람들에게 다 동일하게 적용된다고 말한다.

체질량지수BMI, body mass index 역시 마찬가지이다. 각자에게 맞는 체질량지수의 판단 기준이 바뀌어야 한다는 지적은 꾸준히 있어 왔지만, 이것이 다이어트 산업에서 크게 언급된 적은 없다.

체질량지수는 몸무게kg를 키m의 제곱으로 나눈 값으로, 다이어트 전문가들은 다이어트를 원하는 사람들의 몸무게, 키, 나이, 성별 등을 반영해서 체질량지수를 계산해 준다. 계산 결과에 따라 체질량지수가 23 미만이면 정상, 25 이상이면 비만, 30 이상이면 고도비만으로 판정한다.

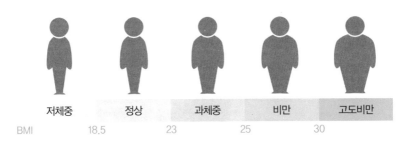

그림 1-3 체질량지수(BMI)

위의 기준대로 살을 빼겠다고 한다면, 자신의 체질량지수를 계산해서 원하는 체중 감량 목표를 결정하게 되는데, 이런 일반적인 다이어트의 계산 방식에는 오류가 숨어 있다.

체질량지수는 근육량, 유전적 특성 등 다른 개인적 차이를 반영하지 못한다. 또한 몸무게를 기준으로 하다 보니 체지방이 많은 비만한 사람과 근육이 많은 사람의 대사량을 똑같은 방법으로 계산한다는 것도 문제이다. 그러므로 체질량지수가 18.5 이하이면 저체중이고, 25 이상이면 비만이고, 30 이상이면 고도비만이라고 규정하고, 성별, 나이, 키, 몸무게만을 기준으로 산정한 체질량지수로 '살이 쪘다', '말랐다'는 수식어를 붙이면서 혼란을 주는 것에 우리는 의문을 가져야 한다.

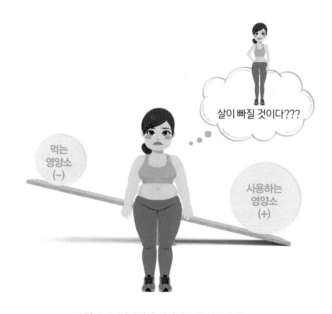

그림 1-4 일반적인 다이어트 공식의 오류

전통적이고 일반적인 다이어트에서는 단순히 살이 찌면 다 비만이라고 표현하나, 비만에는 다음과 같이 마른 비만, 저근육형 비만, 고도비만 등이 있다.

▶ 마른 비만 = 정상 체중 + 과체지방
외형적으로는 뚱뚱해 보이지 않지만 체지방이 과도하게 쌓인 비만으로 혈중 콜레스테롤, 중성지방, 인슐린 저항성이 높아져 고혈압, 고지혈증, 당뇨병 등 대사 질환에 걸릴 확률이 높다.

▶ 저근육형 비만 = 낮은 근육량 + 복부 비만
팔다리는 가늘고 배만 나온 'ET형 비만'으로 낮은 근육량과 비만이 공존하면 제2형당뇨병과 심혈관 질환 발병 위험이 훨씬 더 커진다.

▶ 고도비만 = 과체중 + 과체지방
변성된 지방세포, 호르몬 불균형으로 인한 내분비적인 문제를 동반한 비만으로 질병 위험이 높아 임상적인 치료와 특별한 식이요법 및 맞춤형 운동 등이 필요하다.

일반적인 다이어트 공식에 의한 '비만'은 순수 체지방만을 측정한 것이 아니므로 정확하지 않다. 또한 체격과 체형, 나이, 성별이 같아도 사람마다 인체대사가 크게 다르다는 사실이 반영되지 않는다. 즉, 개인마다 차이가 있는 대사의 다양성을 무시한다. 따라서 단순히 칼로리 제한이나 BMI 계산에 따라 식습관을 바꾸고 운동량을 늘리라고 하는 것은 절대 올바른 다이어트 방법이 될 수 없다.

일반적인 다이어트 공식이 '칼로리를 적게 섭취하고 운동을 많이 해서 체지방을 많이 사용하면 살이 빠진다'고 하니, 운동을 게을리하거나 안 하는 사람들은 스스로 죄인이 된 기분이 들 것이다. 다이어트에서 운동은 매우 중요하지만 운동으로 소모되는 에너지는 인체의 에너지사용대사에서 5%에 불과하다. 인체는 무의식적으로 혈액이 순환하고 호흡이 이루어지면서 그냥 가만히 앉거나 누워만 있어도 하루에 소모하는 에너지의 60~70%가 기초대사량으로 사용되는데, 이는 운동으로 사용하는 에너지보다 더 많은 양이라는 사실을 알아야 한다.

이제까지 다이어트를 시도하다 실패하거나 포기한 사람들은 대부분 다음과 같은 공통적인 의문점에 공감할 것이다.

- "정말 물만 먹었는데(진짜 조금 먹는다는 표현) 왜 살이 찌나요?"라고 질문하면 다이어트 전문가들은 "운동 많이 하세요."라고 말한다. 그러나 이것은 지방대사의 문제로 인한 비만인데 운동만 열심히 한다고 해결될까?

- "나이가 들면서 왜 나잇살이 찌나요?"라고 질문하면 다이어트 전문가들은 역시 "운동 많이 하세요."라고 말한다. 그러나 이것은 호르몬 대사의 문제인데 운동만 한다고 해결될까?

- "잠을 잘 때 추워서 양말을 신고 잘 정도로 추위를 많이 타고 자꾸 살이 찝니다."라고 하면 역시 "운동 많이 하세요."라고 말할 것인가? 갱년기로 인하여 얼굴이 화끈거리고, 잠을 잘 자지 못하고, 식은땀이 나면서, 갑자기 호흡도 가빠지고, 우울하고, 머리카락이 빠지는 등 호르몬 대사의 문제로 살이 찌는 것인데 단지 '운동 많이 하세요'로 간단히 해결이 되는가?

- "살이 빠진다는 식품을 먹는데 왜 살이 안 빠지나요?"라고 질문하면, 다이어트 전문가들은 3개월 혹은 수개월 안에 무조건 살이 빠질 것이라고 효과를 과장하며 일반적인 다이어트 방식을 권유하지만 이는 인슐린이 제 기능을 못하는 '인슐린 저항성'이 원인인데 제대로

이와 같이, 다이어트에서 흔히 생기는 문제들에 대해 일반적인 다이어트 공식으로는 정확한 메커니즘이나 해결 방법을 설명할 수 없기 때문에 일반적인 다이어트 방식에 오류가 있다고 말하는 것이다.

살을 **빼려고** 하는 많은 사람들은 칼로리 제한, 단식, 지속적인 운동, 다이어트 전문 식품 복용, 특별한 다이어트 프로그램, 위절제술이나 지방흡입술, 식욕억제제 복용 등의 다이어트 방식에 현혹되어 많은 돈과 시간을 투자하지만, 정작 살을 잘 **빼지** 못한다. 이런 잘못된 다이어트 방식을 보고만 있자니 안타까운 마음에 '대사 다이어트'를 소개하여 문제를 해결하고자 한다.

제2장 대사 다이어트란?

코로나 이후 '확~~찐자'라는 유행어가 생길 정도로 사람들의 활동량은 줄고 체중은 늘면서 더욱 다이어트에 관심이 높아졌다. 그러나 지금까지 대부분의 다이어트 방식은 몸 버리고, 시간 버리고, 돈 버리는 결과만 가져왔다. 요요현상으로 살은 점점 안 빠지고 다이어트 이전보다 살이 더 찌거나, 거듭되는 다이어트 실패로 자신감과 자존감만 낮아졌다. 일반적인 다이어트는 칼로리와 지방을 비만의 주범으로 몰아 무조건 지방을 줄이거나 축적된 지방을 없애는 것에 초점을 맞추었지만, 이는 대사 다이어트의 관점에서 보면 실패할 수밖에 없는 다이어트 방식일 뿐이다. 또한 운동이 건강에 좋은 것은 사실이나 에너지소비량은 미미하여 다이어트에 크게 의미가 없다는 사실을 간과한 다이어트 방식이다.

'적게 먹고 운동 많이 하라'는 일반적인 다이어트 방식의 오류

1 식욕은 간뇌에서 조절하는 무의식적인 호르몬 대사작용으로, 내 의지대로 조절할 수 없는데 마치 내 의지로 식욕을 조절하는 것처럼 생각한다. 식욕 조절은 내 자유의지로 되는 것이 아닌 무의식적 호르몬 작용에 의한 것이다. '배고픔의 신호'와 '배부름의 신호'는 뇌의 시상하부에 있는 식욕조절중추와 관련 호르몬에 의해 조절되므로 내 의지대로 할 수 있는 것이 아니다.

2 식욕은 내 몸속에 이미 세팅되어 있는 체중기본설정값의 기준에 의하여 조절되는 무의식적 소화대사 작용으로, 체중기본설정값은 개인마다 차이가 있다. 유전적인 요인, 자라온 환경과 먹는 영양소, 활동량 등에 따라 다른 체중기본설

정값을 고려하지 않고 모두가 똑같은 방법으로 다이어트를 해야 한다고 한다.

3 사용(소모)하는 에너지에 소화대사량, 기초대사량, 활동대사량이 반영되지 않았다.

4 체중 조절에 가장 중요한 요인인 '기초대사량이 사람마다 각각 다르다'는 사실이 반영되지 않았다. 인간의 생명 유지를 위해서 일어나는 모든 화학적 반응에 쓰이는 에너지양을 기초대사량이라고 하는데, 온종일 소파에 누워서 TV를 보거나 핸드폰을 보면서 하루를 거의 쉬면서 보냈다 해도 전체 에너지 사용량의 60~70%가 소모된다. 그런데 가장 에너지 소비가 많은 기초대사량을 반영하지 않은 채, 체질량지수만으로 운동 내용을 정해 운동할 것을 권장한다. 그러나 아무리 운동을 적극적으로 해도 운동으로 소모되는 에너지는 약 3~5%에 불과하다. 대부분 사용하는 에너지의 약 60~70%는 기초대사량으로 소모되는데 이 부분을 다루지 않는다.

5 굶거나 적게 먹고 운동을 많이 하면 기초대사량이 낮아지면서 불안감, 면역력 저하, 피로감, 우울감, 예민함 등이 유발되며, 대사 장애가 발생한다는 것을 반영하지 않았다.

6 운동 자체가 체지방을 분해하기보다는 운동할 때 근육에서 분비되는 호르몬 마이오카인 작용에 의해 체지방이 분해되므로 무조건 운동을 많이 하면 살이 빠지는 것이 아니라 근육량을 높이는 운동을 통해 기초대사량이 올라가야 체중이 감량되는 것을 반영하지 않았다.

7 남는 영양소가 지방으로 저장되었다가 재사용되는 대사 과정을 반영하지 않았다.

❶ 탄수화물은 현금처럼 바로 사용 가능한 에너지이다. 우리가 섭취한 음식물이 분해되어 모이는 총집합 장소가 소장인데, 탄수화물이 입에서 엿당으로 분해되어 소장으로 내려가면 소장에서 포도당으로 전환되며, 포도당은 간문맥을 통해 간으로 이동하여 40~60%가 글리코겐 형태의 지방으로 전환되어 간에 저장된다. 그러다가 능동적 에너지가 필요할 때 글리코겐을 다시 포도당으로 전환해서 에너지로 사용한 후 남은 포도당은 다시 글리코겐으로 저장해 둔다.

❷ 단백질은 위를 거쳐 소장으로 내려가 아미노산으로 최종 분해되어, 간으로 이동해 인체에서 필요할 때 즉각 사용할 수 있는 아미노산풀amino acid pool의 형태로 저장되었다가 심장으로 이동하여 혈액을 타고 인체의 각 기관과 조직세포로 들어가 조절 영양소로 사용된다. 에너지원으로 바로 사용되는 것은 아니지만 호르몬, 신경전달물질, 혈장단백질, 근육, 뼈 등을 만드는 원료로 사용된 후 남은 영양소는 다시 에너지로 사용되며, 그 후에 남은 아미노산은 지방으로 저장된다.

❸ 지방은 단위가 커서 소장의 융모를 통과하지 못하기 때문에 소장에서 글리세롤과 지방산으로 최종 분해된다. 지용성 영양소인 글리세롤과 지방산은 융모를 통과하여 암죽관림프관과 흉관, 상대정맥을 거쳐서 심장으로 이동하여 혈액순환을 통해 조직세포로 들어가 에너지원으로 사용되고 남는 지방은 저장된다. 지방은 바로 사용되는 에너지원이 아니라 포도당 공급이 안 되는 위급 상황에서 사용되는 연료라서 처음부터 저장되는 것이다. 즉, 탄수화물, 단백질과 같은 에너지가 현금같이 바로 사용이 가능한 에너지라면, 지방은 저축해 둔 에너지라고 보면 된다. 탄수화물이나 단백질 에너지를 다 쓰고 더 필요할 때 은행에 저축해 놓은 것을 다시 꺼내 쓰는 것이 지방이라고 생각하면 된다. 따라서 바람직한 에너지 사용을 위해서는 저탄수화물, 고단백질, 저지방 음식을 섭취하는 것이 가장 좋은 방법이다. 그런데 지방은 무한정으로 저장되는 것이 아니다. 우리 몸은 체중기본설정값으로 자꾸 복귀하려는 생물학적 '음성 피드백 원리'가 있어 살이 무한정으로 찌지 않도록 조절해 준다.

8 살아있는 생명체와 같은 체지방을 무조건 나쁜 것으로만 오해하고 있다.

❶ 비만은 과식의 결과이지 지방 자체가 비만의 원인은 아니다.

❷ 지방은 나쁜 것도 있고, 좋은 것도 있다.

❸ 세포로 구성된 인체의 지방조직은 간, 위, 폐처럼 하나의 기관이다.

❹ 지방세포는 살아있는 생명체이며, 호르몬이 나오는 내분비기관이다.

❺ 지방조직에서는 생리활성물질인 아디포카인adipokine 중에 프로아디포카인pro-adipokine에 속하는 식욕 조절 호르몬인 렙틴leptin 호르몬, 지방 축적을 억제시키는 착한 호르몬인 아디포넥틴adiponectin이 나온다.

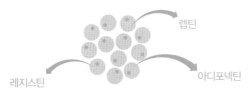

레진틴

레지스틴

아디포넥틴

그림 1-5 지방조직에서 분비되는 호르몬

이와 같이 좋은 역할을 하는 지방을 나쁜 것이라고 생각해 무조건 없애려고만 하는 것은 잘못된 것이다. 비만은 내 몸의 지방을 에너지로 사용하지 못해서 온 결과이다. 지방이 나쁜 이유는 잘못 관리된 지방이 필요 이상으로 쌓여서 염증을 유발하고 질병으로 이어지기 때문이지만, 지방은 우리 몸의 에너지 대사에 꼭 필요한 영양소이다.

9 적게 먹고 운동을 많이 해도 호르몬 대사에 장애가 있는 사람은 살이 빠지지 않는다는 것을 반영하지 않았다. 대사에 문제가 있어 운동을 많이 하면 안 되는 사람들을 구분하지 않고, 모두에게 똑같이 운동을 적용하는 방식에 오류가 있다. 예를 들어, 애디슨증후군이 있는 사람들은 부신에서 충분한 양의 코티솔을 생성하지 못하여 항상 쇠약하고 피곤함을 느끼며 일어설 때 어지러울 수도 있다. 이런 대사에 문제가 있는 사람들이 운동을 많이 하면 근육이 빠져나가면서 면역력도 떨어지고 노화도 빨라져서 더 큰 문제가 발생하고 심각한 상태가 될 수도 있어 주의해야 한다.

다이어트는 소화대사, 식욕조절대사, 에너지사용대사, 체지방대사가 종합적으로 반영되어야 성공한다. 다이어트는 결국 내 몸에 필요 이상으로 저장된 체지방을 에너지로 재사용할 수 있도록 대사를 바꿔주는 것이다. 대사 다이어트 관점에서 '살이 쪘다'는 것은 내 몸속의 체지방을 에너지로 사용하지 못해서 온 대사 장애 현상이다. 따라서 내 몸속의 체지방을 에너지로 사용하지 못하는 원인인 대사 장애부터 개선해야 살이 빠진다.

예를 들어, 비만과 비슷한 치명적 질환인 쿠싱증후군을 가진 사람은 다이어트를 아무리 해도 살이 빠지지 않는다. 이 증후군은 스트레스로부터 우리 몸을 보호하기 위해 분비되는 코티솔 호르몬이 과다하게 분비되어, 식욕을 감소시키는 렙틴 호르몬의 분비를 억제하여 과식을 유발하고, 혈당과 혈압을 상승시켜 비만 및 심혈관 질환을 유발할 수 있다. 따라서 이러한 경우 호르몬 대사 장애를 먼저 해결해야 비만도 해결된다.

우리 인체에는 먹은 음식물을 에너지로 사용하고 남는 영양소를 저장하여 체중을 자동으로 조절하는 체중조절대사시스템이 작동하고 있다. 체중은 생리학적 음성 피드백인 항상성 조절 원리에 의해 사람마다 이미 세팅되어 있는 체중기본설정값에 따라 무의식적으로 조절된다. 결국 살을 빼려고 노력해도 잘 안 빠지는 것은 내 몸속의 체중조절대사시스템에 장애가 발생한 것이기에 대사 장애부터 개선해야 다이어트도 성공할 수 있다는 것이 대사 다이어트 관점의 올바른 다이어트라고 말할 수 있다.

다이어트란 무조건 적게 먹고 운동을 많이 하는 것이 아니라, 각자 살이 찌는 이유와 문제점을 잘 진단하고 해결하는 것이다. 내 몸속의 체지방을 에너지로 잘 사용하지 못하는 문제인지, 소화대사나 호르몬대사의 문제인지, 체중조절대사시스템에 장애가 생긴 것인지 등을 정확하게 진단해야 올바른 다이어트에 도움이 된다.

PART 1 포인트!!!

✓ 비만은 내 몸에 쌓인 체지방을 사용하지 못해서 생기는 대사 장애 현상이다.

✓ 비만은 염증을 만성적으로 안고 사는 것이다.

✓ 식욕 조절은 내 자유의지로 되는 것이 아닌 무의식적 작용이다.

✓ 식욕 조절은 내 몸속에 이미 세팅되어 있는 '체중기본설정값'을 기준으로 한 무의식적 소화대사 작용이다.

✓ 체중 조절에 가장 중요한 요인인 기초대사량은 사람마다 각각 다르다 .

✓ 운동이 체지방을 직접 분해하는 것이 아니라 근육에서 발생하는 호르몬 작용에 의해 지방이 분해되거나 기초대사량에 변화가 일어나는 것이다.

✓ 적게 먹고 많이 운동해도 살이 빠지지 않을 경우에는, 내 몸의 고장 난 대사기능을 먼저 회복해야 한다.

✓ 지방은 무조건 나쁜 것으로 오해하지 말고 살아있는 생명체로 정확하게 이해해서 체중기본설정값 유지에 활용해야 한다.

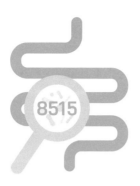

PART 2

대사
다이어트
공식

PART 2
대사 다이어트 공식

"아무리 열심히 다이어트를 위해 노력해도 살이 잘 안 빠져요."

"다이어트하는 중에 다이어트를 안 할 때보다 더 먹고 싶은 충동을 참을 수가 없어요."

이렇게 호소한다면 '내 몸의 대사기능이 제대로 작동되고 있는지'를 먼저 점검해 보아야 한다. 다이어트 시도는 늘 하지만 다양한 이유를 대며 포기하는 사람들이 번번이 다이어트를 실패하는 이유는 '체중조절대사시스템'의 고장이므로 대사기능 문제를 점검하는 것이 필요하다. 스트레스, 과로, 불규칙한 식습관과 생활습관, 음주, 수면 부족, 수술이나 약물 복용 등으로 인해 체중기본설정값이 늘어나면 아무리 다이어트를 해도 살은 빠지지 않는다. 그러므로 다이어트이전에 체중기본설정값과 항상성에 기반한 인체의 체중조절대사시스템에 대해서 이해해야 한다.

제1장 체중기본설정값

생존을 위해 필요하다고 판단한 에너지^{지방} 저장량과 생명 유지를 위한 활동의 모든 대사기능은 체중조절대사시스템에 의해 뇌에서 조절된다. 이는 우리 몸에 이미 세팅된 체중기본설정값의 상태를 유지하기 위한 음성 피드백 원리에 의해 이루어진다. 체중기본설정값이란 우리 뇌가 기억하는 이미 세팅된 체중을 말한다.

따라서 살을 빼기 원한다면 먼저 고장 난 체중조절대사시스템을 정상화하는 것이 가장 중요하다. '적게 먹고 운동을 많이 해서 에너지를 많이 쓰는 것보다, 소화대사량, 기초대사량, 활동대사량, 적응대사량 등을 높이고 체중조절대사시스템을 정상화하여 내 몸에 과하게 저장된 체지방을 먼저 사용해야 한다.

인체는 에너지 균형을 맞추기 위해 영양소 흡수량의 증감에 따라 각 기관^{심장, 간, 신장, 골격근, 뇌 등}의 대사율 변동이 일어나며, 이는 교감신경, 갑상선호르몬, 렙틴, 인슐린 등 신경계, 내분비계에 의해 조절되어 자연스럽게 체중기본설정값을 유지하게 된다. 그러나 체중기본설정값이 무너지도록 계속 먹어서 영양소를 유입하는 습관이 문제가 되므로 체중기본설정값을 유지하도록 식욕조절대사시스템의 신호를 잘 지키는 것이 올바른 다이어트를 위해서 매우 중요하다.

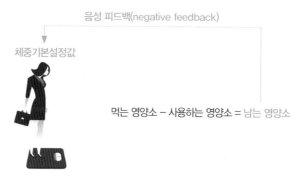

음성 피드백(negative feedback)

체중기본설정값

먹는 영양소 – 사용하는 영양소 = 남는 영양소

그림 2-1 음성 피드백 원리와 체중 항상성 유지

먼저, 나의 체중기본설정값이 정상인지 아닌지를 아래 항목을 통해 점검해 보기 바란다.

– 단 음식이 자꾸 당긴다.
– 밥을 먹고 난 후에도 자꾸 뭔가를 더 먹는다.
– 수시로 간식을 찾아 먹는다.
– 공복 상태가 되면 짜증이 난다.
– 어지럽고 기억력이 떨어지며 기운이 없다.

위와 같은 자가진단에 모두 해당한다면, 지금 내 몸의 체중기본설정값이 무너진 상태라고 보면 된다. 이는 대사가 고장 난 상태이므로 반드시 대사기능을 먼저 회복해야 한다. 늘어나는 체중을 무조건 줄이려고 하기보다는 내 몸의 체중조절대사시스템을 잘 점검해서 쌓인 지방을 최대한 사용하고 이상적인 나의 체중기본설정값을 맞추는 올바른 다이어트 방법을 적용해야 한다.

사용하는 에너지가 모두 다른데 비만을 체질량지수로만 판단하는 것은 부적절하다. 체중기본설정값은 사람마다 다르므로 각자에게 맞는 체중기본설정값을 찾아야 한다.

신체는 생명 유지를 위해 언제나 일정하게 항상성을 유지함으로써 기초대사를 비롯한 모든 대사를 조절한다. 생명을 유지하는 모든 에너지대사와 대사에 사용하고 남는 찌꺼기의 배설까지 우리 몸에서는 대사 시스템이 끊임없이 작동하므로 '생명이 살아 있다'고 하는 것이다.

인체는 우리가 먹는 것을 모두 에너지로 사용하지 않는다. 굶는다고 내가 원하는 만큼 체중이 빠지는 것도 아니다. 인체는 개인마다 기본적으로 이미 설정된 체중기본설정값에 따라 많이 먹으면 비축해 두고, 적게 먹으면 기초대사량을 줄여서 체중을 일정하게 유지한다.

다이어트를 원하는 대부분의 사람들이 선택하는 가장 극단적인 방법은 무조건 굶는 것이다. 물론 섭취하는 영양소가 줄어들면 체중은 줄겠지만, 장기적으로는 신체에 문제가 생기고 다시 살이 찌기 쉬운 몸으로 변하는 결과를 부를 수 있다. 무조건 굶으면 인체 항상성 균형이 무너지는 대사장애로 이어져 바로 건강에 악영향을 끼치기 때문이다.

식사량을 급격하게 줄이면 우리 몸은 활동에 필요한 영양소가 부족한 상태가 된다. 특히 에너지를 내는 데 쓰이는 탄수화물이 모자라면 우리 몸은 지방을 분해해 에너지를 얻는다. 일시적으로는 살이 빠지지만, 지방 분해가 오래 지속되면 케톤체라는 물질이 만들어져 몸에 독성 반응을 일으킨다. 이처럼 음식을 너무 많이 먹어도 문제가 되지만, 너무 안 먹어도 영양 결핍으로 인한 다양한 건강상 문제가 발생한다.

예를 들어, A의 현재 몸무게는 60kg이다. 체중기본설정값이 60kg에 세팅되어 있다는 전제하에, 10kg 감량 목표를 정하고 다이어트를 시도하면, 60kg − 10kg = 50kg이 되어야 한다. 적게 먹고 열심히 운동해서 사용하는 에너지양을 올려서 살을 뺐다면 일단은 성공적인 다이어트겠지만 체중기본설정값이 60kg으로 이미 설정되어 있는데, 먹으라는 신호를 보내도 음식이 들어오지 않고, 사용 에너지만 계속 증가하면 우리 인체에는 어떤 일이 벌어질까?

1 우리 몸의 컨트롤 타워인 뇌의 시상하부는 내 몸이 '돈이 없어 밥을 굶었는지', '살을 빼려고 일부러 굶고 있는지' 그 이유를 잘 모른다. 그러니 그저 영양이 부족하다고 판단해서 생명 유지를 위한 위기 상황으로 느끼기 때문에 모든 것을 총동원해 비상식량을 비축하도록 지시해서, 다시 60kg으로 되돌려 놓으려고 한다.

2 그럼에도 불구하고 열심히 노력해서 50kg으로 다이어트 목표에 성공했다면, 그 다음에는 6개월, 1년이란 시간이 지나고 몸매 관리에 조금 느슨해진 상태가 되면, 어느덧 다시 살이 찌는데, 이번에는 원래 체중인 60kg을 넘어 65kg으로 늘어나 있는 것을 발견하게 된다.

왜 이런 일이 일어날까? 우리 뇌의 시상하부는 이미 설정된 60kg
으로는 에너지 사용에 부족하다고 판단하고 갑작스러운 비상사태에
대처할 에너지가 부족할 수 있다는 위기의식을 느껴, 우리가 음식을
정상적으로 먹기 시작하면 곳간에 비상식량을 다시 저장하는 작업
을 시작한다. 즉, 비상사태에 대비해 체중기본설정값을 조금 더 올
려서 65kg으로 재설정하는 것이다.

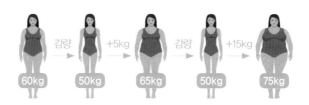

그림 2-2 체중기본설정값 유지와 요요현상

그런데 살을 **빼려는** 사람은 이번에는 65kg에서 15kg을 감량한
50kg을 목표로 다이어트를 다시 시도하여 더 적게 먹고, 더 많은 운
동을 하고, 다이어트 제품까지 챙겨 먹어가며 50kg으로 감량하는
것에 성공하지만, 시간이 지나면서 살이 더 찌는 요요현상에 괴로워
하게 된다. 음식을 덜 먹는 건 힘들지만 더 먹는 건 쉬우므로 다이어트
후 보상 심리로 폭식하기 때문에 요요가 오는 것이다.

우리가 의식적으로 굶으면 굶을수록 뇌는 위기의식을 느껴 더 많
은 지방을 계속 확보해 놓으려는 무의식적 작용을 끊임없이 하게 되
므로 우리 의지로는 요요현상을 막을 수 없다.

▶ 체중기본설정값 유지와 비만

- 체중기본설정값이 60kg으로 세팅된 사람이 10kg 감량을 목표로 다이어트 시도

  60kg - 10kg (적게 먹고 운동 많이) = 50kg

  → 다이어트에 성공했지만 뇌의 시상하부는 비상사태로 인지하여 6개월, 1년 시간 경과 후 65kg으로 체중 증가

- 다시 15kg 감량을 목표로 다이어트 시도

  65kg - 15kg (더 적게 먹고 더 열심히 운동) = 50kg

  → 15kg 감량에 성공했지만 뇌는 초비상 사태로 인지하고 대비하기 위해 체중 기본설정값으로 세팅되어 있던 60kg으로 체중을 회복함은 물론, 위기 상황에 대처하기 위해 비상식량인 지방을 더 많이 긴급히 비축하여 세팅된 체중 기본설정값이 무너지고 살이 더 찌는 요요현상 발생

결국 일반적인 다이어트 방법으로는 요요현상을 벗어나기 어렵기 때문에 인체대사기능을 먼저 회복해서 지방을 잘 사용하는 몸으로 바꿔줘야 한다.

요요현상이 반복되는 이유는 체중기본설정값을 고려하지 않고 무조건 적게 먹고 운동만 많이 한 일반적인 다이어트 공식의 오류 때문이다. 내 몸의 기초대사량, 활동대사량을 고려하지 않아 체중기본설정값만 올라가 비만이 되는 것이다. 게다가 이런 방식으로 체중 감량을 시도하면 부교감신경의 작용으로 에너지를 적게 만들어 자율신경계에 문제가 생기고 면역력도 떨어지며, 어지럽고 짜증이 나는 등 여러 증상이 생긴다.

체중기본설정값이 무너진 이유는 바로 대사기능의 문제이므로 체중기본설정값을 회복하려면 대사기능부터 회복해야 한다. 대사 다이어트에서 가장 중요한 것은 대사기능을 회복하여 저장된 지방을 사용할 수 있는 몸으로 바꿔주는 것이다.

제2장 항상성 조절

사람의 몸은 외부 환경이 변해도 내부 환경을 일정하게 유지할 수 있는데 이를 '항상성 조절'이라고 한다. '항상성'이란 생명체가 생명을 유지하기 위해 최적의 조건에 적응하면서 외부의 어떠한 환경 조건 속에서도 그 균형을 유지하는 것이다. 간뇌의 시상하부는 체내와 외부 환경의 정보를 받아들이고, 자율신경과 호르몬으로 반응을 조절하여 내부 환경을 일정하게 유지하는데, 어떤 이유로든 항상성이 무너지면 질병이나 사망에까지 이를 수 있다. 인체의 생물학적 시스템이 외부 요인, 즉 항원에 맞서 필사적으로 항상성에 의해 기본으로 설정된 값의 균형과 신체적 건강 상태를 유지하고 지탱해 주므로 우리 생명이 유지되는 것이다.

인체의 무의식적인 작용들은 모두 항상성을 유지하여 생명을 보존하려는 생명 활동이다. 우리 인체는 모든 육체적, 정신적 활동이 항상성이라는 일련의 법칙을 따른다. 즉, 신경계, 호르몬계, 면역계, 마이크로바이옴 등이 호르몬과 효소 작용, 기초대사활동을 통해 항상성을 유지하여 질병을 예방하고 건강을 유지하도록 끊임없이 무의식적으로 작동하고 있다.

예를 들어. 면역력이 떨어졌다는 것은 항상성 체계가 무너진 상태인데, 이것은 외부 바이러스나 세균 침입에 대한 방어막이 뚫린 상태이며, 이로 인해 만성 염증과 대사기능의 저하로 질병에 걸리게 된다. 이렇게 중요한 항상성에는 어떤 것들이 있는지 알아보자.

01 _ 체온

항상성에서 가장 중요한 것이 체온이다. 체온은 심장에서 시작하여 온몸을 순환하는 혈액의 온도를 말하며 정확하게는 혈장의 온도를 말한다. 우리가 '정상 체온'으로 알고 있는 $36.5 \sim 37℃$는 인체의 신진대사와 혈액순환, 면역작용 등, 생명 유지가 가장 활발할 수 있는 온도로, 가장 건강한 상태이다. 체온이 $0.5℃$만 떨어져도 인체는 이상 징후가 나타나고, $1℃$만 떨어져도 면역력이 30% 이상 떨어지며, 반대로 $1℃$만 올라가도 면역력은 5배 이상 높아진다.

인체가 정상 체온을 유지하는 것은 우리 몸의 사령관인 뇌의 시상하부가 '체온 조절중추'의 기준온도를 $36.5 \sim 37℃$에 세팅해 놓아 체온 항상성을 유지하기 때문이다. 우리 몸은 정상 이하로 체온이 떨어지면 체열을 외부로 빼앗기지 않도록 땀구멍을 닫고 몸을 움츠리게 해서 체온을 유지한다. 반대로 체온이 정상 이상으로 올라가면 땀구멍을 열어 땀을 흘림으로써 체온을 정상으로 회복시킨다.

시상하부는 체온 조절의 중심 기관으로, 체온이 상승하면 낮추고 체온이 낮아지면 올리는 역할을 하여 체온의 항상성을 유지한다. 우리 몸의 체온조절시스템은 가정에서 보일러 온도를 맞추는 온도조절장치와 비슷하다고 보면 된다. 이와 같이 항상성이 매우 중요한 체온은 인체에 다음과 같은 영향을 준다.

1 체온이 정상 체온보다 약 $1℃$ 이상 떨어지면, 대사작용은 12%, 면역력은 30% 이상 낮아지며, 암세포의 활동은 활발해지고, 혈관

수축, 혈액순환장애, 신체기관에 영양 공급 저하, 노폐물 배출기능 상실 및 백혈구 활동 저하로 각종 질병에 쉽게 노출된다.

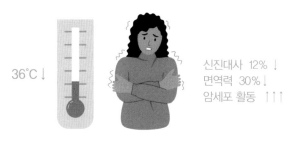

36℃ ↓

신진대사 12% ↓
면역력 30% ↓
암세포 활동 ↑↑↑

그림 2-3 체온 저하에 따른 인체 반응

2 우리 몸은 세포호흡을 통해 열을 발산해서 기초대사를 한다. 그러나 체온이 떨어지면 기초대사량도 떨어져 세포호흡에 사용되지 못한 포도당이 지방으로 전환되어 비만을 유발한다.

3 외부의 높은 온도, 즉 한여름에 고온에 노출되어 체온이 갑자기 상승할 경우 땀이 나거나 피부가 붉어지고 호흡이 가빠지는 것은 우리 몸이 체온을 낮추기 위해 말초혈관을 넓혀서 열을 발산시키기 때문이다. 그런데 체온이 39℃ 이상으로 과도하게 높아지면 우리 몸의 체온조절시스템이 제 역할을 하지 못하고 저혈압으로 쓰러지거나, 뇌 기능이 손상되며, 심하면 사망에까지 이를 수 있다.

4 인체는 외부에서 세균이나 바이러스가 침투하면 면역계가 바이러스와 싸우는 과정에서 발열 물질이 배출되어 열이 오른다. 장시간 고열이 지속되면 면역세포인 대식세포가 증가해 활성산소의 하나인 과산화수소를 만들어 면역체계의 기능을 떨어뜨린다. 일반적으로 열 자체는 병이 아니라 병이 있다는 것을 알려주는 증상이다.

따라서 무조건 해열제를 통해 열을 내려야 하는 것이 아니라 어떤 병으로 열이 나는지를 보아야 한다.

5 뇌하수체 주위 온도가 낮아지면 갑상선 기능이 떨어져 호르몬이 과잉 분비되거나, 필요한 양의 호르몬을 만들어 내지 못하여 호르몬 분비가 감소한다. 또한 만성 소화불량 같은 소화기 질환과 간 질환, 심혈관 질환, 피부 질환 등은 물론 저체온으로 인해 암이 생길 수도 있다. 따라서 건강한 몸을 위해 체온을 유지하는 것은 필수라고 할 수 있다.

02 _ 혈당

혈당은 혈액 속에 함유된 포도당의 농도를 말하며, 혈액 속의 포도당은 우리 몸에서 '에너지[ATP] 생산'의 가장 중요한 재료가 된다. 인체는 항상성을 유지하기 위해 항상 혈당수치를 일정 범위 내로 유지해야 하며, 이 혈당량은 인슐린, 글루카곤, 코티솔 등의 호르몬에 의해 조절된다. 혈당은 정상 수치가 80~120mg/dl이며, 공복 시 110mg/dl 이하, 식후 2시간 뒤에 140mg/dl 이하이면 정상이다. 이러한 혈당 관리가 무너지면 비만과 당뇨병 유발 위험이 높아지고, 검사를 통해 당화혈색소가 5.7% 이상이면 당뇨병으로 판정받는다.

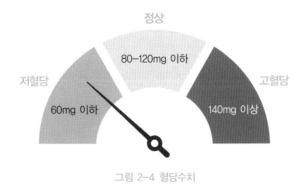

정상

80–120mg 이하

저혈당

60mg 이하

고혈당

140mg 이상

그림 2-4 혈당수치

　탄수화물이 소장에서 포도당으로 전환되면 췌장^{이자}에서 분비된 인슐린이 포도당을 이끌고 간문맥을 타고 간으로 이동해 세포막을 통과한 후 혈액순환을 통해 에너지가 필요한 조직과 세포로 이동하여 세포호흡을 통해 에너지를 만들게 된다. 이때 간에 유입된 포도당 중 40~60%는 글리코겐으로 합성하여 저장해 두었다가 뇌가 대사활동을 할 때 다시 포도당으로 전환시켜 사용하게 된다.

　항상 일정해야 할 혈당이 높아지면, 췌장의 β세포에서 인슐린^{Insulin} 분비가 촉진되고, 인슐린에 의해 세포 내부로 포도당을 유입시켜 해당과정을 통해 에너지를 만들거나 글리코겐 합성을 통해 포도당을 저장해서 혈당을 조절한다. 반대로 공복 상태에서 혈당이 100mg/dl 이하로 떨어지면, 췌장의 α세포에서 글루카곤^{glucagon} 호르몬을 분비해 간에 저장된 글리코겐을 다시 포도당으로 분해하여 혈액 속으로 방출해 혈당을 높여 정상 혈당으로 회복시킨다.

　인슐린과 글루카곤 호르몬은 혈당량의 변화에 따라 포도당을 사용할지, 아니면 저장할지를 결정하여 적절한 혈당량을 유지하도록 서로 길항작용을 하는 것이다. 그러나 포도당이 부족할 때는 지방 분해를 자극하여 '지방산'을 포도당으로 전환시켜 에너지원으로 사용한다. 결국 인체는 인슐린과 글루카곤에 의해 공복 상태에서도 혈당 항상성을 유지하게 되지만 인슐린의 과도한 분비가 계속되면 오히려 인슐린 수용체의 민감성이 떨어져 세포 속으로 포도당이 유입되지 못하는 인슐린 저항성이 생기면서 사용되지 못한 포도당이 지방으로 전환되어 비만이 된다.

03 _ 장내 미생물

우리 몸에는 수많은 미생물이 살고 있다. 인간 생명의 기본 단위인 사람의 세포는 약 100조 개이지만 우리 몸에 살고 있는 미생물의 수는 약 1,000조 개로서 몸을 구성하는 세포의 숫자보다 10배 이상 많다.

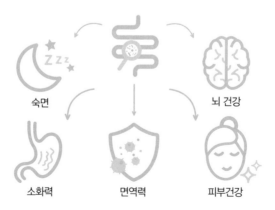

그림 2-5 건강과 직결된 장내 미생물

이 미생물들은 단순히 인간의 몸속에 생존하면서 불청객으로 기생하는 존재가 아니라, 이들이 살아가는 데 필요한 집과 음식물을 제공해 주는 인간에게 유익한 영향을 주면서 공생하는 존재이다. 유해균의 침입을 막아주고, 생명 유지에 필요한 대사작용과 면역기능을 조절하면서 인간과 함께 서로 공존하며 살고 있다. 미생물들은 인체가 외부와 직접 접촉하는 피부 점막, 눈, 귀, 구강, 비강, 소화기 점막, 여성의 질, 남성의 요도 앞부분 등에 일정하게 균형을 유지하면서 살고 있다. 이 중 소장과 대장에 가장 많은 미생물이 집단을 이루며 살고 있는데 이것을 '장내 세균총'이라 한다.

인체 내 1,000조 개의 미생물 중 음식물의 최종 도착지인 소장에만 100조 개의 미생물들이 살고 있다. 소장에서 최종 분해된 영양소는 모세혈관을 통해 세포 안으로 들어가게 되는데, 소장이 장내 미생물의 균형이 무너진 '디스바이오시스dysbiosis' 상태가 되면 세포에 염증이 생기거나 혈액이 오염되어 장 질환은 물론 다양한 질병이 올 수 있고, 유해균의 증식으로 지방이 축적되어 비만도 유발할 수 있다.

이 장내 미생물들은 음식물과 함께 섭취된 외부 항원이 장 점막을 통해 유입될 때 인체의 최전방에서 면역작용을 조절하여 음식물에 포함된 외부 항원바이러스, 곰팡이, 세균, 중금속, 잔류 농약 등에 대해 1차 방어 기능을 담당하면서 신속하고 강력하게 면역반응을 일으켜서 우리 몸을 보호하는 역할을 한다.

또한 장내 미생물은 소화효소로 분해하지 못하는 식이섬유 또는 다당류를 분해하여 인체에 필요한 에너지를 공급한다. 설탕이나 유당과 같은 당은 소장 상부에서 빠르게 흡수되지만, 전분이나 섬유질과 같은 복잡한 탄수화물은 소화가 잘 되지 않기 때문에 대장으로 이동해 장내 미생물에 의해 분해된다. 이 과정에서 대사산물이 만들어져 체내로 흡수되며, 장내 미생물을 통해 만들어지는 이 대사산물은 인체의 대사기능에 큰 영향을 준다.

그 밖에 장내 미생물은 소장에서 소화효소가 미처 분해하지 못한 음식물의 최종 분해와 흡수를 돕고, 소화 과정에서 발생한 독소가 혈액으로 들어가지 못하도록 방어막 역할을 한다. 또한 신경전달물질과 호르몬, 비타민, 장내 염증을 억제하는 생리화합물 등 인체가 스스로 생산하지 못하는 유익한 대사산물을 생성하고 항상성 유지와 생명 유지 기능에 다양하게 관여하면서 인간의 건강과 질병을 좌우한다.

제3장 항상성 조절에 영향을 주는 요인

01 _ 음과 양으로 조절되는 피드백

① 음성 피드백

음성 피드백negative feedback은 자극에 대한 반응이 그 원인이 되는 자극을 감소시키는 것을 말한다. 어떤 원인이 결과를 초래하고 그 결과가 원인에 작용하여 궁극적으로는 결과를 억제하는 원리이다. 우리 몸의 체중기본설정값을 조절하는 것도 바로 '음성 피드백 원리'이다. 인체의 자율신경계는 무의식적인 작용으로 내 몸이 체중기본설정값 이하로 살이 빠지면 뇌의 시상하부가 부교감신경을 자극하여 기초대사량을 낮추게 하고 사용하는 영양소를 줄인다. 반대로 살이 찌면 교감신경을 자극하여 기초대사량을 높이고 사용하는 영양소를 늘린다. 이처럼 체내 호르몬은 시상하부를 중심으로 음성 피드백을 통해 항상성이 유지된다.

사람은 배고픔을 느끼면 밥을 먹고, 배가 부르다는 포만감을 느끼면 먹는 양을 줄이다가 그만 먹는다. 그러다가 다시 배고픔을 느끼면 밥을 먹고, 배가 부르면 그만 먹는다. 이 과정에서 체중기본설정값에 따라 음성 피드백 원리가 작동한다. 이렇게 사람이 배고픔에 따라 먹는 영양소의 섭취량과 섭취 속도를 조절하고, 배고픔과 포만감의 적절한 선에서 교감신경과 부교감신경을 활성화시켜서 에너지 사용을 제한하고 정보를 전달해주는 중요한 기능이 바로 무의식적으로 작용하는 '음성 피드백' 원리다.

음성 피드백 원리로 조절되는 신호는 뇌의 시상하부를 중심으로 우리가 먹은 음식물의 섭취량과 섭취 속도까지 모니터링하면서, 포만감을 일으켜 음식물 섭취를 적절한 선에서 제한하게 하는 중요한 기능을 한다.

체중은 시상하부를 중심으로 음성 피드백 과정을 통해 항상성이 유지되며, 자율신경계도 음성 피드백을 통해 조절된다.

② 양성 피드백 원리

음성 피드백과 반대로 결과가 원인에 작용하여 그 결과를 더욱 촉진시키는 것을 양성 피드백positive feedback이라고 한다. 어떤 물질이 아주 많은 양이 필요할 때, 적은 양의 초기 물질이 더 많은 물질을 만들어낼 수 있도록 유도하는 현상이다. 즉, 자극에 대한 반응이 같은 자극을 더욱 증폭시키거나 한 번 더 일으키는 것을 말한다.

체온이 떨어지면 시상하부에서 감지해서 양성 피드백 원리에 따라, 뇌하수체 전엽으로 갑상선자극방출호르몬TRH 분비를 명령하고, 뇌하수체 전엽에서 갑상선으로 갑상선자극호르몬TSH의 방출을 활성화한다. 갑상선호르몬이 증가하면 음성 피드백 원리에 따라 TRH와 TSH의 방출이 모두 억제된다. 이 과정에서 식욕억제호르몬인 렙틴leptin은 시상하부에서 TRH의 방출을 활성화하고, 코티솔과 염증성 사이토카인은 TSH 방출을 억제한다.

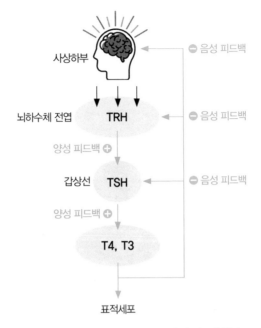

사상하부

뇌하수체 전엽   TRH   ⊖ 음성 피드백

⊖ 음성 피드백

양성 피드백 ⊕

갑상선   TSH   ⊖ 음성 피드백

양성 피드백 ⊕

T4, T3

표적세포

그림 2-6 갑상선호르몬의 양성 피드백과 음성 피드백 원리

양성 피드백은 분만에도 작용한다. 분만 시기가 되면 태아가 모체의 자궁경부를 자극하고, 그 자극이 임산부의 뇌하수체 후엽으로 전달되어 자궁 수축호르몬인 옥시토신oxytocin이 양성 피드백에 따라 분비된다. 자궁이 수축하면 임산부가 진통을 느끼는데, 이 진통은 옥시토신의 분비를 더욱 촉진시켜 결국 아기를 출산할 수 있게 해 준다.

옥시토신은 자궁 수축을 촉진하고 자궁 수축은 다시 옥시토신 분비를 촉진한다. 자궁 수축과 이완이 반복되면서 옥시토신의 분비량이 증가하는 과정은 출산이 완료될 때까지 계속된다. 그러나 이러한 양성 피드백이 무한정으로 반복되는 것은 아니다. 출산이 끝나면 양성 피드백은 멈추게 된다. 양성 피드백은 어떤 변수가 급속히 변한다 해도 끝없이 증가하거나 통제 불능 상태가 되지는 않는다.

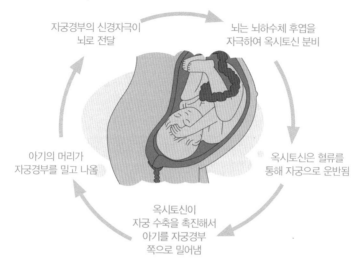

자궁경부의 신경자극이
뇌로 전달

뇌는 뇌하수체 후엽을
자극하여 옥시토신 분비

옥시토신은 혈류를
통해 자궁으로 운반됨

옥시토신이
자궁 수축을 촉진해서
아기를 자궁경부
쪽으로 밀어냄

아기의 머리가
자궁경부를 밀고 나옴

그림 2-7 출산과정의 양성 피드백

③ 자율신경계

자율신경계는 온몸에 분포하고 있으며, 교감신경과 부교감신경으로 나눌 수 있다. 교감신경은 위급한 상황에 빠졌을 경우 빠르게 알려주고 도와주는 역할을 하고, 부교감신경은 위급한 상황에 대비하여 에너지를 저장해 대처하는 역할을 한다.

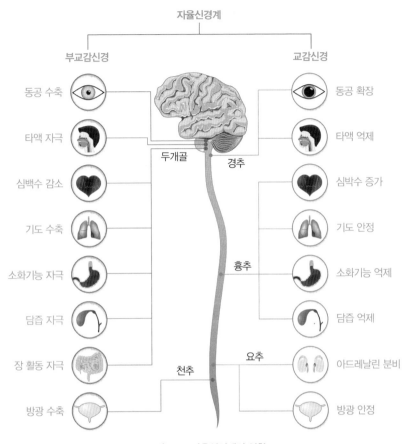

자율신경계

부교감신경   교감신경

동공 수축   동공 확장

타액 자극   타액 억제

두개골   경추

심백수 감소   심박수 증가

기도 수축   기도 안정

소화기능 자극   소화기능 억제

흉추

담즙 자극   담즙 억제

요추

장 활동 자극   아드레날린 분비
                천추

방광 수축   방광 안정

그림 2-8 자율신경계의 역할

식욕 조절에서 교감신경과 부교감신경은 서로 길항작용을 한다. 저장된 영양소가 부족하면 음성 피드백을 통해 사용하는 에너지의 기초대사량을 줄이고 식욕 조절 호르몬인 그렐린을 통해 '배가 고프다'는 신호를 보내게 해서 에너지로 사용할 저장된 양이 부족하다는 것을 알려준다. 그러다 배가 부르면 식욕 조절 호르몬인 렙틴을 내

보내 '그만 먹으라'는 신호를 보낸다.

하지만 '그만 먹으라'는 신호를 계속 보내도 음식이 끊임없이 들어오면 갑상선에서 T4티록신 → T3트리요오드티로닌 전환을 통해 열을 발생시켜 기초대사량을 올려 저장된 영양소를 사용하도록 조절하는데, 이런 악순환이 계속 일어나면 대사기능에 문제가 와서 비만이 된다.

02 _ 갑상선호르몬 기능 장애

사용하는 에너지인 기초대사량이 정상적으로 유지되려면 갑상선호르몬인 T4가 T3로 전환되어야 하는데, 이때 활성형인 T3 호르몬은 소장과 간에서 만들어진다. 그러나 장 상태가 나빠서 장내 유익균과 유해균의 균형인 85:15가 무너지면 결국 T3 호르몬이 생성되지 않아서 살이 찌게 된다.

장내 미생물 균형이 무너지고 장내 환경이 나빠도 T3 호르몬을 만들지 못해 에너지대사가 잘 안 되고 에너지대사에 사용되지 못한 포도당이 지방으로 전환되어 살이 더 찌게 되는 것이다. 열을 발생하는 세포호흡에 직접적인 영향을 주는 것이 T4, T3 호르몬인데, 이호르몬들이 분비되지 않으면 아무리 적게 먹고 운동을 많이 한다고 해도 살이 빠지지 않는다.

또한, 몸이 차고 체온이 떨어지면 갑상선호르몬 분비가 제대로 안되어서 반드시 살이 찐다. 갑상선호르몬의 분비는 뇌의 시상하부와 뇌하수체가 조절한다. 뇌하수체는 갑상선자극호르몬TSH을 분비하여 갑상선의 기능을 조절하는데, 이때 음성 피드백 원리에 의해 호르몬 양이 조절된다. 갑상선호르몬이 필요 이상 많이 분비되면 우리가 먹은 음식이 빨리 소모되면서 열이 발생하여 땀이 많이 나고 체중이 감소한다. 반대로 갑상선호르몬이 적게 분비되면 대사가 감소되어 추위를 많이 타며 얼굴과 손발이 붓고 체중이 증가한다.

03 _ 세포호흡 감소

갑상선에서 체온이 조절되려면 세포호흡이 제대로 되어야 하는데 갑상선 기능에 문제가 생겨서 '갑상선 기능 저하증'이 있는 경우에는 세포호흡에도 문제가 생겨서 내 의지대로 살을 뺄 수가 없다. 세포호흡에 문제가 생기면 사용되지 못한 에너지가 모두 지방으로 전환되고 축적되어 비만을 유발하기 때문이다.

갑상선 수술을 통해 갑상선을 제거한 경우에도 갑상선호르몬인 T4가 나오지 않고, T3 전환도 되지 않아 지방을 태울 수가 없다. 결국 세포호흡이 안 되니 기초대사에 문제가 생겨 지방 축적으로 살이 찌는 것이다. 따라서 갑상선을 제거한 사람이 다이어트를 원할 경우에는 갑상선호르몬 기능을 먼저 점검하고, 기초대사량과 에너지생성률 등을 고려해서 본인에게 맞는 다이어트 방법을 안내받아야 한다.

우리 몸의 대사는 무의식적 반응인 음성 피드백 원리에 의해 이루어지며, 인체의 총대사량은 이미 세팅되어 있는 체중기본설정값의 기준에 따라 정해진다. 이 체중기본설정값을 통해서 밥을 먹을 수도 있고, 배가 안 고파서 굶을 수도 있고, 어떤 날은 배가 너무 고프기도 하고, 어떤 날은 밥이 적게 들어가기도 한다는 사실을 간과해서는 안 된다.

인체는 소화대사량과 기초대사량에 의해 계산된 양의 영양소를 섭취하게 되는데, 시상하부는 더 이상 영양소가 들어오지 않으면 들어온 영양소와 이미 지방으로 저장된 영양소를 합쳐 총대사량 에너지로 얼마를 사용할지 그 양을 계산한다.

수입보다 지출이 더 많으면 문제가 되기 때문에 사람들은 보통 월급을 타면 한 달 동안 사용할 예산 및 지출 계획을 세워 그 예산 내에서 지출하며 규모 있는 생활을 한다. 인체도 마찬가지다. 총대사량을 사용하기 위해 섭취한 영양소와 이미 저장된 지방의 양을 계산해서 앞으로 먹어야 할 양을 조절하도록 계획을 세운다. 그런데 다이어트를 하는 사람들이 이 부분을 모른 채 살을 빼기 위해 무조건 적게 먹고 많이 움직이면 인체대사기능이 고장 나게 된다.

제4장 체중조절대사시스템

체중조절대사시스템은 몸이 안정된 상태로 항상성을 유지할 수 있도록 음성 피드백 원리에 의해 작동된다. 즉, 체중조절대사시스템의 질서와 우리 몸의 건강을 유지하기 위해 체중기본설정값이 무너져 몸에 해로운 변화가 올 것을 미리 감지하여 그 변화와 정반대의 과정을 활성화시켜서 자동으로 인체를 보호하는 것이다.

뇌가 생명 유지와 활동에 꼭 필요하다고 판단한 총에너지지방 저장량인 체중기본설정값은 성공적인 다이어트를 위한 핵심이다. 체중기본설정값은 유전적 요인, 성장기8-16세 음식 섭취량 및 사용 영양소, 후생적인 생활습관과 환경 등에 따라 설정되고, 음성 피드백 원리에 따라 유지된다.

체중은 단순하게 먹는input 에너지와 사용하는output 에너지에 좌우되지 않는다. 몸이 아프거나 체중 감량을 위해 먹는 것을 줄여서 체중이 체중기본설정값보다 줄어들면, 뇌는 비상사태로 인지한다. 체중을 원상태로 되돌리기 위해 먹는 에너지는 늘리고 사용하는 에너지는 줄이면서 정해진 체중기본설정값에 도달할 때까지 이 과정을 지속하여 우리 몸의 항상성과 건강을 유지하는 것이다. 따라서 체중기본설정값을 정확하게 이해하고 서서히 조절해 주어야 다시 살이 찌는 현상 없이 올바른 다이어트가 가능하다.

01 _ 체중조절대사시스템과 인체대사

다이어트는 체중조절대사시스템과 관련한 인체대사 전체가 종합적으로 반영되어야 하므로 인체대사를 모르면 절대 올바른 다이어트에 성공할 수 없다. 살이 잘 안 빠지는 것은 내 몸속의 체중조절대사시스템에 장애가 발생한 것이므로, 무조건 적게 먹고 운동 많이 할 것이 아니라 몸속의 체지방을 에너지로 사용할 수 있도록 대사를 바꿔야 한다.

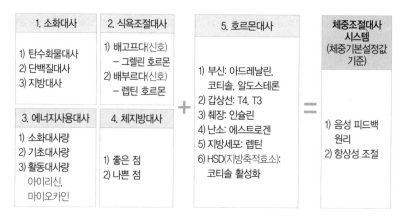

그림 2-9　체중조절대사시스템과 인체대사시스템

1. 소화대사

대사란 생명을 유지하기 위해 유기체 내에서 발생하는 수많은 생화학 반응이다. 그중 우리가 섭취한 음식물을 소화효소를 통해 흡수할 수 있도록 분해하고 최종 산물을 배출하는 과정까지를 소화대사라고 한다. 소화대사는 탄수화물, 단백질, 지방, 비타민, 무기질, 물 등 6대 영양소의 대사를 통해 영양분과 에너지를 공급하는 생명 유지 활동 중 하나이다. 소화대사는 인체 신진대사에서 에너지 소비에 중요한 역할을 하며, 개인의 체중과도 밀접한 관계가 있어서 올바른 다이어트를 위해서는 소화대사에 대해 알아야 한다.

2. 식욕조절대사

식욕은 절대 인간의 의지로 조절되지 않는다. 내 의지와 무관하게 식욕 조절 호르몬에 의해 조절되기 때문이다. 인체는 위가 비면 위 점막 세포에서 배고픔 호르몬인 그렐린ghrelin이 분비되어 음식을 먹게 하는데, 혈중 그렐린 농도는 식사 전 배가 고플 때 가장 높고, 식후에는 낮은 수치로 돌아간다. 그러나 음식이 위에 채워지면 순차적으로 음식을 그만 먹도록 십이지장에서 CCK, 소장에서 펩타이드 YY와 GIP와 GLP-1, 지방세포에서 렙틴 호르몬이 나와 식욕을 조절한다. 그러므로 식욕조절대사에 관련된 호르몬을 잘 이해하는 것이 올바른 다이어트에 도움이 된다.

3. 체지방대사

우리 몸의 체지방은 지방세포에 중성지방이 저장된 형태이며, 그 종류에는 피하지방과 내장지방이 있고, 간이나 위장 등 인체 기관에 축적되는 이소성 지방이 있는데 지방간은 대표적인 이소성 지방이다. 중성지방은 에너지로 쓰이거나 체지방으로 저장되는데, 살이 쪘다는 것은 결국 많은 지방이 축적된 것이므로 지방세포에 저장된 중성지방을 에너지로 얼마나 사용하느냐가 다이어트의 관건이 된다.

3대 영양소 중 탄수화물은 소장에서 포도당으로 최종 분해되어 에너지원으로 사용되지만, 포도당이 부족하면 저장된 단백질과 지방도 당신생과정을 통해서 모두 에너지로 사용될 수 있다. 살을 빼려면 축적된 지방을 에너지로 써야 하는데, 체지방대사에 장애가 생기면 축적된 지방을 에너지로 쓸 수 없다. 체지방대사를 이해하면 나의 식습관과 생활습관, 개인적 특성을 돌아보며 자신의 문제가 무엇인지 진단해 볼 수 있고, 스스로 다이어트 계획을 세우는 데 도움이 된다.

4. 호르몬대사

여러 번 강조하지만, 식욕 조절은 절대 내 의지가 아니라 호르몬의 영향이므로 호르몬 대사를 모르면 올바른 다이어트에 성공할 수 없다. 다이어트와 관련된 대표적인 호르몬에는 아드레날린, 코티솔, 알도스테론과 같은 부신호르몬이 있고, 신진대사와 깊은 관련이 있는 T4, T3 호르몬이 있으며, HSD지방축적효소 활성화로 전환되는 활성형 코티솔 호르몬, 위장에서 분비하는 그렐린 등이 있다. 또한 생식호르몬인 에스트로겐, 프로게스테론, 안드로겐, 테스토스테론 등과 췌장의 β세포에서 나오는 인슐린과 아밀린amylin 호르몬, 지방세포에서 분비하는 렙틴과 아디포넥틴 호르몬 등이 있다.

5. 에너지사용대사

인체는 생명 유지를 위해 에너지가 필요한데, 운동이나 다양한 일상생활 중에는 물론 완전한 휴식 상태나 심지어 수면 상태에서도 최소한의 신체 활동과 체온 유지, 다양한 세포 기능을 유지하기 위해 최소한의 에너지가 필요하다. 다이어트를 위해서는 에너지사용대사를 잘 이해하여 올바른 식습관과 꾸준한 운동을 통해 에너지 소비를 촉진하고, 노폐물을 수월하게 배출하는 것이 무엇보다 중요하다.

① 소화대사량

우리가 섭취한 음식물을 분해하고 흡수하는 과정에서 사용하는 에너지로, 섭취하는 음식에 따라 크게 달라지는데 평균 총에너지의 10% 이상을 사용한다. 탄수화물대사와 지방대사에는 각각 5%를 사용하고, 단백질대사에는 25%의 많은 에너지를 사용하므로, 체중 조절을 위해 소화대사량을 높이려면 단백질 섭취량을 적절하게 관리해야 한다. 하루에 여러 번 적은 양의 식사를 하며, 충분한 수분 섭취를 통해 체내의 노폐물을 배출하는 것도 중요하다.

② 기초대사량

인체가 체온, 호흡, 심장박동, 혈액순환 등 기본적인 생리적 기능을 유지하는 데 필요한 최소한의 에너지소비량이다. 즉, 숨만 쉬어도 소모되는 에너지로서 뇌, 간, 심장 등을 움직이는 데 필요하며, 체질이나 특성, 근육량에 따라 차이가 있을 수 있지만 대략 하루에 1,000~2,000kcal로 전체 에너지 사용량의 60~70% 정도를 사용한다. 기초대사량이 높으면 움직이지 않아도 저절로 사용되는 에너지가 많아 체중 감량에 유리하지만, 기초대사량이 낮으면 쉽게 피로감을 느끼며, 먹는 양이 많지 않아도 살이 잘 찌는 체질이 된다. 따라서 충분한 단백질을 섭취하고, 근육 손실을 줄이고, 체온을 높여 기초대사량을 높여야 살이 안 찌는 체질이 된다.

③ 활동대사량

우리가 움직이고 걷고 뛰는 일상생활과 운동 등에 필요한 대사량으로, 전체 에너지 사용량의 5~30%를 사용한다. 그러나 활동대사량은 개인의 성별, 연령, 신체 구조 및 전반적인 건강 상태를 포함한 여러 요인의 영향을 받는다. 특히 운동호르몬으로 불리는 '아이리신irisin'은 체내에 지방을 저장하고 질병의 원인이 되는 백색지방을 에너지 소비가 빠른 갈색지방으로 전환해 다이어트에 도움을 주므로 운동을 통해 증가 또는 활성화시켜야 한다. 또한 운동할 때 강력한 내분비기관인 골격근에서 분비되는 '마이오카인myokine' 호르몬은 근육을 뜻하는 '마이오'와 호르몬을 의미하는 '카인'의 합성어이다. 마이오카인은 근육세포에서 합성되어 근육 수축에 반응하여 혈류로 방출되며, 근육 자체 또는 지방조직, 뼈, 간, 뇌, 장, 췌장, 혈관계 및 피부를 포함한 다양한 조직과 기관에 영향을 미칠 수 있다. 결과적으로 마이오카인은 인지 기능, 지질 및 포도당 대사, 백색지방의 갈색화, 뼈 형성, 근육 성장, 피부 구조, 염증 및 종양 성장에 영향을 미친다.

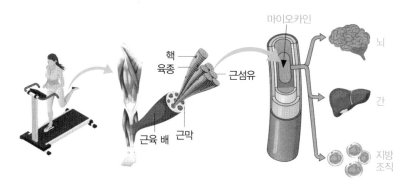

핵
육종
근섬유
마이오카인
근육 배
근막
뇌
간
지방
조직

그림 2-10 근육세포에서 방출되는 마이오카인과 표적기관

02 _ 대사 다이어트 공식

인체가 체온, 혈당, 혈압, 삼투압, pH, 혈중 4대 미네랄, 장내 미생물 등의 항상성을 유지하기 위해 **그림 2-11** 과 같이 음성 피드백을 통해서 체중기본설정값을 유지하는 것을 체중조절대사시스템의 균형이라고 하며, 이는 바른 다이어트를 위해 적용해야 하는 대사 다이어트 공식이다.

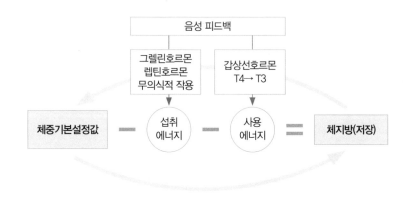

음성 피드백

그렐린호르몬
렙틴호르몬
무의식적 작용

갑상선호르몬
T4→ T3

체중기본설정값 — 섭취 에너지 — 사용 에너지 ＝ 체지방(저장)

그림 2-11 대사 다이어트 공식

PART 2 포인트!!!

✓ 체중 조절을 위해 사람마다 '체중기본설정값'이 몸 안에 자동 세팅되어 있다.

✓ 인체는 항상성을 유지하기 위해 무의식적인 생리학적 '음성 피드백' 시스템이 작동하고 있다.

✓ 갑상선 기능장애와 세포호흡 감소는 인체의 항상성을 무너뜨린다.

✓ 인체는 음식을 통해 에너지를 얻고 남는 에너지는 지방으로 저장하여 체중을 자동으로 조절하는 '체중조절대사시스템'이 작동하고 있다.

✓ 체중기본설정값이 무너진 상태는 대사에 장애가 생긴 상태로, 대사기능을 먼저 회복시켜야 다이어트에 성공할 수 있다.

✓ 다이어트는 무조건 적게 먹고 운동을 많이 하는 것이 아니라, 내 몸속의 체지방을 에너지로 사용할 수 있도록 대사를 바꾸는 것이다.

✓ 아무리 노력해도 살이 안 빠지는 것은 내 몸속의 '체중조절대사시스템'에 장애가 발생한 것이다.

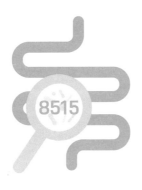

PART 3

체중 조절
관련 대사

PART 3
체중 조절 관련 대사

이제 더 이상 다이어트 실패를 개인의 식욕 조절에 대한 의지력 부족이라고 탓하면 안 된다. 개인마다 체중기본설정값이 정해져 있고, 이 체중기본설정값에 따른 체중 항상성을 유지하기 위한 체중조절 대사시스템이 가동되고 있다는 사실을 이해하고, 장애가 생긴 인체의 대사 상태를 건강하게 회복하는 것이 우선시되어야 한다.

비만은 단순하게 많이 먹고 운동을 안 해서 체지방이 과도하게 쌓인 것이 아니라 인체의 전반적인 대사에 문제가 생긴 것이므로 대사를 바꿔야 한다고 강조하였다. 이를 위해 우리 몸이 어느 정도 칼로리를 섭취하고 소모하는지, 우리의 식습관과 대사 상태가 어떻게 비만을 촉진하는지를 알아야 한다.

섭취한 영양물질을 에너지로 전환하는 신진대사는 체중에 영향을 주는 중요한 요소이다. 대사가 빠른 사람은 에너지를 많이 소모하여 체중이 늘어나지 않는 반면, 대사가 느린 사람은 에너지를 적게 사용하여 체중이 증가하기 때문이다. 따라서 대사 다이어트에서 제시하는 체중 조절에 관련된 소화대사, 식욕조절대사, 체지방대사, 호르몬대사, 에너지사용대사 등을 이해하고 체중 감량에 반영해야 요요현상 없는 바른 다이어트에 성공할 수 있다.

제1장 소화대사

모든 생명체는 살아가기 위해서 여러 가지 물질을 섭취하여 분해하고, 필요하다면 새로운 물질을 합성해야 한다. 이렇듯 생명 활동을 유지하기 위해 생물체 내에서 일어나는 물질의 합성과 분해 작용을 소화대사라 한다.

01 _ 영양소

영양소란 식품의 성분 중 인체 내에서 영양적인 작용을 하는 성분이다. 우리 몸을 만들고, 에너지를 제공하며, 인체의 대사기능을 조절하는 것으로, 우리가 식품을 통해 영양소를 얻는 것은 생명 유지를 위해 매우 중요하다.

사람이 필요로 하는 영양소는 크게 주영양소와 부영양소로 구별된다. 몸의 구성 성분이면서 에너지원으로 가장 많이 섭취하는 영양소를 주영양소라고 하고, 에너지원으로 쓰이지는 않지만 소량으로 존재하여 몸을 구성하거나 생리기능을 조절하는 데 중요한 역할을 하는 것을 부영양소라고 한다. 인체 건강을 지키기 위해서 반드시 섭취해야 하는 6대 영양소 중 주영양소에는 탄수화물, 단백질, 지방이 있고, 부영양소에는 비타민, 무기질, 물 등이 있다. 이 영양소들은 생명과 건강한 생활을 유지하기 위해서 골고루 섭취해야 한다.

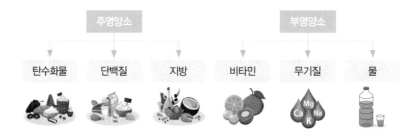

그림 3-1 주영양소와 부영양소

1. 주영양소

(1) 탄수화물

우리가 살이 쪘다고 생각하면 '무조건 탄수화물부터 끊어야 된다', '되도록 탄수화물을 안 먹어야 한다'며 탄수화물부터 기피한다. 그러나 탄수화물이 살찌게 하는 나쁜 영양소라고 생각하고 무조건 끊는 것은 오히려 건강에 좋지 않다.

탄수화물은 우리 몸의 에너지대사에서 가장 중요한 에너지원이다. 뇌 기능이 정상적으로 작동하려면 충분한 양의 포도당이 필요하다. 우리 몸은 음식을 통해 탄수화물이 체내로 들어오면 소장에서 포도당으로 전환하여 뇌의 활동과 기초대사량에 사용한다. 운동할 때에도 가장 먼저 사용되는 에너지원은 단백질이나 지방보다 탄수화물이 분해된 포도당이다. 탄수화물은 우리 몸에 가장 중요한 에너지원으로 기능한다.

탄수화물의 기능

탄수화물은 식단에서 빠지면 안 되는 필수적인 영양소이다. 움직이거나 생각하는 것과 같은 인체의 의식적인 기능뿐만 아니라 무의식적으로 작동하는 부분까지도 에너지를 제공한다. 다당류인 탄수화물은 소화효소에 의해 이당류로 분해된 후 소장에서 단당류인 포도당으로 최종 분해되고 모세혈관을 통해 흡수되어 혈당 반응을 일으킨다. 신체는 포도당을 근육, 뇌 및 기타 세포의 에너지원으로 직접 사용한다. 탄수화물 중 일부는 분해될 수 없는데, 장내 세균에 의해 발효되거나 변형되지 않고 장을 통과하는 식이섬유dietary fiber는 탄수화물의 일종이다. 탄수화물은 세포, 조직 및 기관의 구조와 기능에 다음과 같은 중요한 역할을 한다.

① 에너지 저장 및 공급

뇌, 근육 및 기타 모든 조직의 세포는 에너지 수요를 위해 단당류인 포도당을 직접 사용한다. 인체는 하루에 160g 정도의 포도당을 소모한다. 그중 뇌가 하루에 100~120g 정도 사용하는 것으로 알려졌다. 우리가 섭취한 탄수화물은 1g당 4kcal의 열량을 내며, 소장에서 포도당으로 최종 분해된 탄수화물은 간으로 이동하여 중성지방 형태인 글리코겐으로 저장되었다가 포도당이 필요할 때 에너지로 사용된다.

② 신체의 구성 성분

탄수화물은 신체 내에서 중요한 화합물을 형성한다. 주로 윤활 물질이나 손톱, 뼈, 연골 및 피부, 적혈구, 뇌신경세포, 근육 등 신체의 다양한 구성 성분을 만드는 중요한 기능을 담당한다.

③ 단백질 절약 작용

단백질 절약 작용은 탄수화물의 중요한 기능 중 하나이다. 단백질도 탄수화물만큼 에너지를 낼 수 있는 성분이지만 단백질 고유의 중요한 기능이 있기 때문에 탄수화물을 적절하게 섭취하면 단백질을 사용하지 않고 에너지를 소모할 수 있어서 단백질이 부족해지는 현상을 막을 수 있다.

④ 장 기능을 돕는 식이섬유

인체는 식이섬유를 소화효소로 분해할 수 없지만, 식이섬유는 장에 사는 미생물의 먹이인 프리바이오틱스 역할을 한다. 탄수화물은 우리 몸에 필요한 하루 열량의 60~70% 가량을 담당하는 영양소로 이 중 식이섬유는 통곡물과 과일, 해조류에 많고 당뇨병 환자의 식후 혈당 조절에 도움을 주며, 혈장 콜레스테롤을 낮추고 혈압 상승도 막아 준다.

탄수화물의 분해 과정

탄수화물은 입안에서 탄수화물^{녹말 또는 전분}이 아밀라아제^{탄수화물 분해효소}에 의해 이당류인 엿당^{맥아당}으로 1차 분해되며, 2차 분해는 십이지장에서 이루어지는데 1차 분해에서 미처 분해가 안 된 탄수화물을 췌장^{이자}에서 아밀라아제를 빌려서 엿당으로 분해시킨다. 3차 분해는 음식물의 총 집결지인 소장에서 2차 분해를 통해 분해된 엿당을 말타아제엿당 분해효소가 포도당으로 최종 분해하는 것이다.

탄수화물을 섭취하면 소장에서 포도당으로 최종 분해되어 세포로 흡수되어야 하는데, 여러 가지 문제로 인해 세포 속으로 들어가지 못한 포도당이 혈액 속에 많아지면 혈당이 높아져 혈액이 끈적거리는 상태가 되어 건강을 해치게 된다.

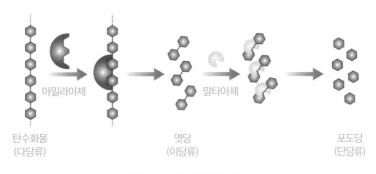

탄수화물   엿당   포도당
(다당류)   (이당류)   (단당류)

그림 3-2 탄수화물의 분해 과정

탄수화물 과다 섭취와 비만

우리 몸은 쓰고 남은 포도당을 지방으로 전환시켜 지방조직에 차곡차곡 저장하기 때문에 탄수화물을 지나치게 많이 섭취하면 비만, 당뇨병, 고혈압 등 여러 만성 질환의 원인이 되기도 한다. 탄수화물의 과다 섭취는 인슐린을 지나치게 분비시켜 체지방 및 콜레스테롤을 축적시키고, 당뇨나 고혈압, 심혈관 질환, 비만 등을 유발할 수 있고, 연령대와 상관없이 비만일 경우에는 소아 당뇨부터 성인 당뇨는 물론 당뇨 합병증까지 이어지는 경우가 많다. 따라서 자신의 체중기본설정값에 맞도록 탄수화물 섭취량을 조절할 것을 권장한다.

언어, 사고, 정보처리, 기억 등의 기능을 감당해야 하는 뇌는 탄수화물을 적절히 섭취해야 제 기능을 하는데, 탄수화물이 너무 부족하면 뇌 기능이 급격히 떨어지면서 기억력과 집중력도 떨어지고 심하면 의식을 잃고 쓰러질 수도 있다. 탄수화물 부족은 장단기적으로 심각한 건강 장애를 일으킨다. 단기적으로는 저혈당 현상이 나타나며, 의기소침, 활력 저하, 정신기능의 지체, 수면 부족, 불쾌감, 신경과민 등을 일으킨다. 또한 장기적으로는 심장 박동이 불규칙해지고, 근골격이 약해져 관절과 결합 조직의 영구 손상이 나타난다. 아침에 포도당이 고갈된 상태에서 식사를 하지 않고 직장에 나가거나 심한 운동을 하는 경우에는 저혈당 증세가 나타날 수 있으므로 활동하기 전에 적절히 탄수화물을 섭취하는 것이 바람직하다.

(2) 단백질

모든 생물체를 구성하는 물질 중 하나인 단백질은 탄수화물, 지방과 함께 3대 주영양소 중 하나로 생명 유지에 필수적이다. 단백질은 폴리펩타이드 사슬을 형성하는 아미노산 소단위로 구성되어 있고, 세포와 조직의 성장과 유지에 필요한 필수 아미노산을 공급하여 효소, 호르몬, 항체, 혈액 등의 주요 생체 기능을 유지하는 역할을 한다. 또한, 우리 몸의 근육과 뼈의 형성, 혈액 중의 헤모글로빈 형성과 소화를 돕고, 질병에 걸리지 않도록 면역작용 등을 한다. 우리는 다이어트 시 필수 아미노산을 섭취해야 하고 건강하고 지속 가능한 식단을 지원하는 단백질이 풍부한 식품을 선택해야 한다.

단백질이 부족하면 호르몬 기능이 저하되고, 질병에 대한 면역기능도 떨어지고, 쉽게 피로해지며, 스트레스에 제대로 대응하지 못하여 건강을 해칠 수 있다. 단백질 부족은 탈모 증상과 빈혈, 피부 건조 등 전반적으로 신체가 제 기능을 발휘하지 못하게 한다. 단백질은 살아있는 세포에서 수분 다음으로 풍부하게 존재하므로 음식을 통해 꾸준히 규칙적으로 공급해 주는 것이 건강 유지에 중요하다. 최근에는 다이어트나 근육질 몸매를 위해 단백질을 찾는 사람이 많아졌으나 단백질에 대한 정확한 정보를 알고 섭취하는 사람은 그리 많지 않다.

단백질의 기능

단백질은 서로 연결된 다양한 아미노산으로 구성되어 있으며, 우리 몸은 각각 특정한 기능을 가진 수천 개의 서로 다른 단백질로 구성되어 있다. 단백질은 신체에서 많은 기능을 수행하는 중요한 거대 분자로 세포와 조직의 구조적 구성 요소일 뿐만 아니라 면역세포에서 분비되는 낳은 효소, 호르몬 및 활성 단백질을 구성하는 성분이다. 단백질은 세포 내에서 세포의 건강과 기능을 결정하고, 세포 모양과 내부 조직, 에너지 생성 및 폐기물 청소, 일상적인 유지 관리까지 담당한다.

효소와 호르몬은 본질적으로 단백질 유형이다. 소화 및 세포대사와 같은 화학적 과정에 필수적인 효소는 생화학 반응의 촉매 역할을 한다. 효소가 없으면 대부분의 생리학적 과정은 너무 느리거나 또는 전혀 진행되지 않아 생명이 존재할 수 없게 된다. 호르몬은 세포 간 신호 전달과 의사소통을 위한 분자 역할을 하며 성장, 발달, 대사 및 생식을 포함하는 특정 생리학적 과정을 제어하거나 조절하는 역할을 하는 내분비세포에서 분비된다.

① 신체조직의 구성 성분

단백질은 손톱, 머리카락, 피부, 근육, 뼈 등 모든 세포의 구성 성분으로, 조직의 생장과 유지에 필수적이므로 유년기, 청소년기, 임신과 모유 수유 등 급속한 성장기나 수요가 증가하는 기간에는 적절한 단백질 섭취가 특히 중요하다.

② 소화효소, 호르몬, 항체의 구성 성분

단백질은 펩신과 아밀라아제 등 소화를 돕는 효소, 대사를 조절해 주는 호르몬, 병원균이나 세균 등이 침투했을 때 체내 면역력을 높이는 항체의 구성 성분이며, DNA 합성 및 복구 작용을 한다. 단백질이 부족하게 되면 소화기능과 면역력 감소로 인해 감기나 각종 바이러스성 질환에 걸릴 위험이 높아진다.

③ 활성물질의 운반 및 저장

세포막은 일반적으로 큰 분자를 투과할 수 없다. 필요한 영양소와 분자를 세포로 유입하기 위해 많은 수송체가 단백질 세포막에 존재한다. 이들 중 일부 단백질의 특정 분자가 세포 안팎으로 이동할 수 있도록 하는 채널 역할을 한다. 헤모글로빈처럼 산소와 결합하거나 스스로 이동하기 어려운 여러 영양소들과 결합하여 이들을 필요로 하는 세포 안까지 운반시킨다. 또한 알부민이나 달걀 흰자와 같은 배아의 초기 발달에 영양분을 제공하며, 혈장과 림프의 추가 단백질은 몸 전체에 영양분과 대사 폐기물을 운반한다. 단백질이 부족하면 필요한 영양소를 제때 공급받지 못해 체력이 떨어질 수 있다.

④ 신체 방어 및 보호

항체는 항원으로 알려진 유해한 박테리아 및 바이러스의 고유한 분자를 인식하는 특수 단백질로, 이중 면역글로불린 항체는 면역체계에 있는 외부 병원체를 인식하고 파괴하여 병원체로부터 신체를 보호한다.

⑤ 체액 및 전해질 균형

적절한 단백질 섭취는 신체의 기본적인 생물학적 과정이 변화하는 환경에서 현상 유지를 가능하게 한다. 체액 균형은 체내 수분 분포를 유지하는 것을 의미하는데, 혈액 내 너무 많은 수분이 갑자기 조직으로 이동하면 부종이 발생하고 잠재적으로 세포 사멸이 발생할 수 있다. 물은 항상 농도가 높은 곳에서 농도가 낮은 곳으로 이동하는데, 결과적으로 물은 단백질이나 포도당과 같은 다른 용질의 농도가 더 높은 영역으로 이동한다.

혈액과 세포 사이에 물이 고르게 분포되도록 유지하기 위해 체액을 끌어당기는 단백질은 혈액 내에서 고농도로 계속 순환하므로 단백질 섭취가 부족하면 부종이 발생할 수 있다. 혈액에 가장 풍부한 단백질은 알부민으로 혈액 내 알부민의 존재는 혈액 내 단백질 농도를 세포 내 단백질 농도와 유사하게 만든다. 따라서 혈액과 세포 사이의 체액 교환은 최소화된다. 세포막의 수송 단백질은 세포 내부와 외부의 전해질나트륨, 칼륨 등의 적절한 균형을 유지하는 데 도움이 된다.

⑥ 산-염기 균형

단백질은 혈액 내 적절한 pH물질의 산성 또는 염기성 정도를 측정하는 척도 균형을 유지하는 데 필수적이다. pH 범위는 0강산성부터 14강알칼리성까지로, 혈액의 pH는 7.35~7.45 사이인 약알칼리성으로 유지된다. 혈액이 너무 산성화되면 혈액 내 수소H^+ 수준이 과도하다는 의미이고, 혈액이 너무 알칼리성으로 변하는 경우는 혈액 내 수소 수준이 부족함을 의미한다. 혈액의 pH는 약간의 변화라도 신체 기능에 영향을 미칠 수 있다. 극단적인 경우 혼수상태 또는 사망으로 이어질 수 있으므로 신체에는 문제를 예방하기 위해 혈액의 pH를 정상 범위 내로 유지하는 여러 시스템이 있다. 일부 단백질이 완충 역할을 하는데, 혈액이 너무 알칼리성으로 변하면 단백질이 혈액으로 수소를 방출하고, 너무 산성이 되면 단백질이 혈액에서 수소를 빼앗을 수도 있다. 필요할 때 수소를 방출하거나 취함으로써, 단백질이 산-염기 균형을 유지하고 혈액 pH를 정상 범위 내로 유지해 주는 것이다.

⑦ 상처 치유, 조직 및 신경 기능 재생

신체에 작은 상처가 나면 피부가 붉어지고 염증이 생긴다. 이때 단백질은 출혈을 막기 위해 혈전을 형성하고, 새로 만든 세포를 손상된 조직으로 이동하여 치료하므로 식단에 단백질이 부족하면 상처 치유 과정이 현저히 느려진다. 세포는 끊임없이 분해되고, 수리되고, 교체되어야 하는데, 이때 단백질이 세포 내에서 분해된 아미노산을 새로운 것으로 재활용하게 한다. 조직 재생은 새로운 세포를 생성하는 것이며, 이를 위해서 단백질을 포함한 효소, 운송 단백질, 호르몬, 콜라겐. 장 내막의 세포는 3~5일마다 재생된다. 단백질이 부족한 식단은 조직 재생을 저해하여 많은 건강 문제를 일으킨다. 또한 단백질은 신경세포에서 다른 신경세포로 메시지를 전달하는 아드레날린에피네프린을 만드는 데도 사용된다.

⑧ 에너지 원천

단백질은 아미노산으로 분해되어 에너지를 만드는 데 사용된다. 건강한 사람의 경우 단백질은 에너지 요구량에 거의 영향을 받지 않지만, 식단에 탄수화물과 지방이 충분하지 않으면 신체는 에너지를 만들기 위해 혈액과 신체 조직인 근육에서 단백질을 가져와 아미노산을 포도당으로 전환하여 에너지로 사용한다.

⑨ 혈액 응고작용

혈액의 응고 과정은 신체가 상처를 입어 모세혈관 손상으로 출혈이 생기면 혈액 내 성분 중 혈소판이 활성화되어 혈전을 생성하고, 이에 따라 피가 점차 멎게 되어 과량의 혈액 손실을 막는 것이다. 이때 혈액 응고에 관여하는 단백질이 혈장 단백질인 피브리노겐이다.

혈액 응고가 안 되면 가벼운 혈관 손상으로도 심각한 혈액 손실이 발생할 수 있다. 혈액 응고가 과다하면 중요 지점에 있는 작은 혈관이 피떡으로 막힐 수 있는데, 이때 뇌혈관이 막히면 뇌졸중을 초래할 수 있고, 심장으로 가는 혈관이 막히면 협심증, 심근경색, 심장마비를 초래할 수 있다.

단백질의 분해 과정

인체 구성에 필수적인 성분인 단백질은 육류나 생선을 통해 우리 몸에 들어와 세포로 흡수될 수 있도록 최종 분해되어야 한다. 단백질은 입에서 씹어서 잘게 부순 음식물이 식도를 통해 위에 도착하면 단백질 분해효소인 펩신에 의해 폴리펩타이드로 화학적인 1차 분해가 이뤄진다.

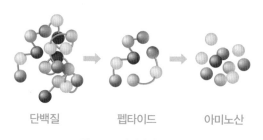

단백질   펩타이드   아미노산

그림 3-3 단백질의 분해 과정

이후 십이지장으로 내려간 단백질 중 위에서 1차 분해가 안 된 단백질을 췌장에서 단백질 분해효소인 트립신과 키모트립신을 분비하여 트리펩타이드와 디펩타이드로 2차 분해한다. 3차 분해는 음식의 총 집결지인 소장에서 펩티다아제에 의한 아미노산으로의 최종 분해이다.

단백질과 체중 조절

단백질이 풍부한 음식을 섭취하면 지방이나 탄수화물이 많은 음식보다 포만감이 더 많이 증가한다. 미국 임상영양학회지의 「체중 감량 및 유지에 있어서 단백질의 역할에 관한 연구」는 단기적인 고단백 식단이 전체 칼로리 섭취를 줄이고 즉각적인 체중 감량에 도움이 될 수 있다는 좋은 증거이다.

단백질을 섭취한다고 해서 살이 찌지는 않는다는 일반적인 오해가 있지만, 탄수화물이나 지방과 마찬가지로 칼로리가 과잉인 상태에서 단백질을 섭취하면 과잉 단백질이 체지방으로 전환되어 체중이 증가할 수 있다. 체중 유지에 있어서 가장 중요한 것은 에너지 균형을 유지하는 것이다 .

단백질과 근육감소증

근육감소증은 근육량과 신체 기능의 점진적인 손실이 특징인 장애이다. 일반적으로 노인에게 나타나며, 허약함 증가, 낙상의 위험, 신체기능 저하, 심지어 조기 사망과도 관련이 있다. 단백질은 근육량을 회복하고 유지하는 데 필수적이므로, 단백질 섭취량이 적으면 근육감소증 발병 위험이 증가한다는 것은 놀라운 일이 아니다. 단백질 섭취와 신체 활동을 늘리면 나이가 들어도 근육량과 근력을 유지하는 데 도움이 되어 근육감소증과 골격 장애의 위험을 줄일 수 있다.

단백질과 운동능력

단백질은 운동능력과 연관되어 있다. 단백질은 운동 후 근육 조직을 복구하고 강화하는 데 중요한 역할을 한다. 단백질은 근육을 만드는 데 중요하지만, 이점을 극대화하려면 적절한 양의 탄수화물, 지방, 비타민 및 미네랄이 포함된 전체 식단의 맥락에서 단백질을 고려해야 한다. 최적의 단백질 섭취량은 지구력이나 저항력 훈련 등 운동 유형과 운동 기간 및 운동 강도에 따라 달라지며, 많을수록 항상 더 좋은 것은 아니다.

하루에 체중 1kg당 1.4~2.0g의 단백질 섭취가 일반인이 운동 시 필요를 충족하기에 충분한 것으로 알려져 있다. 칼로리를 많이 소모하는 운동선수는 균형 잡힌 식사를 통해 단백질을 섭취하도록 하고, 단백질을 높게 유지해야 하지만 다이어트를 위해 총 칼로리 섭취를 제한해야 하는 사람은 단백질 보충제를 사용해야 한다.

올바른 단백질 섭취 방법

인체는 영양분이 부족하면 스스로 신호를 보낸다. 어느 날부터 단 음식이 당기거나 손발톱이 부서지고, 뇌가 몽롱하고 집중력이 떨어지며, 다리에 부종이 심해지고, 운동을 해도 근육량이 증가하지 않으며, 면역력이 약해져서 감기에 잘 걸리거나 감염이 잘 된다면 단백질 부족을 점검해 보아야 한다.

단백질이 소장에서 아미노산으로 최종 분해되면 소장은 시간당 섭취할 수 있는 아미노산의 양을 제한한다. 이것은 한 번에 들어온 단백질을 흡수하지 못하고 배출한다는 것이 아니라, 속도를 제한하여 체내로 흡수한다는 의미이다. 단백질은 신체에 있어서 상당히 고급 에너지원이므로 우리 신체가 흡수 속도를 조절하여 모든 영양분을 골고루 흡수하기 위함이다.

일반적으로 단백질을 많이 섭취하면 근육이 더 생긴다고 알고 있지만, 단백질 중에서도 류신leucine이 근육의 합성과 회복의 90%를 담당하므로, 하루에 3~4g의 류신을 섭취하면 근육 합성 반응을 최대화할 수 있다.

단백질은 아무리 먹어도 살이 안 찐다고 상식처럼 알려져 있지만 이는 사실이 아니다. 단백질이 바로 체지방으로 전환되어 저장되지는 않지만, 단백질 섭취가 지나치게 과다하거나 또는 탄수화물과 지방이 부족하여 에너지원으로 쓸 연료가 없을 때에는 단백질이 당신생합성과정을 거쳐 포도당의 형태로 전환되고 에너지원으로 이용된다. 그 후 남은 포도당이 체지방으로 다시 저장될 수 있다.

단백질 과다 섭취는 체중 증가 외에도 소화장애는 물론 칼슘의 소비를 과도하게 증가시켜 신장 질환을 유발할 수도 있고, 뼈로 가는 칼슘을 줄여 골다공증을 유발하거나 요산 배출을 방해하여 요산이 관절에 쌓이면 통풍을 유발하기도 한다.

(3) 지방

지방은 3대 영양소인 필수 지방산의 공급원이며 중요한 에너지원이다. 일반적으로 지방은 무조건 나쁘다고 생각하지만 지방은 외부

충격으로부터 신체 기관을 보호하며, 체온을 유지하고, 건강한 세포 기능을 증진하는 데 중요한 역할을 한다. 지방은 또한 수많은 질병에 대해 유용한 완충제 역할도 한다. 화학 물질이든 생물 물질이든 특정 물질이 혈류에서 안전하지 않은 수준에 도달하면, 신체는 새로운 지방조직에 물질을 저장함으로써 문제가 되는 물질을 효과적으로 희석하거나 적어도 평형을 유지하게 한다. 이것은 배변, 배뇨, 우발적이거나 의도적인 사혈, 피지 분비 및 털 생장과 같은 방법으로 문제가 되는 물질이 대사되거나 신체로부터 제거될 때까지 중요한 장기들을 보호하는 데 도움이 된다.

지방의 종류

지방은 1개의 글리세롤과 3개의 지방산으로 구성되어 있으며, 결합된 지방산의 종류에 따라 포화지방, 불포화지방, 트랜스지방, 중성지방 등으로 구분한다.

① 포화지방

상온에서 고체인 동물성 지방으로, 심혈관 질환을 일으키는 성인병의 주요 원인이다. 포화지방은 고기 비계라고 이해하면 쉽다. 육류의 지방, 버터, 치즈, 마요네즈, 크림, 코코아, 가공유, 라면 등에 많이 들어있으며, 과다 섭취할 경우 콜레스테롤과 합성하는 성질이 있어 몸에 나쁜 저밀도 콜레스테롤LDL 수치를 높이고 심혈관 질환이나 뇌졸중 발병 위험을 높인다.

② 불포화지방

상온에서 액체이며 오메가-3나 오메가-6 등의 불포화지방은 혈액순환을 돕는 착한 지방으로 알려져 있다. 불포화지방은 주로 우리 몸의 세포막을 형성하고 뇌에 가장 많이 분포되어 있으며, 콜레스테롤 수치를 떨어뜨려 혈액순환을 돕고 혈관 질환을 예방하는 데 도움을 준다. 그러나 부족할 경우 건망증, 주의력결핍과잉행동장애 ADHD, 우울증 등이 나타날 수 있다.

불포화지방 중 오메가-3 지방산이 부족하면 세포가 경직되고 염증이 생기기 쉬우며, 오메가-6 지방산이 부족하면 모발 성장과 피부 세포에 문제가 생길 수 있다. 오메가-3 지방산은 꽁치, 고등어, 삼치 같은 등 푸른 생선과 견과류, 녹색 잎 채소, 해조류 등에 풍부하며, 오메가-6 지방산은 해바라기씨유, 옥수수유, 콩기름 등에 풍부하다.

③ 트랜스지방

불포화지방인 식물성 기름을 상온에서 고체 상태가 되도록 가공할 때 만들어진다. 트랜스지방은 포화지방보다 인체에 더 해롭다. 그 이유는 몸속으로 들어오면 불포화지방을 밀어내고 그 자리를 차지하기 때문이다. 복부 비만을 초래하며, 고밀도 콜레스테롤HDL 수치를 낮추고 저밀도 콜레스테롤LDL 수치를 높여 동맥경화, 이상지질혈증, 전립선암, 위암, 대장암 등을 유발한다. 트랜스지방은 체내에 한번 들어오면 쉽게 배출되지 않으므로 섭취를 최대한 제한하는 것이 최선의 방법이다.

트랜스지방이 함유된 대표적인 음식은 마가린, 쇼트닝과 이러한 식물성 경화유를 사용한 케이크, 도넛, 감자튀김, 팝콘, 비스킷 등이다. 기름을 가열하는 횟수가 늘어날수록, 튀긴 후 시간이 지날수록 트랜스지방이 증가하므로 기름에 조리 후 오래된 튀김류나 전류는 가급적 피할 것을 권장한다.

④ 중성지방

중성지방은 우리 몸에 좋은 에너지원이다. 피하지방이 되어 체온을 유지하는 역할을 하고, 내장지방 형태로 저장되어 장기를 보호하는 쿠션 역할을 하기도 한다. 일반적으로 체지방의 약 90%가 중성지방으로 이루어져 있어 몸의 에너지가 부족할 때 지방을 분해해 에너지로 다시 사용한다. 그러나 중성지방이 과도하게 축적되면 비만은 물론 건강상 문제가 생기므로 주의해야 한다.

중성지방은 대부분 체지방 형태로 저장되는데, 체지방이 늘면 복부 비만으로 연결되고, 과다한 복부 비만은 고혈압, 비만, 지방간 등 신진대사와 관련된 질환이 한꺼번에 나타나는 대사증후군으로 이어져 건강을 위협하게 된다.

또한 중성지방이 많아지면 혈액에 지방이 많이 쌓이고 끈적거려 혈중 LDL 콜레스테롤을 증가시키고, 지방이 혈관 벽에 쌓여 동맥에서 콜레스테롤을 제거하는 역할을 하는 HDL 콜레스테롤을 감소시켜 고혈압과 동맥경화, 심근경색, 뇌졸중 등 심혈관 질환으로까지 이어질 수 있다.

지방의 분해 과정

음식을 통해 섭취한 지방은 세포가 흡수할 수 있는 지방산과 글리세롤 형태로 분해되어야 한다.

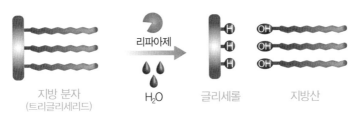

지방 분자
(트리글리세리드)   H₂O   글리세롤   지방산

그림 3-4 지방의 분해 과정

지방은 1개의 글리세롤과 3개의 지방산으로 구성되어 있다. 지방은 입에서 찢고, 끊고, 갈아준 음식물이 위를 거쳐 십이지장에 내려오면 담낭에 보관된 담즙에 의해 큰 지방을 작은 지방으로 분해하는 기계적 소화유화작용가 일어난다. 작은 지방으로 분해된 지방은 소장으로 내려가는데 미처 분해가 안 된 상태의 지방은 췌장에서 분비되는 리파아제에 의해 트리글리세롤로 분해되며, 소장에서 글리세롤 1개와 지방산 3개로 최종 분해되어 암죽관을 통해 혈액으로 이동할 준비를 마친다.

지방의 저장과 체중 감량

분해된 지방을 에너지원으로 사용한 후 남는 지방은 간, 근육, 피하지방, 내장지방 등의 지방조직에 저장되며, 간에서 콜레스테롤 등 다른 성분으로 전환되어 필요한 곳으로 운반된다. 다이어트를 위해 칼로리 섭취를 줄이면 에너지 필요에 따라 지방을 분해해서 포도당으로 전환해 사용하는데, 이와 같은 지방의 재사용은 체중 감량의 필수 요소이다.

체중 감량을 위해서는 지방 분해가 필요하지만 과도한 지방 분해는 너무 많은 유리지방산을 혈류로 방출할 수 있고, 이로 인해 지질 대사가 증가하여 인슐린 저항성과 기타 대사장애가 발생할 수 있다. 따라서 최적의 체중 감량을 위해서는 먼저 지방 분해와 지질대사 사이의 균형을 유지하는 것이 중요하다. 또한 지방을 무조건 줄이기보다는 건강에 해로운 동물성 지방이나 트랜스지방을 줄이고, 오메가 지방산과 같은 좋은 지방을 늘리는 것이 좋다. 단, 오메가-3와 오메가-6의 비율을 1:4 정도로 섭취하는 것이 적당하다.

지방의 결핍과 과잉

트랜스지방과 포화지방을 섭취하면 심장병과 기타 질병이 유발된다는 사실이 알려지면서, 어떤 사람들은 이를 모든 지방을 피해야 한다는 의미로 해석하고 무조건 지방 섭취를 기피하기도 한다. 그렇지만, 식단에 비타민이 풍부한 식품을 아무리 많이 포함시켜도 단일 불포화 및 다중 불포화지방산을 충분히 섭취하지 않으면 지용성 비타민 중 어느 것도 신체에 흡수되지 않는다는 점을 알아야 한다.

지방은 지용성 비타민A, D, E, K의 흡수를 돕고, 에너지 공급, 혈액 응고, 상처 치유, 에스트로겐과 테스토스테론 등 스테로이드 호르몬의 합성, 장기 간 완충작용, 단열재 역할로 체온 유지 등 여러 가지 중요한 신체 활동을 수행하므로 식단에서 중요한 필수 영양소이고, 신체가 제대로 기능하려면 상당한 양의 필수 지방산이 필요하다.

① 지방 결핍 원인

신체가 합성할 수 없는 필수 지방산EFA의 대부분은 식이지방에서 얻으며, 지방 섭취를 엄격하게 제한하는 다이어트가 지방 결핍의 원인으로 널리 거론되고 있으나, 지방 결핍은 지방의 섭취·분해·흡수 또는 대사 장애로 인해 발생할 수도 있다. 다른 잠재적인 요인으로는 췌장의 효소 생성 기능 부전, 소아 지방변증, 흡수 장애를 초래할 수 있는 장절제술, 지방흡입술, 염증성 장 질환 등이 있다.

② 지방 결핍 증상

지방을 충분히 섭취하지 않으면 신체의 일부 생물학적 기능을 제대로 할 수 없어, 신체는 지방이 부족해지면 아래와 같은 신호를 보낸다.

- 건조하고 각질이 있는 피부
- 체중 감량이 어려움
- 콜레스테롤 수송 장애
- 감기의 지속
- 끊임없는 배고픔
- 호르몬 불균형
- 부서지기 쉬운 손톱, 발톱
- 정신 질환 발병 확률 증가

– 독서 장애 및 야간 시력 저하와 같은 시각 문제

– 조직 내 오메가-9 지방산 증가와 오메가-6 지방산 감소

③ 지방 과잉 증상

식단에 지방이 너무 많으면 대사증후군, 심혈관 질환, 위장 문제 등 건강상 심각한 문제가 발생할 수 있다. 너무 많은 지방을 섭취함으로써 발생하는 건강상 위험은 일반적으로 건강에 해로운 지방의 섭취와 관련이 있으며, 서구화된 식단에서 인기가 높은 패스트푸드, 정제식품, 육가공식품에는 건강에 해로운 지방이 가득하다. 지속적으로 해로운 지방을 너무 많이 섭취하면 다음과 같은 문제가 발생할 수 있다.

– 체중 증가와 비만

– 심장병 및 고혈압 관련 질환

– 혈중 콜레스테롤과 중성지방 수치 증가

– 대사증후군

– 인슐린 저항성

– 제2형당뇨병

– 지방간

– 뇌졸중

– 어린이의 신경 발달 문제와 성인의 신경학적 문제

– 암

– 시력 상실 위험 증가

2. 부영양소

(1) 무기질

무기질은 비타민과 마찬가지로 식품에서 발견되는 중요한 영양소이다. 많은 사람들이 무기질과 비타민을 혼동하는 경우가 있는데, 미네랄이라고도 불리는 무기질은 약 54개의 인체 구성 원소 중 탄소C, 질소N, 수소H, 산소O를 제외한 나머지이다. 비타민과의 주요 차이점은 비타민은 주로 탄소를 기반으로 한 유기물질이고, 무기질은 생물과 직접 관련이 없는 중금속을 포함한 무기물질이라는 점이다. 무기질은 음식이나 보충제를 통해 섭취해야 하며 인체에 다양한 용도로 존재한다.

신체에는 다양한 무기질이 포함되어 있으며, 체내에 존재하는 무기질은 체중의 약 3.5~4%로 극소량이지만, 영양상 반드시 필요한 물질이다. 적은 양으로도 신체를 구성하고 신진대사를 도와 '일꾼 영양소'라고도 한다. 이와 같이 무기질은 인체의 구성 성분으로서 생리 기능을 조절하고, 산-염기 균형을 유지하여 신체의 pH를 중성으로 유지해 준다. 또한, 효소 시스템과 같은 대사과정을 조절하고, 신경 자극 전달과 근육 수축에 관여하고, 에너지 방출을 도우며, 생명 유지에 절대적으로 필요한 영양소이다.

혈중에는 나트륨, 칼륨, 마그네슘, 칼슘 등 4대 무기질이 서로 균형을 이루고 있을 때 적혈구와 백혈구의 기능이 활성화된다. 그러나 4대 무기질의 결핍으로 혈액의 주인공인 적혈구나 백혈구의 활동이 활발하지 못하면 산소를 운반하지 못하고, 노폐물도 제거할 수 없게 되어, 혈액에 노폐물이 쌓이고 산성 체질로 변하여 고혈압, 당뇨병 등의 혈관성 질환이 나타난다.

무기질의 기능

① 산, 염기의 균형

무기질은 식품으로부터 흡수되어 신체 내에 분포하며, 체내에서 적절한 pH를 유지하도록 조절하여 많은 대사반응에 필요한 산과 염기 균형을 정상으로 유지하도록 조절한다. 혈액, 조직, 세포들의 각기 다른 적절한 pH에 맞게, 어느 한쪽으로도 치우치지 않도록 여러 종류의 무기질이 제 역할을 담당하며 pH를 조절한다.

② 신체의 필수 성분

무기질은 신체의 각 부분을 구성하는 성분이며, 신체에 충분한 무기질이 공급되지 않으면 특정 영양 결핍 질환이 발생할 수 있다. 유니세프에 따르면 전 세계 인구의 1/3이 무기질 부족 상태라고 한다. 무기질은 몸속에서 합성되지 않기 때문에 반드시 외부에서 식품으로 공급해 주어야 한다. 신체 내 무기질의 기능은 다음과 같다.

- **칼슘**: 튼튼하고 건강한 뼈와 치아 구성, 혈액 응고, 근육 수축과 신경 기능을 돕는다.
- **칼륨**: 나트륨과 함께 체내 수분량과 산·알칼리 균형을 조절, 신경 자극과 근육 수축을 조절한다.
- **철분**: 신체 모든 부분에 산소를 운반하고, 호르몬과 효소, 헤모글로빈을 구성하는 성분이다.

- **구리**: 적혈구 세포를 생산하고, 뇌와 신경계의 기능을 돕고, 심혈관 건강에 도움을 준다.
- **요오드**: 갑상선호르몬 생산을 촉진하고, 올바른 뇌 기능을 유지하며, 세포의 성장과 발달을 촉진한다
- **마그네슘**: 건강한 뼈 구성, 에너지 생산, 정상 혈당량 및 칼슘 농도 유지를 돕는다.
- **나트륨**: 세포 삼투압 및 혈액량과 혈압을 유지하고, 근육 건강과 신경 기능을 촉진한다.
- **망간**: 갑상선 기능과 수분 균형을 유지하고, 미토콘드리아를 보호하며, 세포 손상을 막아준다.
- **황**: 단백질 합성, 세포 보호, 피부의 탄력성 유지, 중금속 중독 예방에 도움을 준다.
- **인**: 뼈 건강, 에너지 생산, 세포 건강, 단백질 합성 및 세포 신호 전달을 촉진한다.
- **아연**: 상처 치유, 면역체계 지원, 신경계의 감각기관 기능 제어, 세포 분열과 재생산에 중요하며, 활성산소를 억제하고, DNA 형성 및 재생 촉진, 튼튼한 뼈 형성에 도움을 준다.
- **셀레늄**: 강력한 항산화 영양소인 글루타치온의 기본단위로, DNA 형성, 갑상선 기능 및 생식 기능 등에 중요한 역할을 하며, 중금속 중독의 예방에 효과적이다.
- **크롬**: 인슐린과 함께 세포에서 당 흡수와 이용을 잘 하게 도와주는 역할을 한다. 특히 근육을 크게 만들고 지방을 낮추는 데 도움을 주므로 체중 조절에 필수적인 무기질이다.
- **코발트**: 고혈압, 빈혈, 파킨슨병, 다발성 경화증, 신경정신 질환의 치료에 도움을 준다.

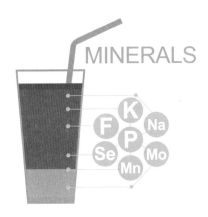

그림 3-5　무기질(mineral)의 종류

③ 체액 조절

혈관이나 세포에 들어있는 물이 신체 내에서 이동하려면 삼투압의 차이로 인해 선택적 투과성이 있는 막을 통과해야 하는데 세포막을 투과하여 세포 내외로 이동하는 물의 방향과 양은 무기질의 농도에 의해서 결정된다. 따라서 무기질의 균형이 무너지면 체액의 축적이나 탈수 증상이 나타나므로 적절한 무기질의 섭취가 중요하다.

④ 촉매작용

무기질은 신체 내에서 일어나는 여러 가지 반응을 돕는 기능을 한다. 마그네슘은 탄수화물, 단백질, 지방의 분해와 합성 과정에 필요하다. 그 외 구리, 칼슘, 칼륨, 망간, 아연 등 많은 종류의 무기질들은 체내의 큰 분자를 작은 분자로 분해하는 이화작용catabolism과 작은 분자를 큰 분자로 합성하는 동화작용anabolism에서 에너지 발생을 돕는 역할과 효소의 구성 성분으로 필요하다.

무기질의 적정량

무기질은 식품을 통해 공급해 주어야 하는데 요오드, 철, 칼슘을 제외한 대부분의 무기질은 일반적으로 먹는 가정식이면 적당량이 공급된다고 봐도 된다. 그러나 패스트푸드나 가공식품은 열량은 많으나 무기질이 적어 무기질이 결핍될 가능성이 많고, 일부 무기질 나트륨, 인, 망간, 수은, 카드뮴, 납, 크롬 등은 과잉 섭취 시 문제가 될 수 있기에 균형 있는 공급이 중요하다.

무기질과 체중 감량

무기질은 체중 감량에 직접적인 영향을 미치지는 않지만, 열량 제한으로 인한 부작용 위험을 낮추고 대사가 원활이 이루어지도록 돕는다. 따라서 무기질이 부족해지면 에너지 대사가 원활하게 이루어지지 않고 지방이 잘 분해되지 않아 적게 먹고 운동을 많이 해도 칼로리 소모가 되지 않고 살이 찌게 된다.

다이어트를 위한 저칼로리 식단에서 가장 결핍되기 쉬운 무기질이 칼슘이다. 칼슘 섭취량이 부족하면 지방세포 내의 칼슘 농도가 높아져 지방 분해 속도가 떨어진다. 철분은 지방 분해에 필요한 산소를 공급하는 역할을 하므로 철분이 부족해 빈혈이 생겨도 지방 분해 효과가 줄어든다. 마그네슘도 부족하면 아무리 단백질을 섭취해도 근육이 제대로 형성되지 않아서 체중 감량 시 칼슘과 철분, 마그네슘은 반드시 따로 섭취해야 건강을 해치지 않는다.

(2) 비타민

비타민vitamin은 생명vita과 화합물amine의 합성어로, 생명 유지에 필수적인 물질이라는 뜻이다. 비타민은 미량으로 생체 내의 물질대사를 지배 또는 조절하는 작용을 하지만, 그 자체는 에너지원이나 생체 구성 성분이 되지 않는다. 더구나 생체 내에서는 생합성되지 않는 유기화합물로, 반드시 외부에서 공급해 주어야 한다.

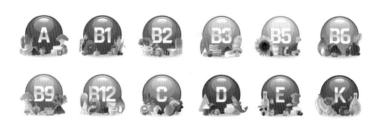

그림 3-6 비타민의 종류

비타민은 세포호흡 시 발생하는 활성산소ROS의 피해를 막아주는 항산화제이다. 현대인의 질병 중 암이나 동맥경화 등 약 90%가 활성산소와 관련된 질병이며, 활성산소는 노화의 원인이 되기 때문에 비타민의 섭취는 반드시 필요하다.

비타민은 대부분 자연 식품을 통해 섭취되며, 음식물과 함께 소화기관을 거쳐서 주로 소장에서 흡수되고 혈액과 함께 체내의 세포에 도착해 효소와 조효소의 작용물질이 되어 대사에 관여한 후 배설된다. 비타민은 크게 수용성 비타민과 지용성 비타민으로 구분된다.

수용성 비타민

수용성 비타민은 물에 녹는 비타민으로 비타민 B·C를 말한다. 많은 양을 섭취해도 체내에 축적되지 않고 물과 함께 소변으로 배설되므로 매일 일정량을 섭취하면 된다.

지용성 비타민

지용성 비타민은 비타민 A·D·E·K로 지방에 의해 녹는 비타민이다. 필요 이상 섭취하면 체내에 축적되며 지나치게 복용하면 중독 증상이 나타날 수 있다.

비타민의 기능

① 생물의 기능과 생명 유지에 꼭 필요하다.

② 영양소의 에너지 대사 과정을 돕는다.

③ 생물의 정상적인 생리 기능에 필요한 영양소이다.

④ 미량으로 강력한 힘을 발휘하나 부족하면 결핍증이 발생한다.

⑤ 체내에서 충분한 양이 합성되지 않으므로 외부로부터 섭취해야 한다.

⑥ 비타민 C는 항산화제로 질병에 대한 저항력을 높이고 노화를 예방한다.

⑦ 비타민 A는 성장을 촉진시키고, 비타민 E는 생식 능력을 증진시킨다.

⑧ 소화의 정상적 기능을 돕는다.

⑨ 무기질의 이용을 돕고 신경 안정을 돕는다.

⑩ 비타민은 서로 조력하지 않아 특정 결핍증에는 그에 적합한 비타민을 섭취해야 한다.

⑪ 유기물질이기 때문에 쉽게 산화되고, 열에 파괴되기 쉬워 조리과정에서 손실되기 쉽다.

비타민의 적정 섭취량

비타민은 대부분 우리 몸에서 탄수화물, 지방, 단백질, 무기질의 대사에 관여하는 조효소의 역할을 한다. 조효소는 생체에 직접적인 에너지원으로 사용되지는 않지만 영양소의 대사에 있어서 반드시 필요한 물질이므로 소량으로 필요하더라도 공급이 부족하면 특별한 결핍증이나 대사장애 등이 발생한다. 비타민의 하루 권장 섭취량은 아래와 같다.

▶ 수용성 비타민
- 비타민 B : 50~100mg
- 비타민 C : 남자 90mg, 여자 75mg

▶ 지용성 비타민
- 비타민 A : 2,000~2,500IU
- 비타민 D : 400IU이나 최대 섭취량은 4,000IU
- 비타민 E : 200~1,000 IU
- 비타민 K : 남자 75mg, 여자 65mg

비타민과 체중 감량

비타민도 체중 감량에 도움을 준다. 특히 피로 해소 및 에너지대사에 중요한 비타민 B군과, 칼슘과 인의 흡수율을 높이는 비타민 D는 체중 감량 시 꼭 섭취해야 한다. 스트레스를 많이 받는다면 신체 대사에 관여하는 비타민 B군의 섭취량을 늘려야 한다. 다이어트를 위해 지방 분해 관련 약물을 복용하고 있다면 비타민 섭취에 더욱 신경써야 한다. 지방 분해 약물이 음식물의 지방 성분을 체외로 배출시키는 과정에서 지방에 포함되어 있는 지용성 비타민도 같이 배출되기 때문이다.

그러나 비타민이 도움이 된다고 해서 무조건 복용하는 것은 삼가야 한다. 또한 심혈관 질환이 있다면 철분이 함유된 비타민제는 해로울 수 있다.

(3) 물

우리 몸은 약 60~70%의 수분으로 구성되어 있다. 혈액의 80%, 폐와 간의 80%, 근육의 70~80%, 뇌와 심장의 75%, 콩팥의 74%, 간의 69%, 심지어 뼈도 22%가 물이다. 체내의 물 중 상당량은 혈액으로 바뀌어 산소와 영양분을 공급하고, 이산화탄소와 찌꺼기들을 간이나 신장 등으로 운반하여 배출하고 제거하는 역할을 한다. 또한 물은 체온 조절, 혈압 유지, 면역물질 운반 및 분비, 세포 간 정보 전달, 노화 방지, 피부 탄력 유지, 변비 예방 등 인체의 거의 모든 작동에 그 역할을 담당하며 끊임없이 우리 몸에서 사용되고 있다.

따라서 우리 몸은 물이 1%만 부족해도 갈증이 느껴지고, 3% 부족하면 혈류량이 감소하며, 5% 부족하면 집중력이 떨어진다. 5% 이상으로 넘어가면 환각 증상이 일어나며 이때부터는 심각한 문제를 유발한다. 밥을 굶고는 4~6주를 버틸 수 있지만, 물 없이는 1~2주도 버티기 힘들다는 말도 이런 이유 때문이다.

체내 수분 함량은 연령과 성별에 따라 조금씩 차이가 있다. 유아의 경우 체중 대비 수분 함량이 약 70%에 가까운 반면 성인 남성은 약 60%, 여성은 약 50% 정도의 체내 수분을 보유하고 있다. 따라서 물이 없으면 생명도 유지할 수 없다. 이처럼 물의 중요성은 아무리 강조해도 지나치지 않지만, 물은 우리 주위에서 너무도 흔하게 구할 수 있기 때문에 그 중요성이 간과되고 있다.

인체 내 물의 기능

우리가 매일 마시는 물은 '입 → 위 → 간 → 심장 → 혈액 → 신장 → 배설'의 형태로 순환한다. 물의 순환에 따라 우리 몸의 건강 정도를 판단할 수 있으므로 물은 건강의 척도라고 할 수 있다. 물은 아래 그림 3-7과 같은 기능을 수행한다.

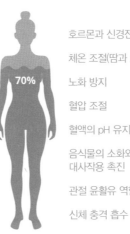

신체의 주요 구성 요소

타액 생성(소화)

세포의 성장, 증식과
세포 형태 유지

독소 및 노폐물 배출

점막 수분 유지

혈액과 조직액의 순환

영양분과 산소 전달

호르몬과 신경전달물질 생산

체온 조절(땀과 호흡)

노화 방지

혈압 조절

혈액의 pH 유지

음식물의 소화와
대사작용 촉진

관절 윤활유 역할

신체 충격 흡수

70%

그림 3-7　인체 내 물의 기능

적당한 물 섭취량

물은 생명을 유지하기 위해서 마셔야 하고, 갈증이 나거나 몸에 열이 났을 때 마시는 시원한 물은 최고의 건강 음식이다. 대부분의 사람들은 물을 하루에 얼마나 마셔야 하는지, 언제 마셔야 도움이 되는지, 찬물을 마셔야 하는지 뜨거운 물을 마셔야 하는지 등을 생각하지 않고 물을 마신다.

권장 수분 섭취량은 연령, 성별, 체중, 활동 수준, 거주 지역 등에 따라 달라진다. 세계보건기구WHO가 권장하는 하루 물 섭취량은 1.5~2L이다. 200mL가 들어가는 일반적인 컵으로 약 8~10잔 정도이다. 어떤 전문가들은 키와 몸무게를 더하고, 100으로 나눈 값이 개인이 마셔야 하는 적정한 물의 양이라고도 한다.

탈수는 필요한 수분의 양보다 수분이 적은 상태를 말하며, 대개 체중의 1% 이상 수분이 부족할 때를 탈수로 정의한다. 보통 사람의 경우 수분의 양이 부족하면 갈증이 나타나기 때문에 탈수가 잘 발생하지 않지만, 노인이나 심각한 질병을 앓고 있는 환자는 탈수 현상이 심해질 수 있다. 또 술과 커피는 이뇨작용이 있기 때문에 탈수를 일으킬 수 있어 주의해야 한다.

물과 체중 감량

물은 신진대사를 활발하게 해 주고 몸 안의 불필요한 노폐물을 배출해 주며, 이 과정에서 에너지를 소비함으로써 체중을 감소시키는 이중의 효과를 보게 한다. 인체의 체액 손실은 땀 흘리기, 호흡, 소변 배출과 같은 신체 기능의 일부로, 전반적인 건강과 체중 감량을 위해 손실된 수분을 보충하는 것이 필수적이다. 식사 전에 물을 섭취하면 식욕을 억제할 수도 있고, 건강한 사람이 빈속에 물을 마시면 신장에 바로 흡수되어 많은 양의 에너지를 소모하므로 다이어트에 큰 도움이 된다.

건강한 체중 감량이 목표라면 수분 섭취 습관을 일관성 있게 유지하여야 하며, 매일 마시는 물의 양을 결정할 때도 신체 활동 수준, 거주 지역의 온도와 날씨, 전반적인 건강 상태를 고려하여야 한다. 아래와 같이 체중 감량에 도움이 되는 충분한 물 마시기를 실천해 보기 바란다.

① 칼로리 섭취 조절

물을 충분히 마시면 낮 동안 과식할 가능성이 줄어들어 칼로리 섭취를 조절하는 데 도움이 되며, 식사 전에 물 한 잔을 마시는 것도 식욕을 억제하는 데 도움이 된다.

② 신진대사 촉진

물을 마시는 것은 낮아진 신진대사를 촉진시키는 가장 좋은 방법 중 하나이다. 물이 신체가 영양분을 효율적으로 처리하고 에너지로 전환하도록 돕고 신진대사를 지원하기 때문이다. 따라서 하루에 물 1.5L를 마시면 신진대사율이 약 30% 오를 뿐만 아니라, 따뜻한 물을 섭취하면 몸의 적정 온도를 맞추기 위해 신진대사가 더 활발해지고 체중 감량에 도움이 된다.

③ 칼로리 없는 수분 공급

인간의 몸은 하루에 땀과 배변 활동 등을 통해 약 2~2.5L의 수분을 배출한다. 배출되는 양만큼 수분을 채우지 않아 수분 부족 상태가 되면 신진대사가 원활하지 못해, 체내의 독소가 배출되지 않고 피로감을 느끼게 되며, 다양한 질병의 원인이 되고 노화가 앞당겨질 수 있다. 기본 음료로 물을 선택하면 칼로리 없는 수분 공급이 보장되어 전반적인 칼로리 감소에 도움이 되므로 체중 감량을 원하면 고칼로리 음료를 물로 대체해야 한다.

그러나 다이어트 중이라면 지나친 수분 섭취는 피해야 한다. 건강한 사람의 콩팥은 하루 10~15L의 수분을 배출할 수 있지만, 식사량을 제한하면 하루 4L 정도밖에 배출할 수 없게 된다. 극단적으로 식사량을 줄이면서 이보다 더 많은 물을 마시면 체내에 물이 쌓여 어지러움, 메스꺼움, 구토 등 '물 중독' 증상을 겪을 수 있다. 적당한 수분은 지방 분해를 촉진시켜 다이어트에 도움이 되지만 지나친 수분 섭취는 피해야 한다.

④ 소화기능 강화

물은 음식물의 소화·흡수를 돕고 분해된 영양소를 각 기관으로 전달해 주는 역할을 한다. 아침 식사 전이나 잠들기 30분 전 공복에 마시는 물은 '보약'이라는 말이 있다. 밤새 잠을 자면서 소모되는 수분을 보충하고 쌓인 노폐물을 내보낼 수 있기 때문이다. 그러므로 적절한 수분 공급은 원활한 소화를 지원하여 신체가 정상적으로 기능하게 하고 체중 감량에 도움을 준다. 나이가 들수록 장의 운동기능이 떨어져 복부 팽만감, 변비, 대장암 등 각종 질병이 발생하는데 물을 충분히 마시면 장 운동이 활발해져 장 건강에도 효과를 볼 수 있다.

물을 충분히 마시면 예방할 수 있는 질병과 증상
① 요로결석
물을 충분히 마시면 요로결석을 예방할 수 있을 뿐만 아니라 이미 요로결석인 경우 결석 배출을 돕고 재발도 막아 준다.

② 요도 관련 암
물은 발암물질 배출에 도움이 되기에 물을 잘 마시면 요도암, 방광암, 전립선암, 신장암에 적게 걸린다는 사실이 여러 연구를 통해 밝혀졌다.

③ 대장암

물을 많이 마시는 사람은 그렇지 않은 사람보다 대장암의 위험이 줄어든다.

④ 유방암

물을 많이 마시는 여성은 특히 폐경 후 물을 많이 마시면 유방암 발생률이 낮다.

⑤ 소아 비만

탄산음료나 단 음료를 줄이고 물로 대체하면 소아 비만 위험을 줄일 수 있다.

⑥ 정신적, 육체적 수행 능력 저하

급성 혹은 만성 수분 부족 상태에서는 인지기능이나 정신기능이 떨어진다. 또한 활동 전이나 활동 중 생긴 수분 부족 상태는 육체적 수행능력을 현저히 떨어뜨린다.

⑦ 설사 후 탈수증

일시적 설사라도 수분 보충이 안 되면 만성 탈수에 빠질 수 있다.

⑧ 침샘 기능 이상

만성적인 탈수 상태에서는 침샘 기능에 이상이 오며, 침의 양이 줄어 입냄새의 원인이 되기도 한다.

02 _ 음식의 소화 과정

인체의 소화기관은 입에서 식도, 위, 십이지장, 소장, 대장, 직장을 거쳐 항문까지 하나의 긴 관으로 이루어져 있고, 이 소화기관에서 음식물의 분해·흡수 과정인 소화를 담당한다. 소화기관에서는 소화액 분비 및 소화 과정을 통해 섭취된 음식물을 흡수 가능한 인자로 만들어서 세포의 내부로 이동시키는 작용을 지원한다.

건강을 유지하는 가장 중요한 첫 단계는 바로 소화를 시키는 과정이다. 우리가 섭취하는 음식은 먹기 전에는 하나의 생명체였지만, 일단 가공되거나 조리되어 입안으로 들어가면 탄수화물은 포도당으로, 단백질은 아미노산으로, 지방은 지방산과 글리세롤로 분해되어 소장 융모를 통해 혈액으로 흡수된다. 이와 같이 음식물을 우리 몸속의 세포에서 흡수할 수 있는 형태로 변화시키는 과정을 '소화'라고 한다. 소화의 종류에는 기계적 소화와 화학적 소화가 있다.

1. 기계적 소화

음식물을 입에 넣고 씹을 때 물리적인 힘으로 큰 분자의 음식물을 작은 분자로 쪼개거나 소화액과 혼합하여 이동시키는 과정으로, 음식물을 잘게 부수는 저작 운동, 음식물과 소화효소를 섞어주는 혼합운동과 분절운동, 음식물을 소화관을 따라 이동시키는 연동운동과 연하운동 등이 있다.

① **저작운동**

소화 과정의 첫 단계로, 음식물을 구강 내에서 이빨로 씹어 잘게 부수는 기계적 소화이다. 저작운동의 결과 음식물의 표면적이 증가하여 침에 들어있는 소화효소인 아밀라아제가 탄수화물에 작용하는 효율이 높아진다. 이와 같이 구강 내에서의 분해가 진행된 후, 음식물은 식도를 통해 위에 도달하여 다음 단계의 소화 과정을 거치게 된다. 인간의 저작력은 앞니에서 11~25kg, 어금니에서 29~90kg이라고 한다. 저작 운동으로 미각이 자극되어 타액의 분비가 촉진되며, 음식물에 포함되어 있는 이물질이 배출되고, 침에 의해 구강이 정화되는 효과가 있다. 또, 잇몸이나 구강 점막이 음식물에 의해 마사지되며, 악골과 저작근의 균형 잡힌 발육이 촉진되어 구강구조를 바르게 발육시키는 작용도 한다.

② **연하운동**

음식물이 구강에서 위로 옮겨질 때 일어나는 일련의 삼키는 운동이다. 이 과정은 구강상, 인두상, 식도상의 3단계로 이루어지며 구강상은 수의운동이나 인두상, 식도상은 반사운동이다. 음식물이 인두에 닿으면 구개범이 올라가 비강으로의 통로가 막힘과 동시에 후두의 입구가 막혀 기관지 쪽으로 음식물의 유입이 저지되어 인두강으로 보내진다. 이때 인두 구부 내압의 상승과 인두 후두부 내압의 저하가 생겨 음식물이 내려가고, 호흡이 반사적으로 멈추면서 식도의 연동운동에 의해 음식물은 위장으로 내려간다.

③ **연동운동**

구강에서 저작운동을 거쳐서 식도의 연하운동으로 식도의 하단까지 내려간 음식물은 위의 분문을 통해 위 안으로 들어간다. 위에서는 내려온 음식물을 혼합하여 유미즙chyme을 만들고 연동운동에 의해 유문을 통과시켜 십이지장으로 내려보낸다. 소장으로 내려온 유미즙이 최종 분해되고 흡수된 후 남은 찌꺼기는 대장으로 내려가 남은 수분과 무기질 등의 영양소가 흡수되고 일부 비타민도 만든 후 연동운동과 역연동운동의 반복에 의해 대변으로 만들어져 직장을 거쳐 배출된다.

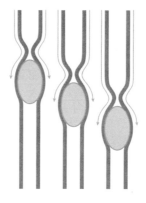

그림 3-8 연동운동

④ **분절운동**

연동운동과 함께 일어나는 소화작용으로, 연동운동과는 달리 잘 반죽하고 섞는 운동이다. 소장에서 이루어지는 운동이며 장관 벽에

2~3cm 간격으로 일어나는 수축과 이완의 반복운동으로 장내에 있는 음식물과 소화액을 혼합하고 장 내용물을 이동시킨다. 환상근의 수축으로 장의 군데군데에 몇 개의 마디가 생겨 내용물은 각각 몇 개의 분절로 나뉜다. 그다음에는 각 분절의 중간부가 잘록해지고 내용물은 반으로 나뉘어 각각 이웃의 반과 함께 섞여 하나의 분절이 된다. 이런 반복 작용이 분절운동이며 몇 분에서 몇십 분 동안 계속된다.

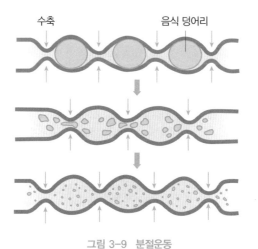

그림 3-9 분절운동

2. 화학적 소화

음식물을 소화액인 침, 위액, 췌장액, 장액 등에 의해 세포막을 통과하는 크기로 줄이기 위해 고분자 물질에서 저분자 물질로 소화효소의 화학적 작용에 의해 작게 분해하는 과정이다.

① 소화효소

탄수화물은 아밀라아제amylase와 말타아제maltase 등의 소화효소에 의해 전분이 덱스트린dextrin과 엿당maltose, 맥아당을 거쳐 포도당glucose 으로 분해된다.

단백질은 펩신pepsin, 트립신trypsin, 트립시노겐trypsinogen, 펩티다아 제peptidase 소화효소에 의해 폴리펩타이드polypeptide, 트리펩타이드 tripeptide, 디펩타이드dipeptide, 모노펩타이드monopeptide를 거쳐 아미노 산amino acid으로 분해된다.

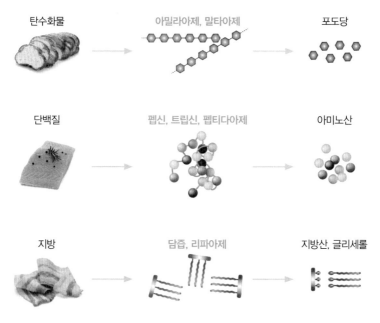

그림 3-10 소화효소와 화학적 소화 과정

지방은 리파아제lipase와 담즙산을 통해 트리글리세롤triacylglycerol에서 지방산과 모노글리세롤monoglycerol로 분해되어 소장 융모를 통해서 모세혈관과 림프관으로 수용성과 지용성 영양소가 각각 흡수되어 심장을 거쳐 혈관을 타고 전신의 세포에 전달되어 에너지를 만든다.

② **소화 호르몬**

소화 관련 호르몬은 소화액 분비와 소화관 운동을 자극하고 억제 하면서 소화작용을 조절한다.

호르몬	자극 물질	분비장소	작용
파로틴 (parotin)	씹는 운동	귀밑샘	소화 호르몬 분비를 촉진한다.
가스트린 (gastrin)	단백질 산물, 아세틸콜린	유문부	염산(HCL), 펩시노겐 생성을 자극하여 단백질을 분해한다.
소마토스타틴 (somatostatin)	염산(HCL)	췌장	염산(HCL) 분비를 억제한다.
세크레틴 (secretin)	산성의 유미즙	십이지장	췌액의 중탄산나트륨($NaHCO_3$)을 분비하여 산성의 유미즙을 중화한다.
콜레시스토키닌 (cholecystokinin)	유미즙의 지방과 단백질	십이지장	췌장의 소화효소 분비와 담낭의 담즙분비를 촉진시켜 지방을 유화한다.

표 3-1 소화 관련 호르몬의 종류

3. 음식물의 최종 도착지인 '소장'

소장은 기능과 구조에 따라 크게 '십이지장'과 '공장', '회장'으로 나뉘는데, 십이지장은 소장의 첫 시작 부분이다. 소장은 음식물의 분해, 흡수, 소화에 가장 중요한 장기로 가장 많은 소화액이 모이는 곳이다. 위에서 음식물과 위액이 섞여서 만들어진 산성^{pH 2.0~2.5}의 유미즙이 십이지장으로 넘어오면 췌장에서 탄산수소나트륨^{NaHCO₃}이 분비되어 pH 8로 중화하고, 담즙에 의해 큰 지방이 작은 지방으로 쪼개져서 소장으로 내려간다.

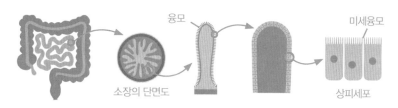

융모   미세융모

소장의 단면도   상피세포

그림 3-11 소장의 구조

소장은 모든 음식물이 최종적으로 도착하는 곳으로 약 100조 개의 장내 미생물이 모든 음식물의 최종 분해와 흡수에 관여하고 있다. 소장은 십이지장과 췌장, 간으로부터 필요한 소화효소를 받아서, 입이나 위, 십이지장에서 1차 분해되지 못한 음식을 완전히 분해한다. 이 과정에서 탄수화물은 포도당으로, 단백질은 아미노산으로, 지방은 지방산과 글리세롤로 분해되어 소장에서 흡수된다.

4. 영양소의 흡수와 이동
음식물을 섭취하면 입 → 식도 → 위 → 십이지장 → 소장 → 대장 → 직장 순으로 소화기관을 통과하여 흡수되고 남은 찌꺼기는 항문으로 배출된다. 또한 모든 음식물과 영양소는 소장에서 최종 분해된 후 수용성 영양소와 지용성 영양소로 각각 나뉘어 모세혈관과 림프관인 암죽관을 타고 심장으로 이동한 후 세포 안으로 흡수되어 에너지를 만들어 생명을 유지하게 된다.

이때 수용성 영양소인 포도당, 아미노산, 비타민 B·C, 무기염류와 수용성 지방은 간문맥을 타고 간으로 이동하여 동화작용anabolism에 의해 포도당은 중성지방 형태의 글리코겐으로 합성되어 간에 40~60%가 저장되고, 나머지 포도당은 심장을 통해 혈액으로 유입되어 기초대사량으로 쓰이고 남은 지방은 저장된다.

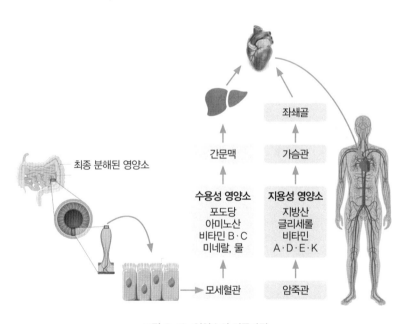

그림 3-12 영양소의 이동과정

간에 저장해 놓은 글리코겐 형태의 포도당은 우리 몸이 비상시 에너지가 필요할 때 다시 포도당으로 전환하여 뇌로 공급하기 위한 것이다. 이때 췌장의 α세포에서 분비되는 글루카곤 호르몬에 의해 저장된 글리코겐을 포도당으로 전환시키는 과정을 이화작용_{catabolism}이라고 한다.

지용성 영양소인 지방산, 글리세롤, 비타민 A·D·E·K는 소장에서 암죽관으로 흡수되어 흉관과 상대정맥을 거쳐 심장으로 이동한 후 혈액순환을 통해 세포 속으로 들어가 세포호흡을 통해 에너지를 만들고, 노폐물은 정맥을 통해 이동해서 우리 몸의 배설기관인 폐, 신장, 대장, 피부, 림프를 통해 배출된다.

제2장 식욕조절대사

음식이 소화기관에 머무는 시간은 음식의 종류와 양에 따라 다르지만, 대부분 위에서 2~5시간, 소장에서는 4~8시간, 대장에서는 10~20시간에 걸쳐서 머물면서 남은 영양분이 흡수된 후 그 찌꺼기는 직장으로 이동해서 머물러 있다가 새로운 찌꺼기가 내려오면 밀려서 대변으로 배출된다. 이 과정에서 단백질 음식이 위에 오래 머물고, 지방이 많은 음식은 단백질 음식보다 더 오래 머물지만 전체적인 소화 과정은 대략 24시간 정도가 걸린다. 식욕을 조절하기 위해서는 이 소화 과정과 식욕이 어떻게 생기며 조절이 되는지 이해할 필요가 있다.

01 _ 배고픔의 신호

위장에 머물던 음식물이 십이지장으로 내려가 위장이 비면 식욕을 촉진하는 호르몬인 '그렐린ghrelin'이 분비되어, 뇌의 시상하부의 궁상핵에 있는 식욕조절중추를 강하게 자극한다. 그러면 시상하부에서 식욕 촉진 작용을 하는 뉴런인 NPYneuropeptide Y를 방출해 공복감과 함께 평소 좋아하던 음식이 생각나게 하거나 식욕을 촉진시켜 음식을 먹게 한다.

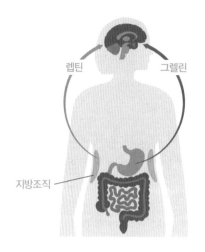

렙틴   그렐린

지방조직

그림 3-13 그렐린 호르몬의 분비

    따라서 위에서 분비되는 그렐린 호르몬 신호에 의해 '배가 고프다'는 공복감을 느끼도록 시상하부의 식욕조절중추에서 NPY를 방출하면 음식을 먹게 되고, 약 20분 후부터 위에 어느 정도 음식이 차면 음성 피드백 신호에 따라 그렐린 호르몬이 서서히 줄어들게 된다.

    이와 같이 식욕은 의식적인 자유의지로 조절할 수 있는 것이 아니라 호르몬과 체중기본설정값에 의해 조절된다. 내가 얼마만큼의 음식을 먹어야 할지, 얼마만큼의 에너지가 소모되어야 할지 그 양을 우리는 잘 모른다. 우리 몸의 총사령관인 시상하부의 통제로 체중기본설정값에 의해 무의식 반응인 음성 피드백의 작용으로 움직이기 때문이다. 먹고 싶어지게 하는 호르몬이 분비되면 인간은 배고픔을 내 의지대로 절대 조절할 수 없다.

02 _ 배부름의 신호

음식을 섭취한 지 20분 정도가 지나면 서서히 포만감이 느껴지면서 지방세포에서 식욕을 억제하는 '렙틴leptin' 호르몬이 분비되어 '그만 먹으라'고 명령한다. 렙틴은 그렐린 호르몬과 반대로 위에 음식이 충분히 채워지면 분비되어 몸에 충분한 에너지가 저장되어 있으니 더 많은 영양소를 섭취할 필요가 없다는 신호를 뇌의 시상하부에 전달해 음식에 대한 관심을 줄이고 먹는 것을 멈추게 하는 역할을 한다.

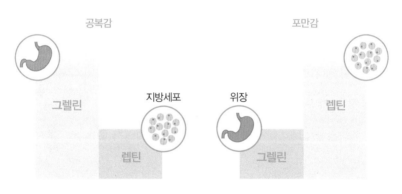

그림 3-14 그렐린과 렙틴 호르몬의 역할

렙틴은 식욕억제제 역할을 하므로 올바른 방식으로 작동하면 섭취하는 음식과 지방의 양에 대한 균형을 유지하여 건강한 체중을 유지하는 데 도움이 된다. 즉, 렙틴 수치가 높으면 뇌에 '지방세포가 가득 찼다'는 신호가 전달되어 배고픔이 줄어든다.

다이어트를 해본 적이 있다면, 칼로리를 줄이거나 체중 감량을 시작할 때 배가 더 고파지는 것을 느껴봤을 것이다. 이는 부분적으로 체지방이 감소하면 신체가 자동으로 렙틴을 덜 생성하기 때문이다. 하지만 지방세포는 단지 작아질 뿐이지 결코 없어지지 않는다는 점을 명심해야 한다. 단순히 몇 시간 동안 단식을 해도 렙틴 수치가 떨어지는 것은 상대적으로 에너지가 부족한 상태에 있다는 것을 신체에 알리는 또 다른 방법이다.

때로는 렙틴이 풍부하고 지방세포가 많을 때에도 뇌가 더 많이 먹으라고 지시하는 경우가 있는데 이를 '렙틴 저항성'이라고 한다. 렙틴 호르몬이 신호를 보내도 음식을 중단하지 않고 계속 먹으면 렙틴의 신호를 받아주는 뇌의 수용체에 문제가 생겨, 신호 장애로 렙틴 저항성이 생긴다. 이런 문제가 생기면 배부름을 느끼지 못하고 식욕이 줄지 않아 비만으로 이어진다.

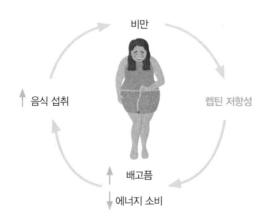

그림 3-15 렙틴 저항성과 비만의 연결고리

렙틴이 부족해서 비만이 되기보다는 렙틴이 전달되는 과정에 문제가 생긴 렙틴 저항성으로 인하여 비만이 되는 것이므로 렙틴 저항성을 예방하는 식습관이 중요하다. 따라서 과도한 그렐린 분비로 인한 과식이나 폭식을 방지하기 위해서는 하루 3끼 규칙적인 식사가 필요하며, 밥을 천천히 오래 씹어 먹어야 한다. 렙틴 호르몬은 식사 시작 후 20분이 지나야 분비되어 포만감을 느끼게 하기 때문이다. 또한 수면이 부족하면 렙틴과 그렐린의 균형이 무너지기 쉬우니 하루 7시간 이상 충분한 수면을 취하는 것도 식욕을 조절하는 데 도움이 된다.

03 _ 식욕 조절 메커니즘

우리 몸은 식욕을 조절하는 메커니즘이 무의식적으로 작동하고 있는데, 중추신경계의 시상하부hypothalamus는 식욕과 체중 조절에 가장 중요한 기관이다. 시상하부의 궁상핵arcuate nucleus, ARC은 혈액 내를 순환하는 영양소와 호르몬을 일차적으로 감지하여 식욕 조절에 관여한다. 따라서 올바른 다이어트를 위해 식욕 조절 메커니즘에 관련된 기관과 호르몬들에 대해 살펴본다.

1. 식욕 조절 기관과 호르몬

① 시상하부

중추신경계의 시상하부는 식욕과 체중 조절에 가장 중요한 부위이다. 시상하부는 체온, 수분 균형, 대사 조절에 관여하는 자율신경계의 중추이며, 장기의 활동과 몸의 전체적인 기능을 조절하는 주된 조절 중추이다. 또한 호르몬을 합성, 분비하고 뇌하수체 호르몬들의 분비를 자극하거나 억제한다. 시상하부는 소장과 지방세포에서 분비하는 여러 물질들의 정보를 해독하여 식욕 조절 물질들의 생산과 분비를 조절하는 수용체가 다 모여 있어 체온, 배고픔, 갈증, 피로, 수면 등 신체의 생리작용을 조절하고 균형을 유지해 준다.

② 그렐린 – 식욕 촉진 호르몬

그렐린ghrelin은 '성장'을 의미하는 'ghre'와 '분비물질'을 의미하는 'relin'의 합성어이며, '식욕 촉진 호르몬' 또는 '배고픔 호르몬hunger hormone'이라고 불리는데, 굶주린 상태일 때 뇌에 공복 상태를 알리고 배고픔을 느끼게 해준다. 식후 2~5시간 정도 지나 위가 비워지면 위 기저부의 신경내분비세포에서 합성 분비되어, 시상하부를 통해 식욕을 증진시키는 역할을 하고, 지방조직에서 만들어져 식욕을 억제하는 렙틴 호르몬과 길항작용을 하면서 식욕과 체중 조절에 중요한 역할을 한다.

또한 배가 고플 때는 그렐린 분비량이 크게 늘었다가 식사를 시작하고 위가 어느 정도 채워지면 그렐린 분비량이 서서히 떨어진다. 그렐린 분비량은 사람마다 다르지만 평소 식사를 자주 건너뛰거나 굶는 다이어트를 지속할 경우, 뇌 신경을 더 강하게 자극하여 다량의 그렐린이 분비되면 식사량을 조절하기 힘들어 과식이나 폭식을 하게 되고 비만이 되기 쉽다. 식사량이 많아 위가 커진 사람은 그렇지 않은 사람에 비해 많은 양의 음식을 먹어야 그렐린 분비가 줄어든다. 평소 먹는 양이 많은 사람은 식욕을 촉진하는 호르몬이 더 오래 분비되는 셈이다.

특히 다이어트를 할 때는 그렐린이 더 분비되는데 이는 체중이 줄어들수록 그렐린 분비가 증가하여 식욕을 증진시키고, 체중이 증가하면 그렐린 농도가 다시 감소하기 때문이다. 따라서 그렐린 분비량의 변화가 다이어트의 방해요소가 되므로, 건강한 식습관, 충분한 수면, 적절한 운동, 스트레스 관리 등을 병행해야 다이어트에 성공할 수 있다.

③ 콜레시스토키닌CCK – 포만감 호르몬

CCK는 소장의 시작인 십이지장에서 분비되어 시상하부에 포만감을 알리는 호르몬으로, 위의 음식 배출 시간을 지연시켜 음식 섭취를 억제한다. 췌장의 효소 분비를 자극하여, 담낭 수축, 장관 운동 등의 생리적인 소화 기능에도 다양한 역할을 한다.

④ 펩타이드 YYPYY – 포만감 호르몬

PYY는 소장에서 1차적으로 분비되어 뇌에 배부름을 알리는 호르몬으로, 식욕 억제 역할을 한다. PYY는 위의 음식물 배출시간을 지연시키고, 정상적인 혈장 농도에서는 에너지 섭취를 조절하여 비만치료에 중추적인 역할을 한다.

⑤ 위장억제폴리펩타이드GIP – 포만감 호르몬

GIP는 포도당 의존성 인슐린 분비 촉진 펩타이드로 장내 GIP 분비를 자극하면 위장운동을 억제하여 음식 섭취량이 감소하고 혈당

수치를 조절하여 에너지 균형을 조절하는 역할을 하는 인크레틴 호르몬이다.

⑥ 글루카곤유사펩타이드-1GLP-1 – 포만감 호르몬

GLP-1은 음식섭취 후 20~30분 뒤에 섭취한 음식의 양에 비례하여 소장에서 분비되며, 췌장에서 인슐린 분비를 촉진하고 글루카곤 분비를 억제하여 적은 식사로도 오랜 포만감을 느끼게 만들어 체중 감량에 도움이 된다. 또한 뇌의 식욕 중추에 작용해서 위장이 비워지는 속도를 늦춰서 식사 중에 포만감을 증가시켜 음식을 그만 먹도록 조절한다.

⑦ 렙틴 – 식욕억제호르몬

렙틴은 지방세포에서 분비되어 '그만 먹어라'라고 명령하는 식욕억제호르몬으로 뇌의 체중조절중추에 현재 위에 채워진 음식물의 양을 알려준다. 렙틴은 그렐린 호르몬과 반대로 위에 음식이 충분히 차면 분비되어 몸에 충분한 에너지가 저장되어 있으니 더 많은 음식을 섭취할 필요가 없다는 신호를 뇌의 시상하부에 전달하여 먹는 것을 멈추게 하는 역할을 한다. 렙틴은 식후 20분부터 분비되므로 식사는 최소 20분 이상 천천히 먹는 것이 소화는 물론 다이어트에도 도움이 된다.

체지방이 많을수록 혈액에 분비된 렙틴의 양도 많아지는데, 렙틴 자체가 인체에 지방을 얼마나 축적해야 하는지 시상하부에 알리는 신호로 작용하기 때문이다. 쉽게 말하면 자동차의 연료 게이지와 같이 얼마만큼 연료가 남았는지를 알려주는 것이다.

그러나 렙틴 분비가 줄면 식욕 상승으로 이어져 과식하게 되고, 과열량이 체내 지방으로 누적될수록 렙틴 저항성이 증가해 요요현 상과 고도비만을 자극하게 된다. 렙틴 저항성은 렙틴 수치가 정상 이상으로 높아지면 뇌에서 오히려 저항 반응이 일어나 '먹지 말라'는 신호에도 반응하지 않고 포만감을 느끼지 못해 계속 먹게 되는 현상 을 말한다.

⑧ 인슐린insulin

인슐린은 췌장의 β세포에서 분비되는 호르몬으로 우리 몸속 혈당 을 일정하게 조절하는 역할을 한다. 혈당이 높아지면 인슐린이 분비 되어 혈액 내 포도당을 세포로 유입시켜 혈당을 낮추는 역할을 한다. 그러나 인슐린 합성과 분비가 잘 이루어지지 않아 혈당 조절에 문제 가 생겨 혈당이 높게 유지되면 인슐린 저항성이 발생된다. 인슐린은 채내 지방량에 비례하여 혈액 내로 분비되며 음식 섭취를 억제하는 작용을 한다. 또한 식욕을 억제하는 호르몬 시스템들과 함께 음식 섭취의 빈도 및 식사의 양을 조절하고 총에너지 섭취를 조절한다.

⑨ 글루카곤glucagon

글루카곤은 금식과 운동에 반응하여 간문맥으로 유리되는데, 간 의 글리코겐 분해와 포도당 합성을 촉진시키고 포도당 균형을 유지 시킨다. 글루카곤은 인슐린 결핍인 사람에게 에너지 소비를 증가시 키며, 식사하기 10분 전 글루카곤 1mg을 주입한 결과 주관적인 식욕 감소와 더불어 음식 섭취가 의미 있게 줄었다는 오래된 보고가 있다.

글루카곤은 에너지 소비를 늘리고 포만감을 야기하기 때문에 비만 치료제로 기대되고 있다. 글루카곤이 간에서 글리코겐 분해와 포도당 합성을 통해 내당능을 저해할 수 있지만, 고혈당을 피하면서 체중 감소 효과만 나타낼 수 있을 것으로 보인다.

2. 소장 호르몬의 식욕 조절 메커니즘

우리가 먹는 모든 음식물이 분해되어 모이는 최종 집결지는 소장이다. 탄수화물, 단백질, 지방이 1차 분해되어 모두 소장에 모이면, 소장에서 생산되는 식욕 조절 호르몬인 콜레시스토키닌CCK, 펩타이드YYPYY, 위장억제폴리펩타이드GIP, 글루카곤유사펩타이드-1GLP-1 등의 호르몬들이 단계적으로 분비되어 그만 먹도록 신호를 보내며, 최종적으로 지방세포에서 렙틴 호르몬이 '제발 그만 먹어라'라고 명령하면 식욕을 억제하는 것이다.

이와 같이 소장과 지방세포에서 분비되는 식욕 조절 호르몬의 단계적인 분비 메커니즘은 다음과 같다.

- 1단계: 소장의 시작 부분인 십이지장에서 콜레시스토키닌CCK 호르몬이 혈액을 타고 시상하부에 음식물이 채워졌음을 알리면 시상하부는 위에 명령하여 그렐린 호르몬 농도를 감소시켜 배고픔을 줄인다.
- 2단계: 소장에서 펩타이드YYPYY 호르몬이 분비되어 '배가 부르다'는 신호를 혈액을 타고 시상하부에 전달하면, 시상하부는 위에 명령하

여 그렐린 호르몬의 농도를 더 감소시켜 배고픔을 줄인다.

– **3단계**: 그러나 이런 호르몬의 명령을 무시한 채 계속 음식물이 들어오면, 소장에서 다시 혈당 조절 효과가 뛰어난 인크레틴 호르몬인 GIP와 글루카곤유사펩타이드GLP-1 호르몬이 분비되어 '그만 먹으라'는 신호를 시상하부에 전달한다. 그러면 뇌의 식욕중추가 식욕을 억제하고, 시상하부는 위에 명령하여 그렐린 호르몬의 수치를 더 많이 감소시킨다.

– **4단계**: 3단계에서 음식을 그만 먹어야 하는데 내 몸 안에서 보내는 끊임없는 신호를 무시한 채 계속 먹으면 마지막 경고를 받게 된다. 즉, 마지막 단계로 지방세포에서 렙틴 호르몬이 '이제, 제발, 그만 먹어라'라는 신호를 시상하부에 전달하고, 이 신호를 받은 시상하부는 또 다시 위에 명령하여 그렐린 호르몬이 최대한 나오지 않게 해서 그만 먹도록 한다.

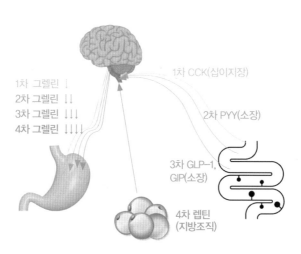

1차 그렐린 ↓
2차 그렐린 ↓↓
3차 그렐린 ↓↓↓
4차 그렐린 ↓↓↓↓

1차 CCK(십이지장)

2차 PYY(소장)

3차 GLP-1, GIP(소장)

4차 렙틴 (지방조직)

그림 3-16 식욕 억제 호르몬 분비 단계와 그렐린의 감소

그러나 '배가 부르다', '그만 먹어라', '제발 그만 먹어라'라고 4차에 걸쳐서 보내는 신호를 무시한 채 끊임없이 먹게 되면, 명령자인 시상하부의 수용체가 신호를 받아주지 못해 결국 내부적인 신호 교란과 장애 발생으로 시스템이 고장이 나는 '렙틴 저항성'이 생기고 통제가 되지 않는 식욕으로 비만이 된다.

제3장 에너지사용대사

01 _ 소화대사량

하루 총 에너지 소비량을 계산할 때 기초대사량과 활동대사량에는 집중을 하지만, 소화대사량을 에너지 사용으로 포함시키는 경우는 드물다. 우리가 음식을 먹고 분해, 흡수, 소화의 단계를 거치는 과정에는 소화대사를 위한 에너지가 소모된다. 이런 부분을 지금까지 다이어트 전문가들이 사용되는 에너지로 반영하지 않았다는 것도 다이어트의 실패 요인이기에 올바른 다이어트를 위해서는 소화대사량에도 관심을 가져야 한다.

3대 영양소의 소화대사량

우리가 먹은 모든 음식물은 소화 과정을 거쳐 에너지로 사용되는데, 이 과정에서 소화대사량 에너지로 총에너지의 5~25%가 사용되며, 3대 영양소별 소화대사량은 다음과 같다.

① **탄수화물** 소화대사량 5%

탄수화물은 입에서 저작운동과 소화효소 아밀라아제를 통해 탄수화물이 엿당으로 분해되고, 소장으로 내려가 말타아제에 의해 포도당으로 최종 분해되기까지 총에너지의 5%를 사용한다.

② **단백질** 소화대사량 25%

단백질은 입에서 잘게 쪼개기만 하고 위로 내려가면 펩신에 의해 폴리펩타이드로 분해되어 소장으로 내려가 트리펩타이드와 디펩타이드로 전환 후 펩티다아제에 의해 아미노산으로 최종 분해되기까지 총에너지의 25%를 사용한다.

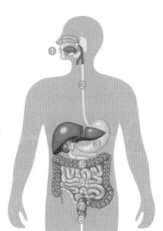

❶ 입(탄수화물 분해)

❷ 식도

❸ 위(단백질 분해)

❹ 십이지장(지방 분해)

❺ 소장(음식물 최종 도착 분해, 흡수)

❻ 대장

❼ 직장

❽ 항문

그림 3-17 음식물의 분해 및 배출 과정

③ **지방**소화대사량 5%

지방은 입에서 잘게 쪼개기만 하고 위를 통과해 십이지장으로 내려가면, 담낭에서 보내주는 담즙에 의해 큰 지방이 작은 지방으로 작게 분해되어 소장으로 내려가고, 다시 작은 지방이 지방산과 글리세롤로 최종 분해되기까지 총에너지의 5%를 사용한다.

02 _ 기초대사량

"나는 물만 먹어도 살이 찐다."라고 말하는 사람들이 있다. 물만 먹었는데 체중이 증가하는 경우는 없지만 동일한 양의 음식을 섭취하더라도 기초대사량의 차이로 체중이 더 쉽게 증가할 수는 있다.

기초대사량BMR이란, 우리 인체에서 무의식적으로 사용하는 에너지로 세포 성장, 심장박동, 호흡 활동, 근육 활동, 체온 유지, 혈액 순환 등 내 의지와는 상관없이 생명 유지를 위한 필수적인 신체기능에 사용하도록 우리가 먹은 음식을 필요한 에너지로 전환시키는 비율을 말한다. 개인의 신진대사율이나 근육량 등 신체적인 요소에 따라 차이가 있지만, 연령, 성별, 체중, 질병 등 다양한 이유로 개인마다 다르게 측정된다. 이 기초대사량은 하루에 소모하는 총에너지의 60~70%를 차지할 정도로 중요하며 체중 조절의 열쇠라고 할 수 있다.

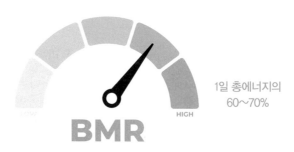

그림 3-18 기초대사량(BMR)

1. 기초대사량의 조절

기초대사량은 자율신경계의 교감신경과 부교감신경에 의해 조절되며, 교감신경과 부교감신경은 서로 길항작용을 하면서 우리 몸의 항상성을 일정하게 유지하는 역할을 한다. 즉, 내분비계, 심혈관계, 호흡계, 소화계, 비뇨기계, 생식기계, 체온, 동공 등을 조절해 신체의 항상성을 유지하는 역할을 한다.

▶ 교감신경

척수의 중간 부분에서 나와 여러 내장기관에 분포하며 위급한 상황에 빠졌을 경우 빠르게 대처할 수 있도록 도와주는 역할을 한다. 교감신경 흥분 시 동공 확장, 혈관 수축, 땀 분비 촉진, 심장박동수 증가, 기관지 확장, 위장관 운동 저하 등의 변화가 온다.

▶ 부교감신경

중뇌와 연수 및 척수의 꼬리 부분에서 나와 각 내장기관에 분포하며, 위급한 상황에 대비하여 에너지를 저장해 두는 역할을 한다. 부교감신경 흥분 시 동공 수축, 혈관 확장, 땀 분비 감소, 심박수 감소, 기관지 수축, 위장관 운동 촉진 등의 신체 변화가 온다.

우리가 잠을 잘 때도, 쉬고 있을 때도 우리 몸의 대사는 계속된다. 자율신경계는 말 그대로 호르몬에 의해 일어나는 무의식적 반응이므로 우리의 의지대로는 통제가 불가능하며, 자율신경계 스스로 기초대사량을 줄이거나 늘릴 수 있다. 즉, 내가 먹는 영양소가 줄어들면 부교감신경이 기초대사량을 줄이고 사용하는 에너지도 줄인다. 반대로 먹는 양이 많아지면 지방으로 저장된 에너지를 소모해야 하기 때문에 기초대사량은 늘어난다.

2. 기초대사량에 영향을 주는 요인

각 개인의 BMR은 다양한 요인을 기반으로 하며, 그중 신체 구성은 통제할 수 있지만 나이, 성별, 호르몬 등은 통제할 수 없다.

- **연령**: BMR과 연령은 반비례한다. 어린이는 BMR이 낮은 노인에 비해 BMR이 더 높다. 일반적으로 나이가 들수록 근육량은 줄어들고 BMR도 감소한다.
- **신체 구성**: 근육은 지방보다 더 많은 에너지를 필요로 하므로 근육량이 많고 체지방 비율이 낮은 사람은 BMR이 더 높다.
- **체형**: 신체 표면적이 넓은 사람키가 크고 마른 사람의 BMR이 더 높다. 키가 작고 몸무게가 더 나가는 사람은 BMR이 낮다.
- **성별**: 남성은 일반적으로 여성보다 키가 크고 근육량이 많아 BMR이 더 높다.
- **호르몬**: 갑상선 호르몬인 티록신은 신체가 사용하는 에너지의 양을 조절하는데, 티록신 수치가 높은 사람들은 BMR도 더 높다.

3. 기초대사량에 영향을 주는 호르몬

살이 잘 찌고, 잘 안 찌고는 기초대사량의 높고 낮음에 따라 결정되는데, 인체는 계속 먹어서 체중기본설정값을 초월하면 기초대사량을 증가시킨다. 기초대사량에 영향을 주는 호르몬은 갑상선호르몬, 부신호르몬, 근육호르몬 등이 있다.

(1) 갑상선호르몬

과도한 스트레스가 반복되면 부신피질에서 코티솔이 과다하게 분비되고 혈당이 올라가는 만큼 인슐린의 분비도 올라가 인슐린 저항성을 유발할 수 있고 갑상선 기능에도 영향을 주게 된다. 갑상선은 체온과 혈중칼슘농도를 조절하는 인체 내분비기관으로 코티솔에 의해 갑상선 기능에 문제가 오면 저체온증후군을 유발하고 늘 체온이 36℃ 이하로 낮아서 에너지대사를 제대로 할 수 없게 된다. 에너지대사에 사용되지 못한 포도당은 결국 지방으로 전환되어 살이 찌게 된다.

낮은 체온 상태는 생명 유지를 위한 항상성을 무너뜨리고 면역력도 떨어뜨려 질병을 유발하기 때문에 정상 체온 유지는 너무나 중요하며, 비만 예방을 위해서도 정상 체온을 유지하는 것은 매우 중요하다. 그러나 현대인들은 과도한 스트레스로 갑상선 기능이 떨어지거나, 지나치게 낮은 온도의 에어컨 사용과 찬 음식, 찬 음료 등을 습관적으로 섭취해서 체온이 점점 낮아지고 있는데 이를 거의 의식하지 못하고 살다가 어느 날 갑상선에 문제가 오고 살이 자꾸 찌면 무조건 먹는 양을 줄이고 격렬한 운동을 시도해 보지만 쉽게 살이 안 빠진다. 그리고 나서 살이 안 빠지는 이유를 몰라 이 자체로 또 스트레스를 받으니 결국 비만의 악순환 속에서 헤매면서 답답해 하는 것이다.

갑상선호르몬인 T4가 T3로 전환되어 혈액을 통해 몸 전체로 운반되면 신진대사를 조절하고, 성장 및 발달, 체온 및 심박수를 조절한다. T4는 비활성 상태로 갑상선에서 분비되므로 간, 신장, 대장 등에서 활성형인 T3로 전환되는데, 장이 나빠서 유해균이 많으면 T3

를 만들지 못해 기초대사량에도 문제가 온다. 결국 장이 안 좋으면 갑상선 기능도 안 좋아지고 세포호흡이 원활하게 되지 않아 지방을 태울 수 없어 비만해지는 것이다.

갑상선이 제 기능을 못하면 기초대사량이 떨어지고, 그 기능이 과다하게 항진되면 기초대사량이 증가하는 변화가 온다. 갑상선 결절, 갑상선암, 갑상선 기능저하 등 갑상선 문제로 수술을 했거나 갑상선 기능에 문제가 있는 사람은 T4가 T3로 원활하게 전환되지 못해 기초대사량이 낮아지고 저체온증후군과 만성피로증후군, 면역력과 신진대사 저하 등이 나타난다. 그러므로 올바른 체중 감량을 위해서는 스트레스 관리와 함께 갑상선 관리가 우선적으로 되어야 하며, 나에게 해당하는 갑상선호르몬 대사를 알아야 요요현상 없는 체중 감량이 가능하다.

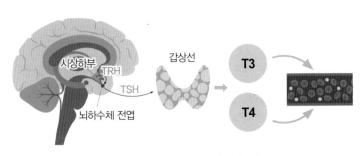

그림 3-19 갑상선 호르몬의 분비기전

(2) 부신호르몬

점점 복잡해지는 사회구조와 과도한 업무·학업, 대인관계 등의 부담이나, 긴장감·압박감을 주는 정신적·육체적 자극으로 인체의 항상성을 무너뜨리는 것이 항원이다.

스트레스 상황이 감지되면 교감신경은 에피네프린과 노르에피네프린을 분비하여 맥박과 호흡 증가, 혈압 상승, 심박출량 증가, 복부동맥 수축, 동공 확대, 골격근 수축 등의 다양한 신체 변화를 일으켜 스트레스에 대항하게 한다. 이어서 부신피질에서 코티솔 호르몬이 분비되면 혈당을 올리고, 지방조직에 있는 코티솔 수용체와 결합해서 지방을 축적하여 비만을 유발하는데 이 코티솔 수용체가 내장 주변 지방조직에 많기 때문에 주로 복부 비만이 된다.

따라서 과도한 스트레스 상황이 지속되면 코티솔이 분비되는 만큼 혈당이 높아지고, 혈당이 높아지는 만큼 인슐린의 분비도 높아져서 결국 인슐린 수용체의 민감성이 떨어지는 인슐린 저항성이 생기고, 세포 속으로 들어가지 못한 넘쳐나는 포도당은 지방으로 전환되어 지방조직에 계속 쌓이게 되어 비만이 된다. 인슐린 저항성인 경우 기초대사량이 낮은 경우가 많고, 이는 혈당 조절을 어렵게 만들 뿐 아니라 내장지방, 공복혈당, 골격근량과 관련이 있기에 기초대사량을 올려주는 것이 혈당을 조절하는 데 도움이 된다.

스트레스를 받으면 살이 빠진다고 생각할 수 있지만, 단기간의 스트레스는 불안과 긴장, 압박감 등으로 식욕을 감소시키나, 장기간 스트레스가 지속되면 코티솔이 식욕억제호르몬인 렙틴의 작용을 방해하여 오히려 식욕을 자극해 더 먹게 하는 렙틴 저항성이 되어 비만이 된다.

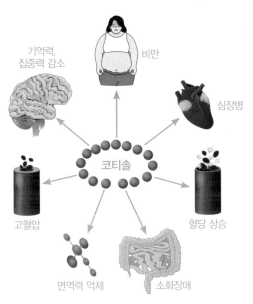

그림 3-20 코티솔 호르몬으로 인한 건강상 문제

스트레스가 지속되면 우울하거나 불안한 감정상태가 이어지고 신체 활동이 줄어들며 단 음식을 더 먹게 되어 비만이 되고, 스트레스로 숙면을 취하지 못하면 식욕촉진호르몬인 그렐린을 자극하여 더 먹게 해서 비만을 유발하므로, 스트레스와 함께 수면 부족을 개선하지 못하면 체중 감량은 성공할 수 없다.

한편 체중 조절을 위해 무리하게 굶으면 우리 몸은 에너지가 부족하다는 것을 감지하고 에너지가 고갈되지 않도록 기초대사량을 줄인다. 따라서 에너지 소모가 활발하게 이루어지지 않아 오히려 체중 감량에 실패할 수 있다. 기초대사량이 높으면 그만큼 소모되는 에너지가 많기 때문에 음식을 먹어도 소모하는 열량이 많아 살이 덜 찌며, 짧은 시간 운동해도 효과를 볼 수 있다. 그러므로 반드시 기초대사량을 높여야 한다.

(3) 근육 호르몬

내분비계는 시상하부, 뇌하수체, 갑상선, 부신과 같은 기관에서 분비되는 호르몬을 통해 다양한 신체기능을 조절하는 중추적인 역할을 한다. 하지만 근육도 내분비기관이고 호르몬을 분비한다는 사실을 사람들은 잘 모른다. 바로 골격근에서 분비되는 마이오카인myokine으로, 인터루킨-6IL-6와 아이리신irisin 호르몬이 있다. 이 두 호르몬은 골격근 섬유에서 합성 및 분비되는 다양한 신호 단백질로, 대사, 염증, 조직 재생, 인지 기능 등 광범위한 생리학적 과정에 깊이 관여한다. 특히 운동할 때 근육에서 생성되는 마이오카인인 아이리신 호르몬은 우리 몸의 지방 축적을 억제하고 기초대사량을 높여 다이어트에 도움을 준다.

운동은 전신 항상성의 유지에 중요하다. 신체 활동이 적고 운동도 거의 안 하는 것은 비만, 제2형당뇨병 및 심혈관 질환과 같은 여러 질병의 유발요인이 된다. 그러므로 규칙적인 운동은 이러한 대사 질환의 진행을 완화하고 기억력과 행동에도 긍정적인 영향을 미치며 체중 감량에 도움을 준다.

① 마이오카인

운동 유발 호르몬인 마이오카인은 수축 중인 근육 섬유에서 분비되는 다양한 생리활성물질을 의미하며, 기초대사량 상승, 면역력 개선에 큰 효과가 있다. 마이오카인은 에너지대사를 돕고, 혈관 재생 및 염증을 억제하는 역할과 인지기능 향상 등 내분비 기능에도 관여하며, 면역세포의 활성화를 높여 면역력 강화 및 개선에 큰 효과가 있다.

마이오카인은 운동할 때 골격근을 통해 분비된다. 근육세포의 주변 조직 또는 혈류를 통해 다른 조직에 영향을 미쳐 항염증성 물질의 분비를 촉진하며 혈액순환과 세포 활성을 도와 피부 노화를 방지하고 피로를 회복할 뿐만 아니라 다양한 불치병을 예방하고 노화를 방지한다.

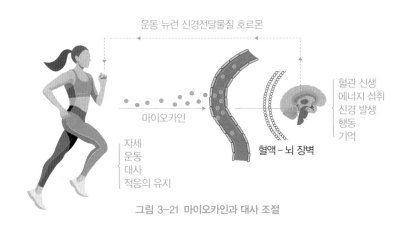

그림 3-21 마이오카인과 대사 조절

특히 마이오카인 중 산성분비단백질인 SPARCsecreted protein acidic and rich in cysteine는 대장암을 억제하고 암세포 내의 산화적 손상을 완화시켜 주는 인자로 운동과 밀접한 관계가 있다는 연구 결과가 있어 암 예방을 위해서도 적절하게 운동을 해야 한다.

② **아이리신**

운동 호르몬으로 불리는 아이리신은 근육세포에서 분비되는 호르몬으로 운동 후 체내에서 증가한다. 지방조직에서 포도당과 지질대사를 조절하고 백색지방을 갈색지방으로 전환시켜 체중 감량에 도움이 된다.

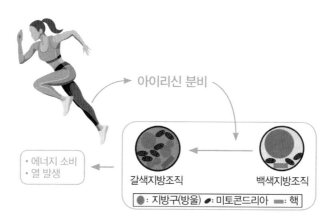

그림 3-22 아이리신(Irisin) 호르몬의 역할

또한 아이리신은 에너지 소비 증진, 혈당 조절을 통한 혈당 대사 개선 및 체지방 감소를 돕는 기능이 있다. 체내 지방 저장소인 백색지방조직은 다이어트의 적이며, 비만과 함께 다양한 질병의 원인이 되는데, 아이리신 호르몬이 체지방을 다이어트에 도움을 주는 갈색 지방조직으로 전환하여 주므로, 평상시 적절한 운동으로 몸의 근육량을 높여 아이리신 호르몬 분비를 활성화하면 다이어트에 많은 도움이 된다.

03 _ 활동대사량

활동대사량AMR이란 신체를 직접적으로 움직이는 데 필요한 에너지이다. 일상생활에서의 노동과 운동, 취미활동을 포함한 모든 신체의 움직임에 소모되는 칼로리의 양으로, 기초대사량을 제외한 근육활동이나 일상생활에 필요한 활동 등을 말한다. 신체 활동과 체중은 서로 깊이 연관되어 있고, 신체 움직임을 위해서는 근육에서 생산되는 에너지가 필요한데, 이 에너지는 근육에 체지방으로 저장된 에너지를 사용한다.

활동대사량을 정확하게 알면 체중 감량에 적합한 칼로리 소비를 설정하거나 맞춤형 영양 공급을 지원하는 데 도움이 된다. 신체 활동은 에너지 소비를 초래하는 골격근에 의해 생성되는 신체 움직임이다. 걷기, 뛰기, 계단 오르기, 키보드 작동하기, 글씨 쓰기 등에 인체는 활동대사량으로 하루에 소모하는 총에너지의 5~30%를 사용한다.

활동대사량은 수의운동에 의해 의식적으로 사용하는 에너지를 말하는데, 사람이 얼마나 활동적으로 움직이는지에 따라 사용량은 달라질 수 있다. 하루 종일 누워있는 사람은 하루 동안 소모하는 활동대사량이 적고, 많이 움직이는 사람은 소모하는 활동대사량이 많다.

의식적으로 작용하는 에너지의 종류

① 소극적 사용

일상생활에서 사용하는 에너지로서 출근을 위한 운전, 버스나 지하철 타기, 커피 마시며 수다 떨기, 엘리베이터 타기, 계단 오르기, 회의하기, 회식하기, 퇴근하기, TV 시청 등 의식적으로 사용하는 에너지이다. 총에너지의 약 3~5%의 에너지가 사용된다.

② 적극적 사용

과식 후 공원 걷기나 뛰기를 비롯하여 헬스, 요가, 필라테스, 골프, 배드민턴, 테니스, 수영과 같이 의도적이고 체계적인 훈련, 전문적인 운동 등에 사용되는 에너지이다. 총에너지의 약 10~15%가 사용된다.

04 _ 적응대사량

인체는 다양한 생물학적, 문화적 방식으로 변화하는 환경적 스트레스에 적응할 수 있다. 높은 산에 오를 때 우리 몸은 세포에 충분한 산소가 공급되도록 조정되며, 세균 및 바이러스 감염, 대기 및 수질

오염, 식습관 불균형, 지나친 과식 등 내부 및 외부 스트레스에는 생리학적 방식으로 지속적으로 적응한다. 이때 열을 발생시켜 소모되는 에너지양에 따라 신진대사가 유동적으로 변하는 메커니즘을 적응대사량이라고 하며, 소모되는 총에너지의 약 10% 내외로 에너지가 소모된다.

적응대사량은 흔히 요요현상의 원인으로 언급되며 높은 상관관계를 보인다. 음식을 덜 먹는 다이어트를 시작하면 공급되는 에너지의 양이 감소하기 때문에 평상시보다 신체 활동이 줄고 에너지 사용도 줄이는 것은 적응대사량이 작동하기 때문이다. 즉, 최소한의 에너지만 사용하도록 효율적으로 우리 몸이 바뀌는 것이다.

다이어트 기간에 음식을 덜 먹으면 같은 거리를 뛰더라도 소모하는 에너지의 양은 줄어드는데, 이는 다이어트 기간이 길어질수록 체중 감량은 어려워진다는 의미이다. 그렇다고 운동을 더 많이 하면 살이 빨리 빠질 것 같지만 인체는 운동을 하면서 빼앗긴 에너지 소모를 일상생활을 통해서 빼앗긴 만큼 상쇄시키기 위해 몸을 움직이지 않는다. 1시간 운동했던 사람이 3시간 운동 후 대부분 지친 상태로 심한 피로감과 무기력감에 아무것도 못하게 되는 것이다.

많은 운동을 통해서 다이어트에 성공한 사람이라도 다이어트 이후에 운동량을 줄여버리면 다시 체중이 올라가는 요요현상도 따라온다. 은퇴한 운동선수들이 살이 많이 찌는 이유이며, 적응대사량의 맥락이라고 볼 수 있다.

제4장 체지방대사

지방을 두고 '좋다', '나쁘다'는 의견도 제각각이다. 포화지방은 나쁜 것, 불포화지방은 좋은 것, 동물성 지방은 나쁜 것, 식물성 지방은 좋은 것, 액체냐 고체냐, 포화냐 불포화냐 등에 따라 좋고 나쁨을 따지고, 지방을 섭취하면 혈관 질환을 일으키니까 지방은 다이어트에 적이고, 건강의 적이라는 생각을 하는데 과연 그럴까? 올바른 다이어트를 위해서는 이런 지방에 대한 오해부터 풀고, 체지방대사에 대해 정확하게 이해하는 것이 필요하다.

체지방은 혈액 속에 있는 지방과 달리 지방세포와 세포가 모여 이루어진 지방조직을 말하며, 피하지방, 내장지방, 이소성 지방 등으로 구분한다. 지방조직은 인체에 필수적인 부분으로, 에너지 저장 및 단열 역할을 하고 많은 생물학적 과정을 제어하는 호르몬도 생성한다.

살이 쪘다는 것은 우리 몸이 지방을 잘 사용하지 못하고 있는 상태이다. 즉, 섭취한 음식물이 최종 분해되어 혈관 내로 흡수된 포도당, 아미노산, 지방산 등이 에너지대사에 사용되지 않고 지방세포 안에 중성지방으로 쌓여 있는 상태를 말한다.

체중을 줄이려면 신체가 저장된 지방을 에너지로 잘 사용해야 한다. 혈액 내에 당이 적은 저혈당 상태에서 지방세포 내의 중성지방이 지방산으로 전환되어 혈관 내로 들어오고, 이 지방산이 최종 에너지 산물인 ATP로 전환되어 소모되면 지방세포 내의 중성지방이 줄어들고 살이 빠지는 것이다. 그러므로 체지방대사를 모르면 다이어트에 성공할 수 없다. 잘못된 식습관을 바로잡고 야식이나 과음, 과식을 줄이며 간헐적 단식을 통해 지방을 잘 사용하는 몸으로 바꿔줘야 살이 빠지는 것이다.

우리가 흔히 '살이 쪘다'고 말하는 것은 지방세포의 두 가지 변화를 의미한다. 지방세포의 크기 증가에 의한 지방조직량의 증가 상태이거나 지방세포 수의 증가에 의한 지방조직량의 증가 상태이다. 저장된 에너지가 많을수록 지방세포의 크기는 5~8배까지 커지는데, 이와 같은 지방세포의 크기와 수는 체지방의 양을 결정하는 요인이다.

에너지 소비가 섭취량을 초과하면 체중이 감소하고 신체는 이를 보상하기 위해 지방을 연소한다. 이때 큰 지방세포의 손실이 작은 지방세포의 손실보다 체중에 더 큰 영향을 미치는데, 이는 적은 수의 큰 풍선이나 많은 수의 작은 풍선으로 방을 가득 채운 후 작은 풍선보다는 큰 풍선을 터트려서 공기를 내보내면 방 안의 빈 공간을 만드는 것이 더 쉬운 것과 같은 원리이다. 따라서 체내 지방세포의 크기가 큰 사람은 체중 감량이 비교적 잘 되지만 지방세포의 크기가 작은 사람은 체중이 증가할 가능성이 크다.

체중 관리 프로그램을 시작하기 전에 지방세포 크기에 대한 정보를 얻는 것은 실제 다이어트에 큰 가치가 있을 수 있다. 지방세포가 큰 사람이 체중 감량이 더 쉽다고 생각하는 경우 지방세포가 작은 사람에게는 추가 지원을 제공할 수 있기 때문이다. 그러나 안타깝게도 현재 지방세포 크기를 측정하는 쉬운 방법은 없다. 이 방법은 연구 중이고 해결책이 곧 나올 것이다.

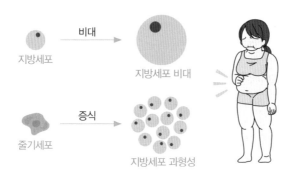

그림 3-23 지방세포 크기(비대)와 수(과형성)의 변화

01 _ 체지방의 종류

우리 몸에 축적되는 체지방의 종류는 피하지방, 내장지방, 이소성 지방으로, 크게 3가지로 분류한다. 지방이 체내에 쌓이는 곳은 남성과 여성이 각각 다르며, 내 마음대로 원하는 부위의 지방을 빼기는 어렵다. 여성에게 지방은 체온 보호와 충격 흡수 목적이 커서 복근 아래 내장지방보다 온몸에 골고루 피하지방이 쌓이므로 여성은 피하지방형 비만이 많다. 다이어트로 체중을 줄인 여성이 유달리 추위를 많이 타는 이유가 여기에 있다.

하지만 남성은 즉각적인 에너지 사용을 위한 비축의 목적이 커서 내장지방형 비만이 더 많다. 남성은 여성과 달리 근육이 체온 유지와 충격 흡수 역할을 하기 때문이다. 그러나 초고도비만이 되면 남녀 차이가 없이 피하지방과 내장지방이 양쪽 모두 증가한다. 이는 피하지방이 채워질 만큼 채워지면 덩달아 내장지방도 채워지기 때문이다.

대표적인 체지방인 피하지방, 내장지방, 이소성 지방에 대해 좀 더 자세히 살펴본다.

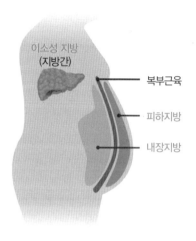

그림 3-24 체지방의 종류와 위치

1. 피하지방

손에 잡히는 지방으로 일명 '삼겹살'로 비유하며, 말 그대로 피부 밑에 붙어있는 지방으로, 지방세포에 축적된다. 피하지방은 신체가 받는 충격을 완화시켜 장기를 보호하고, 체온 유지에 도움을 주며, 영양소를 저장해서 필요할 때 사용할 수 있도록 하는 유익한 역할도 한다. 피하지방이 인체 건강에 큰 해로움을 주지는 않지만, 모든 세포와 기관에 붙어있는 지방이 커지거나, 지방세포의 숫자가 늘어날 경우에는 비만과 그에 따른 질병의 원인이 된다.

2. 내장지방

이름 그대로 몸속의 내부 장기에 붙어있는 지방으로, 소고기의 마블링에 해당한다고 볼 수 있으며 지방세포에 축적된 지방이다. 손에 안 잡힌다고 안심할 것이 아니라 심혈관 질환, 심장병, 고혈압, 뇌경색 등 질병의 주요 요인이므로 절대 방치하면 안 된다. 내장지방은 염증성 단백질인 사이토카인cytokine을 분비하여, 인슐린의 기능을 떨어뜨리고 염증을 유발한다.

3. 이소성 지방

지방세포가 없는 기관인 간, 췌장, 심장, 폐, 신장, 골수 등의 세포 내에 필요 이상으로 쌓인 지방으로, 일명 소고기의 차돌박이 같은 지방을 말한다. 지방세포가 내장지방을 뛰어넘어 지방이 축적되지 않아야 하는 다른 기관에 비정상적으로 축적되는 것으로, 대표적인 사례가 간에 지방이 비정상적으로 쌓이는 '지방간'이다. 유전적, 환경적 요인 등에 따라 축적된 지방과는 다르게 이소성 지방은 장기와 혈관에 달라붙어서 강한 염증 물질을 분비해 이들의 기능을 저하시키기 때문에 다른 지방들과 달리 건강에 직접적인 악영향을 미쳐 나쁜 지방이라고도 할 수 있다.

이소성 지방은 대사 장애, 특히 인슐린 저항성 및 심혈관 질환의 중요한 예측 인자로서 일반적인 지방 축적보다 더 많은 위험을 수반한다. 간, 골격근, 심장과 같은 기관에서의 지질대사 중간체의 축적이 대사 과정을 방해하고 기관 기능을 손상시키기 때문이다.

최근 연구에 따르면 과도한 알코올 섭취는 주요 장기 주변의 이소성 지방 축적 증가와 관련이 있는 것으로 나타났다. 웨이크 포레스트 의과대학 연구원들은 과음과 폭음이 금주에 비해 심낭 및 간의 지방 수치를 더 높인다는 사실을 발견했고, 흥미롭게도 가벼운 음주부터 중간 음주까지의 음주자들은 이 지방 수치가 가장 낮았다.

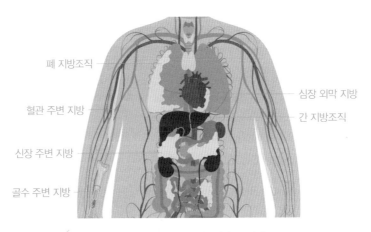

폐 지방조직

혈관 주변 지방

신장 주변 지방

골수 주변 지방

심장 외막 지방

간 지방조직

그림 3-25 이소성 지방의 분포 기관

02 _ 지방조직의 종류

우리 몸 안의 지방은 세포로 구성된 조직이며 신체에서 가장 큰 기관 중 하나로, 마른 남성의 경우 체중의 5%부터 병적 비만인 경우 체중의 50% 이상까지 차지한다. 지방조직은 크게 갈색지방조직과 백색지방조직으로 구분되며, 신체에서 가장 흔한 것은 백색지방조직으로 보통 지방이라고 할 때는 백색지방조직을 가리킨다. 이 두

지방은 우리 몸 안에서 서로 상반된 역할을 하는데. 그 역할에 대해 각각 자세히 알아본다.

1. 갈색지방

갈색지방조직BAT, brown adipose tissue이라고 알려진 갈색지방은 수많은 미토콘드리아로 채워져 있어 갈색을 띠는 지방으로, 포도당과 지방 분자를 분해해 열을 발생시켜 체온을 유지하며, 에너지를 소모시키는 역할을 한다. 세포는 미토콘드리아의 수가 많을수록 대사가 활발해지는데 갈색지방은 백색지방보다 더 많은 미토콘드리아와 근육섬유를 함유하고 있어 대사 활동을 활발하게 하여 에너지 소비를 촉진시킨다.

우리에게 친숙한 배와 허벅지 주변의 백색지방과는 다른 체내 지방의 일종으로 체내 지방을 에너지로 소모하는 역할을 하는 열 발생 기관이다. 우리가 먹는 음식의 칼로리를 열로 연소하는 데 도움이 되며, 특히 겨울 수영이나 냉동 요법과 같이 추운 온도에 노출될 때 도움이 될 수 있다. 즉, 갈색지방은 우리 몸에 있는 지방을 에너지로 소모시켜서 칼로리 연소를 통한 발열로 체온 조절 역할을 한다.

갈색지방은 일반적으로 백색지방보다 훨씬 더 활동적인 대사를 하며, 철분이 풍부한 미토콘드리아가 더 많이 구성되어 있으므로 갈색지방이 많으면 신체가 지방을 빠르게 연소할 수 있다. 따라서 백색지방을 계속 저장하는 대신 축적된 지방을 연소하는 갈색지방으로 전환할 수 있다면 이 시대에 만연한 비만 문제를 명쾌하게 해결할 수 있을 것이다.

비만은 일반적으로 갈색지방 기능 감소와 관련이 있는데, 갈색지방 활동을 유지함으로써 과체중과 관련된 상태로부터 보호받을 수 있다. 과학자들은 갈색지방이 신체에서 에너지원으로 훨씬 더 빠르게 활용된다는 것을 알고 있지만, 갈색지방이 어떻게 더 광범위한 건강상 이점을 생성할 수 있는지는 아직 잘 알지 못한다. 갈색지방이 낮은 고혈압 발병률과 연관된다는 사실은 갈색지방이 단순히 백색지방보다 더 빠르게 칼로리를 소모하는 것 이상의 역할을 할 수 있음을 시사한다.

어린이에게 많은 갈색지방은 성장하면서 백색지방으로 바뀌며, 성인이 가지고 있는 갈색지방은 목 뒤, 어깻죽지 등 근육에 많이 축적되어 있다. 인간은 나이가 들수록 갈색지방이 감소하고 성인이 신생아만큼 갈색지방을 갖고 있지 않음에도 불구하고 추위에 노출되면 여전히 활성화될 수 있다. 활성화되면 개인의 신진대사 속도가 향상되어 칼로리 섭취량이 아주 높은 상태에서 체중 감소를 안정화하는 데 도움이 될 수 있다.

2. 백색지방

백색지방조직WAT, white adipose tissue으로 불리는 백색지방은 우리 모두가 제거하려고 하는 지방세포이며 우리 몸 지방세포의 대부분을 구성하고 있다. 백색지방은 우리 몸이 사용하고 남은 열량을 중성지방 형태로 피하지방과 복부 등에 저장하지만, 너무 많이 저장하면 비만은 물론 인슐린 저항성과 제2형당뇨병을 유발할 수 있다.

백색지방은 에너지를 지방 형태로 저장해 두었다가, 에너지가 필요할 때 저장된 지방을 분해해서 다시 사용할 수 있도록 조절하는 기능을 한다. 또한 중요한 장기의 보호 기능과 지혈, 혈압 조절, 면역기능, 혈관 신생 및 에너지 균형과 같은 다양한 과정에 영향을 미치는 여러 단백질을 분비한다.

백색지방은 위치에 따라서 피하지방과 내장지방으로 구분된다. 체중기본설정값의 기준보다 지방이 많다면 백색지방이 많다고 보면 된다.

3. 베이지색지방

지방조직은 놀라울 정도로 역동적이며 외부 환경 및 식이 신호를 포함한 자극에 잘 반응한다. 갈색지방은 에너지를 연소시켜 비만을 예방하는 착한 기능을 하며, 베이지색지방도 체내 에너지 대사에 중요한 역할을 하는 지방조직 중 하나이다. 백색지방과 달리, 베이지색지방은 칼로리를 연소하여 체온을 유지하는 데 도움을 준다. 갈색지방과 유사하게 작동하면서 에너지 소비를 촉진하여 건강한 체중 감량에 기여할 수 있다. 백색지방은 주로 에너지를 저장하는 데 사용되는 반면, 베이지색지방은 에너지를 소비하는 데 도움을 주어 체중 조절에 긍정적인 영향을 미치기 때문이다. 이러한 특성 때문에 베이지색지방은 다이어트와 체중 관리에 관심이 많은 사람들에게 주목받고 있다.

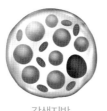 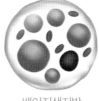 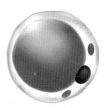

갈색지방   베이지색지방   백색지방

그림 3-26 지방세포의 종류

베이지색지방의 활성화는 신진대사를 촉진하고, 비만을 예방하는 데 효과적이므로 다음과 같이 베이지색지방을 활성화하기 위한 몇 가지 방법을 실천해 보길 권장한다.

-**운동**: 베이지색지방을 활성화시키는 호르몬 '아이리신'은 운동할 때 근육에서 나온다. 짧은 시간에 고강도로 운동하기보다 장시간 낮은 강도로 운동할 때 많이 분비된다.

-**서늘하게 살기**: 인체는 15℃ 이하의 서늘한 기온에 노출되면 체온을 올리기 위해 갈색지방은 물론, 베이지색지방도 활성화한다.

-**매운 음식 먹기**: 고추의 매운맛을 내는 '캡사이신' 성분은 베이지색지방을 활성화시킨다.

-**커피 마시기**: 커피의 주성분인 '카페인'은 베이지색지방을 자극해 활성화한다.

03 _ 지방에 대한 오해

지방은 우리 몸을 보호하며, 내가 밥을 먹지 않고도 유일하게 쓸 수 있는 에너지 저장창고이다. 여윳돈이 생기면 은행에 비축해 놓는 것처럼 지방도 우리 몸이 에너지 생성이 필요할 때 찾아 쓸 수 있는 저장창고인 셈이다. 내 몸에 위급한 상황 시, 스트레스 상황의 발생, 격한 운동, 갑작스러운 싸움이 벌어졌을 때. 밤에 야근할 경우, 임신, 성관계 등 우리 몸에 예상치 못한 에너지를 초과 사용할 수 있는 일들이 갑작스럽게 일어나면 우리 몸은 외부로부터 들어오는 영양소가 없을 경우 자체 영양소가 일정하게 저장되어 있어야 그 상황에 대비해 에너지를 사용할 수 있게 된다. 이것이 바로 저장된 지방을 풀어서 포도당으로 사용할 때 대사기능의 연료로 쓰이는 지방이다.

1. 지방에 대한 올바른 이해

지방조직은 지방세포로 구성된 살아있는 생명체로 인간과 많은 동물에게 에너지원으로 사용되는 영양소이다. 골격과 신경을 보호하고, 염증도 조절하며, 신체가 즉시 필요로 하는 것보다 많은 에너지를 저장하여 필요할 때 에너지로 사용할 수 있게 해준다. 또한 내분비기관으로 호르몬을 분비하여 음식물을 섭취하도록 하고 에너지 소비를 조절한다.

우리 몸이 사용하고 남은 에너지는 중성지방의 형태로 저장되는데 이를 흔히 나쁜 지방이라고 한다. 복부는 거의 백색지방이 쌓이므로 뱃살을 줄이고 건강을 유지하려면 백색지방의 축적을 막아야 한다. 적당한 양의 백색지방은 체온을 유지하고 내부 장기를 보호하지만 문제는 과도한 경우이다. 우리 몸이 에너지를 다 쓰지 못하면 백색지방세포의 수와 크기가 늘어나고 이는 곧 비만으로 이어진다. 백색지방이 쌓이면 불룩 튀어나온 뱃살을 만들고 각종 질환의 위험을 높인다. 피하지방 역시 백색지방의 일종이며, 복부와 장기 사이에 백색지방이 축적되는 것을 내장지방이라고 한다. 내장지방이 많아지면 허리둘레가 늘어나고, 혈액 내에 지방이 쌓여 심장병이나 당뇨병, 대사증후군 등을 유발할 수 있다.

살이 찌면 지방이 늘어나기 때문에 대부분 무조건 지방을 싫어하고 미워한다. 어떻게든 지방을 없애려 노력하고 심지어 지방흡입 시술을 해서라도 없애려고 한다. 그러나 지방을 무조건 나쁘다고 오해하지 말고 체중 감량을 위해 에너지로 사용할 수 있도록 지방에 대한 오해를 풀어야 한다.

지방에는 좋은 점과 나쁜 점이 공존하므로 지방을 무조건 없애야 한다고 주장하기보다는 지방세포에서 분비되는 좋은 호르몬들을 잘 활용하도록 적당히 지방을 먹어야 한다. 지방은 결코 그 자체로 나쁜 것이 아니다. 지방은 우리 몸의 에너지대사에 중요한 역할을 한다. 다만 저장되어 있는 지방을 사용하기도 전에 또 지방을 축적해서 지방세포를 키우거나, 지방세포의 숫자를 늘리고, 포화지방과 트랜스지방을 과다 섭취할 경우 건강에 부정적인 영향을 미치는 것이 문제이다.

인체는 체지방으로 저장된 지방을 가져다 쓰려는 대사기능이 정상적으로 돌아가야 하는데, 이것은 내가 의식적으로 할 수 없는 무의식적 작용이다. 그런데 어떻게 적게 먹고 운동만 해서 살이 빠진다고 말할 수 있는가? 대사가 무너진 상태에서는 절대로 올바른 체중 감량이 일어나지 않는다. 그러니 이제부터는 '지방은 무조건 나쁘다'는 편견을 버리고 적절하게 지방을 유지하는 것이 다이어트에 유익하다는 것으로 생각부터 바꿔야 한다.

2. 지방세포의 수와 크기

지방세포의 수는 일반적인 사람의 경우 약 300~400억 개 정도이고, 유전적으로 고도비만 유전자를 받게 되면 약 1,000억 개 정도가 된다. 지방조직은 건강에 매우 중요하지만, 너무 많거나 너무 적으면 건강에 해롭다. 건강한 수준의 체지방량은 연령과 성별에 따라 다르며 신체의 10~35% 사이이다. 비만인 경우 신체에 지방을 저장할 조직이 부족해지기 때문에 기존 지방세포가 먼저 성장해야 하는데, 확대된 지방세포는 만성 염증 및 그에 따른 다양한 대사장애와 관련이 있다.

모든 영양소는 에너지대사로 쓰이고 남는 것이 지방으로 전환되어 저장되는데 남는 영양소가 계속 지방조직으로 들어오면 지방세포는 자기의 고유 크기보다 5~6배 정도로 커지고, 이때 살이 찐다. 인간의 몸에 있는 지방이 약 400억 개 정도인데, 지방세포의 크기까지 5~6배 정도가 늘어나면 어마어마한 부피로 늘어나는 것이다. 지방세포의 크기가 커지고 수가 늘어나 지방이 너무 많이 쌓이면 비만이 되고 염증을 유발하며 이로 인해 다양한 질병이 발생한다.

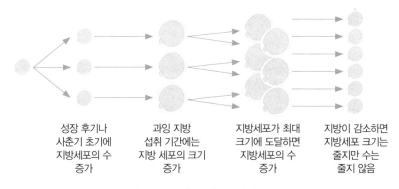

| 성장 후기나 사춘기 초기에 지방세포의 수 증가 | 과잉 지방 섭취 기간에는 지방 세포의 크기 증가 | 지방세포가 최대 크기에 도달하면 지방세포의 수 증가 | 지방이 감소하면 지방세포 크기는 줄지만 수는 줄지 않음 |

그림 3-27 **지방세포의 크기와 수의 변화**

지방세포의 변화로 살이 찌는 형태는 크게 아래와 같이 세 종류로 분류한다.

1 **지방세포증식형**: 지방세포의 크기는 정상이지만 지방세포의 수가 증가한다.

2 **지방세포비대형**: 지방세포의 수는 정상이지만 지방세포의 크기가 증가한다.

3 **지방세포혼합형**: 지방세포의 수와 지방세포의 크기가 함께 증가한다.

어떤 형태로든 인간의 몸에 계속 지방이 쌓이면 어떻게 될까? 무한정 쌓일까? 그렇지 않다. 정상적인 경우 지방이 늘어나면 인체는 스스로 살아남기 위해 과식하는 환경에 맞춰 에너지를 더 많이 연소함으로써 기초대사율을 증가시켜 우리 몸을 보호한다. 체중이 과도하게 늘어나지 않도록 방지하는 음성 피드백 메커니즘이 존재하기 때문이다.

우리 몸은 마이너스로 살 수 없다. 항상 에너지를 보관하고 있어야 하는데 보관하는 창고가 바로 지방이라는 방법이다. 그러니 지방은 지방조직이라고 부르는 게 맞다. 지방세포들이 모여서 만든 살아 있는 생명체이기 때문이다. 그런데 지방을 무조건 없앤다? 무조건 칼로리를 줄이고 운동을 많이 해서 지방을 많이 사용한다? 결국 실패할 수밖에 없는 일반적인 다이어트의 오류를 보여주는 방법에 지나지 않는다. 올바른 다이어트를 위해 지방이 어떻게 인체대사에 쓰이는지, 그 원리를 이해하고 내 몸에 저장된 지방의 양과 내 몸이 필요로 하는 에너지의 양, 비상시 사용을 위해 비축해 놓아야 할 지방의 양을 잘 점검하여 대사를 바꿔주는 체지방 관리가 반드시 필요하다.

04 _ 체지방 축적

인체는 섭취한 음식물을 통해 얻은 영양소로부터 세포호흡으로 에너지를 얻어 생명을 유지하는데, 에너지대사에 사용 후 남은 영양소는 체지방으로 저장한다. 섭취한 영양소 중 지방으로 쌓일 수 있는 3대 영양소인 탄수화물, 단백질, 지방의 체지방 축적 과정은 다음과 같다.

– 탄수화물
최종 분해된 포도당 → 간과 근육에 글리코겐으로 저장 → 에너지가 필요할 때 글리코겐을 다시 포도당으로 전환 → 에너지로 사용

(예금인출/현금화)

- **단백질**

  최종 분해된 아미노산 → 간과 근육에 아미노산풀로 저장 → 생리활성물질호르몬, 면역물질, 혈장단백질, 신경전달물질로 전환 → 남는 것만 에너지가 필요할 때 포도당으로 전환 → 에너지로 사용(예금인출/현금화)

- **지방**

  최종 분해된 지방산과 글리세롤 → 지방조직에 지방산으로 저장 → 에너지가 필요할 때 당신생과정을 통해 지방을 포도당으로 전환 → 에너지로 사용(현금 저축/예금 인출/현금화)

이와 같이 지방은 비상시 쓰기 위하여 연료탱크에 지방으로 저장되고, 단백질은 아미노산으로 최종 분해되어 사용하고 남으면 지방으로 저장된다. 그러나 단백질은 조절 영양소로서 대부분 호르몬이나 신경전달물질, 면역물질, 혈장단백질, 체내의 생리활성물질로 바뀌기 때문에 지방으로 저장되는 양은 극히 적다. 실제 체지방으로 쌓이는 영양소는 탄수화물과 지방이다.

탄수화물을 섭취하면 소장에서 포도당으로 최종 분해된다. 포도당은 글리코겐의 형태로 저장되는데, 저장 장소는 간과 근육이다. 간과 근육에 글리코겐이 가득 차면 나머지 포도당은 지방으로 전환되어 지방조직에 저장된다. 결국 지방이 전혀 없는 탄수화물도 많이 먹게 되면 지방으로 전환되어 지방조직에 저장되고, 지방의 저장 한도를 넘으면 비만이 되는 것이다.

뇌에서 포도당이 필요할 때 간에 저장해 둔 글리코겐 40~60%를 먼저 풀어서 포도당으로 쓰고, 그래도 부족하면 근육에 저장된 글리코겐이 포도당 형태로 전환된 후 혈액을 통해 뇌로 공급된다. 뇌는 포도당이 절대적으로 필요하기 때문이다. 그런데 간에는 10~12시간 정도 사용 가능한, 매우 한정된 용량의 글리코겐만 저장해 두었다가 사용하므로, 간에는 일정 수준의 글리코겐이 늘 저장되어 있어야 한다. 이것이 탄수화물을 반드시 섭취해야 하는 이유이다.

탄수화물이 소장에서 포도당으로 전환되면 췌장에서 인슐린이 나와 포도당을 이끌고 간으로 이동한다. 포도당은 혼자 간으로 이동할 수가 없기에 반드시 인슐린이 필요하다. 그러므로 탄수화물을 많이 먹으면 인슐린이 많이 나오고, 반복해서 탄수화물을 계속 많이 먹으면 인슐린도 더 많이 필요해서 인슐린과 췌장에 문제가 올 수 있다는 것을 늘 염두에 두어야 한다. 과도한 탄수화물 섭취는 과도한 인슐린 분비와 과도한 체지방 축적으로 이어져 비만이 되는 것은 물론이고 '인슐린 저항성'과 '렙틴 저항성'까지 유발할 수 있다.

많은 탄수화물 섭취는 혈중 인슐린 수치를 높이고, 남는 포도당을 지방으로 저장하게 하는 것은 물론, 저장된 지방을 다시 포도당으로 전환해서 에너지원으로 이용할 수 있는 기회를 빼앗아 계속되는 지방 축적으로 비만을 일으키고 점점 더 비만이 심해지는 고도비만까지 유발할 수 있다.

05 _ 지방세포의 기능

　지방조직은 지방세포라는 개별 세포들로 구성되어 있는데, 신경세포와 혈관이 포함되어 있으며 호르몬 신호를 통해 신체의 다른 기관과 소통하여 신진대사를 조절한다. 배고픔과 포만감 신호를 통해 에너지 공급과 수요를 조절하며, 인슐린에 반응하여 과도한 혈당을 지방으로 전환하고 나중에 사용하기 위해 저장한다. 지방조직에는 자체 활성 면역세포도 있으며, 지방조직은 특정 자극에 반응하여 죽은 지방세포를 제거하거나 염증 반응을 일으키기도 한다. 주로 에너지를 저장하고 방출하며 단열재 역할을 하는 지방세포의 다양한 기능은 다음과 같다.

　① 지방세포는 영양소를 최대한 저장하려는 에너지 저장창고이다. 즉, 차의 기름탱크 같은 역할을 한다. 우리의 뇌는 지방이 떨어지면 내 몸에 위기 상황이 발생할 때 에너지로 급히 써야 하는 연료가 부족하다고 인지하고 불안하게 생각하여 지방을 최대한 저장하려는 본능적인 기능을 작동시켜서 지방을 저장한다.

　지방이 너무 많이 저장되면 살이 찌고 건강상 문제가 된다고 무조건 지방 섭취를 줄이거나 지방을 없애려 하는 것은 좋지 않다. 자기 몸에 있는 지방을 무조건 미워하지 말고 올바른 방법으로 점차 줄여 나가는 것이 중요하며, 설탕, 시럽, 밀가루 음식, 과자류에 포함된 지방들은 빠르게 체지방으로 저장되어 염증을 일으키는 요인이므로 되도록 절제하는 것이 필요하다.

② 지방세포는 뼈나 근육처럼 무겁지 않고 가벼워서 이동이 쉽다. 따라서 피부밑 피하지방, 세포 속 체지방 등 어디든지 쉽게 저장이 가능하다. 지방은 인체 모든 기관에 저장될 수 있다. 소장이나 대장 등 어느 기관이라도 저장되는데, 간에 필요 이상으로 지방이 붙어있는 현상을 '지방간'이라고 한다.

③ 지방세포는 체온과 내부 장기를 보호하는 완충 역할을 한다. 즉, 체온을 지키기 위한 열발산 억제 작용을 하는데, 갑상선에서 체온을 올리면 만들어진 열을 식히지 않고, 외부로 빠져나가지 못하게 하여 정상 체온$^{36.5℃}$을 유지하는 역할을 한다. 또한 더위나 추위로부터 단열 작용을 한다. 복부에 지방이 많은 이유는 체온이 떨어지면 장에 서식하는 미생물 중에서 유해균들이 증식하는데 이를 방지하기 위한 보온 역할을 지방이 하기 때문이다.

④ 지방세포는 염증을 유발한다. 그러나 염증은 무조건 나쁜 것이 아니다. 염증은 인체가 세균을 방어하는 정상적인 반응인데 과한 경우 문제가 되는 것이다. 체내의 지방세포에 과도한 지방이 쌓이면 주변 조직에 염증이 생기는데, 만성적이고 낮은 수준의 염증은 비만과 관련된 많은 질병의 원인 중 하나이다. 특히 비만인의 지방세포 염증은 과체중과 관련된 암, 당뇨병, 심장 질환, 감염 등의 동반 질환과 관련이 있다.

⑤ 지방세포는 호르몬을 분비하는 내분비기관이다. 아디포카인 adipokine으로 불리는 아디포사이토카인 adipocytokine은 지방조직에서 분

비되는 사이토카인cytokine으로 렙틴leptin, 아디포넥틴adiponectin, 레지스틴resistin, 종양괴사인자-αTNF-α, 인터루킨-6IL-6 등 내분비계의 생물학적 호르몬을 생성한다.

사이토카인은 인체가 병원균과 싸우도록 도움을 주지만, 사이토카인이 불균형 상태가 되거나 과도하게 생성되면 사이토카인폭풍증후군CSS, cytokine storm syndrome을 일으켜 패혈쇼크, 복합장기파손, 장기부전 등 심각한 부작용을 일으킨다.

또한 아디포넥틴은 인슐린 저항성과 밀접한 관련이 있어 대사장애를 일으키므로 과도하게 분비되지 않도록 적정 체중을 유지해야 한다.

⑥ 그 밖의 다양한 기능

- 미리 만들어진 스테로이드 호르몬을 저장하고 필요시 방출한다. 아로마타아제aromatase는 지방조직에서 나오는 에스트로겐 합성을 조절하는 효소이다. 지방을 에너지화하는 당신생과정에서 이 아로마타아제 효소에 의해 에스트로겐이 생성되면 에스트로겐우세증후군EDS을 일으키고, 호르몬 불균형으로 인한 비만이 된다.

- 비타민 D 역시 스테로이드 구조의 호르몬으로 다른 지용성 물질처럼 지방조직에 저장된다.

- HSD는 지방세포에 저장된 효소로 스트레스 상황이 오면, 스트레스로 인해 분비된 코티솔 호르몬이 지방 저장을 촉진하는 강력한

신호로 작용해서 지방을 축적하게 만든다.

— 지방세포는 면역력에도 기여한다. 면역 체계의 발달과 기능은 식단에 직접적인 영향을 받으며, 특정 영양소의 결핍이나 과잉은 면역세포의 수와 활동에 영향을 미칠 수 있다. 확인된 영양소 중 식이지방은 면역력에 큰 영향을 미치며, 많은 종양의 성장과 전이는 식이 지방과 면역반응을 포함한 여러 요인에 의해 영향을 받을 수 있다. 실제 면역 세포막의 지방산 구성은 식이지방의 영향으로 쉽게 조절된다.

06 _ 지방조직과 호르몬

지방조직은 에너지를 지방으로 축적하는 저장소이면서, 생물학적 활성을 띠는 다양한 물질을 분비해 전신의 대사 조절에 활발하게 관여하는 내분비기관이다. 지방조직에서 분비되는 아디포사이토카인adipocytokine은 아디포카인adipokine으로도 불리며, 크게 프로아디포카인pro-adipokine과 안티아디포카인anti-adipokine으로 분류한다. 아디포카인은 지방조직에서 분비되는 사이토카인cytokine으로 내분비계의 생물학적 작용을 하는 매개체이므로, 지방조직은 더 이상 잉여 에너지를 저장하는 단순한 저장소가 아니라 기초대사에 활동적으로 참여하는 내분비기관임을 알 수 있다.

```
                        ┌─────────────────────┐
                        │   아디포사이토카인      │
                        └─────────────────────┘
                    ┌───────────┴───────────┐
        ┌───────────────────┐     ┌───────────────────┐
        │   프로아디포카인       │     │   안티아디포카인       │
        ├───────────────────┤     ├───────────────────┤
        │ • 렙틴(leptin)       │     │ • TNF-α            │
        │ • 아디포넥틴           │     │ • 인터루킨-6         │
        │   (adiponectin)    │     │ • 안지오텐시노겐       │
        │ • 비스파틴(vistatin)  │     │ • 레지스틴           │
        │ • 레티놀결합단백질4    │     │ • 플라스미노젠활성억제제-1 │
        │   (RBP4)           │     │   (PAI-1)          │
        └───────────────────┘     └───────────────────┘
```

표 3-2 아디포사이토카인의 종류

1. 프로아디포카인

프로아디포카인으로는 렙틴, 아디포넥틴, 비스파틴, 레티놀 등이 있는데 그 기능은 다음과 같다.

① 렙틴 leptin

좋은 호르몬으로 불리는 렙틴은 식욕억제호르몬으로, 다이어트에서는 이 호르몬의 신호를 잘 지켜야 살을 빼는 데 도움이 된다. 렙틴은 지방조직에서 분비된 후 뇌의 시상하부에 '배부르다'는 포만감 신호를 보내 식사량을 줄이게 하고, 더 이상 배고픔을 느끼지 않게 한다. 이로써 식욕을 억제하여 지방이 쌓이지 않게 하고, 체내 대사를 원활하게 하여 체중을 정상 수준으로 유지할 수 있게 해준다. 즉, 과도한 칼로리를 섭취하면 인슐린 저항성과 비만이 생기는데 렙틴 호르몬이 정상 혈당을 유지하도록 해서 이를 예방해 주는 것이다.

그러나 렙틴 분비가 줄어들면 식욕 증가로 과식을 하게 되고 체중이 증가한다. 체지방이 늘어난다는 것은 에너지로 사용하고 남은 포도당이 지방으로 전환되어 체내에 계속 쌓이는 것이다. 이로 인해 혈중 렙틴의 양이 비정상적으로 증가하면 렙틴 호르몬이 그만 먹으라는 신호를 아무리 뇌에 보내도 뇌는 반응하지 못하고 '더 먹어야 되나?'라고 판단해 계속해서 먹게 되고, 결국 호르몬 교란으로 저항 반응이 일어나는데 이것이 바로 '렙틴 저항성'이다. 렙틴이 분비되지 않으면 식욕이 억제되지 않아 무한정 음식을 섭취하여 비만으로 이어질 수 있다.

② 아디포넥틴adiponectin

아디포넥틴은 지방조직에서 생성되는 호르몬으로, 렙틴처럼 체지방이 증가하면 지방조직에서 생성되어 근육이나 간에서는 지방의 연소를 촉진하고 혈당치를 낮추는 인슐린의 효과를 돕는다. 따라서 아디포넥틴이 증가하면 지방을 분해해 혈압과 혈당을 떨어뜨리며 신진대사에 중요한 역할을 하므로 다이어트 효과도 좋아진다. 내분비기관인 지방조직은 염증물질도 분비하는데 아티포넥틴은 이 염증물질을 감소시키는 역할을 하고 체내에서 비만, 당뇨병, 동맥경화 등을 방지하는 효과를 보이는 것으로 알려져 있다. 하지만 비만이 되면 그 분비량이 감소해 지방이 잘 연소하지 않게 된다.

③ 비스파틴visfatin

인체의 비만과 당뇨병, 그에 수반되는 대사장애는 특히 내장지방 조직량의 증가와 연관되어 있고, 과도한 지방 축적인 비만은 대사증후군의 위험요소이다. 내장지방조직에서 우선적으로 생산되는 새로운 아디포카인인 '비스파틴'은 인슐린과 유사한 작용을 하는, 혈당을 낮추는 호르몬이다. 인슐린처럼 혈중 포도당을 받아들여 지방으로 축적하고 혈당치를 낮추는 작용을 해서 인슐린 저항성을 개선한다. 인슐린은 혈당치 변화에 따라 농도가 변화하는 반면, 비스파틴은 농도가 변화하지 않아 비스파틴이 새로운 당뇨병 치료제의 가능성이 있다고 여겨진다.

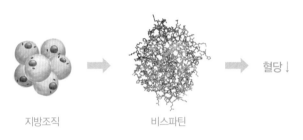

지방조직   비스파틴   혈당↓

그림 3-28 비스파틴의 혈당 조절

④ 레티놀 결합 단백질4RBP4

아디포카인 중 하나인 레티놀 결합 단백질4는 내장지방에서 분비되며, 혈장에서 레티놀 수송을 매개하지만 아디포카인과 지방산 수송체이기도 하다. 내장지방조직에서 RBP4가 방출되면 전신 포도당 대사를 조절하는데, 많이 분비되면 전신 인슐린 저항성을 유발하지만 적게 분비되면 반대로 인슐린 저항성을 개선시킨다. 혈청 또는 혈장 RBP4의 측정은 대사장애를 이해하는 유용한 수단이다.

2. 안티아디포카인

안티아디포카인에는 종양괴사인자−α, 인터루킨−6, 안지오텐시노겐, 레지스틴, 플라스미노겐 활성 억제제−1 등이 있으며 그 기능은 다음과 같다.

① 종양괴사인자−α^{TNF-α}

TNF−α는 급성 염증 반응에서 나타나는 사이토카인으로 바이러스나 세균이 들어오면 주로 활성화된 면역세포인 대식세포 macrophage에 의해 분비된다. 대식세포는 면역의 핵심인 식세포 작용을 해서 세균이나 염증 물질을 먹어 치워서 감염과 부상을 막는 경찰관 같은 역할을 하는 세포이다.

그러나 과도한 체지방 축적으로 비만이 되면 지방세포가 지나치게 커지면서 면역세포들은 크게 부풀어 오른 지방세포를 보고 몸에 이상이 생겼다고 생각하여 TNF−α를 분비하여 염증은 더욱 심화된다. TNF−α의 과도한 활성화는 만성 염증과 연관되어 결국 자가면역 질환과 같은 병리학적 합병증을 유발할 수 있다.

특히 과도한 비만에 의한 TNF−α의 증가는 온몸의 염증 반응을 유발하는데 혈관에서 시작하여 관절과 세포, 주요 장기들은 물론 렙틴 신호를 토대로 체중기본설정값을 정하는 체중 조절 센터인 시상하부에도 염증을 발생시킨다. 기관지염, 비염, 천식, 장염, 피부염, 신장염, 류머티즘관절염 등이 유발되며, 세포 손상으로 인해 염증 물질이 뇌로 가면 알츠하이머나 치매가 올 수 있다. 또한, 과잉생산된 TNF-α는 인슐린 저항성 상승, 지방 분해 억제, 내장지방 증가, 아디포넥틴 감소, 혈압 상승, 동맥경화 진행의 원인이 된다.

따라서 비만은 만성 염증 상태라고 할 수 있으며, TNF-α가 계속 나오면 체중기본설정값을 무너뜨리는 공격을 하게 된다. 체중기본설정값보다 지방세포가 더 많이 커져 있다면 그 안에서 TNF-α가 나오고 있다는 사실을 인지해야 한다.

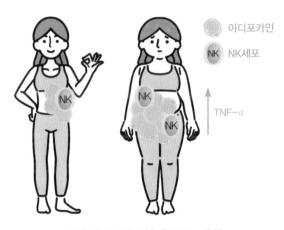

그림 3-29 비만과 높은 TNF-α 수치

② 인터루킨-6 IL-6

IL-6는 좋은 면역물질이며 생리활성물질이다. TNF-α처럼 면역시스템에서 중요한 역할을 하는 사이토카인으로, 다양한 세포에서 생성되어 염증 및 면역 조절과 감염 및 세포 손상에 즉각 반응하여 급성기 반응, 조혈 및 면역반응의 자극을 통해 숙주 방어에 기여한다. 특히 염증 반응과 관련이 있으며, 이는 일반적으로 바이러스나 박테리아 같은 외부 침입자와의 전투에서 중요한 역할을 한다. IL-6는 T세포와 B세포의 활성화, 면역기능 조절, 혈소판 생성 및 담즙 생성에도 영향을 주어 인체를 보호하는 다른 메커니즘을 촉진한다.

그러나 지나치게 높은 IL-6 수준은 만성 염증과 면역기능의 과도한 활성화를 초래할 수 있다. 이는 질병과 연관이 있으며, 특히 류머티즘관절염과 같은 염증성 질환, 만성 신장 질환, 심혈관 질환 등과 관련이 있을 수 있다.

저장된 지방이 많아지면 다양한 질환을 일으키고 이때부터 엄청나게 살이 찐다. "저는 다이어트를 해도 살이 잘 안 빠져요." 하는 사람들은 원래 좋은 지방이었던 것이 나쁜 지방으로 바뀌어 결국 지방에서 나오는 염증 물질들로 인해 체중기본설정값이 무너진 것이 그 원인이다. 우리 몸의 체중기본설정값이 무너지면 무한정 살이 찌게 된다. 체중기본설정값이 초과되어서 축적된 모든 지방은 거의 백색지방이다. 체중기본설정값보다 지방이 더 많아지면 백색지방인 피하지방이나 내장지방이 많은 상태가 되어 물만 먹어도 살이 찌고, 스트레스만 받아도 살이 찌고, 조금 먹었는데도 살이 찐다고 하소연하는 것이다. 그런데 이 백색지방을 갈색지방으로 바꿔서 에너지로 사용할 수 있도록 하는 것이 바로 IL-6이다.

반면에 HSD나 아로마타아제 효소는 지방을 자꾸 축적시켜 살이 찌게 한다. HSD 활성도가 가장 높은 곳은 지방조직, 간, 뇌이고, 만성 스트레스로 코티솔이 과다 분비되면 지방세포 내 HSD 활성도가 높아져 지방을 더 저장하고 지방세포를 더 증식시켜 살이 찌게 만든다.

③ 안지오텐시노겐angiotensinogen

간에서 만들어지는 혈압 조절 호르몬으로서 지방조직에서 활성화되는 안지오텐시노겐AGT은 모든 안지오텐신 펩타이드의 유일한 전구체이다. 혈관벽의 수축을 일으키고, 말초혈관의 저항을 증가시켜 혈압을 상승시키는데, 비만 환자는 안지오텐신이 과도하게 발현되면서 비만성 고혈압을 유발할 수 있다. 지방조직에서 유래된 호르몬인 렙틴이 비만과 관련된 고혈압에 중요한 역할을 하는 것으로 확인되고 있기 때문이다. 즉, 지방조직에서 분비되는 렙틴은 뇌의 시상하부에 작용하여 식욕을 억제하고 체열 발산을 조장하여 체중을 조절하려고 교감신경계를 항진시켜 혈압이 상승하는 것이다.

최근의 한 보고에 의하면 고도비만 환자의 약 60%가 고혈압을 동반하고 있어 고혈압은 비만의 가장 흔한 동반 질환이라고 볼 수 있다. 결국 체중 증가가 혈압 상승으로 이어지는 것은, 체액 증가, 신장 나트륨 보유 증가, 교감신경계와 레닌-안지오텐신-알도스테론계RAAS의 활성화 등에 관련되는 것으로 보인다. 비만 환자는 혈중 인슐린 농도 상승으로 교감신경이 항진되는데, 이는 복부 비만과 고혈압을 일으키는 요인이 될 수 있다.

④ 레지스틴resistin

지방세포에서 분비되는 호르몬인 레지스틴은 혈중에 분비되면 인슐린의 작용을 방해하여 인슐린 저항성[IR]이나 당뇨병을 유발하는 아디포카인이다. 염증성 사이토카인을 분비하여 동맥경화, 당뇨병 등 성인병의 주요 원인이 되는데, 레지스틴이 비만 조절 핵심 수용체인 캡[CAP1] 단백질에 직접 붙으면 염증세포가 활성화되어 전신으로 퍼져 만성 염증 반응을 유발하기 때문이다. 또한 레지스틴이 혈액 속에 분비되면 인슐린의 작용을 방해함으로써 혈당이 상승하고 결국 당뇨병을 일으킨다.

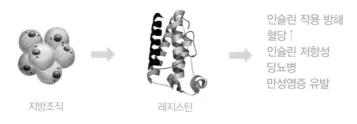

지방조직   레지스틴   인슐린 작용 방해
                                            혈당↑
                                            인슐린 저항성
                                            당뇨병
                                            만성염증 유발

그림 3-30 레지스틴 분비로 인한 혈당 상승

⑤ 플라스미노겐 활성제 억제제 −1[PAI-1]

비만은 고혈압, 이상지질혈증 및 내당능장애와 제2형당뇨병 외에 섬유소용해장애도 포함하는 대사증후군의 주요 촉진자이다. PAI-1 은 다기능 단백질로, 혈장 내 플라스미노겐 활성제의 가장 중요한 내인성 억제제이며, 섬유소용해활성의 주요 결정인자이다. 현재 비만, 특히 복부 비만이 PAI-1 항원 및 활동 수준의 증가와 연관되어 있고, PAI-1이 지방조직에서 발현된다고 입증되었다.

지방세포의 크기와 지방조직의 질량이 클수록 순환하는 PAI-1

에 의한 지방 생성도 많아지는데, 내장지방조직이 피하지방조직보다 PAI-1을 생산하는 능력이 더 높다. 인간 지방세포에 대한 연구에 따르면 PAI-1 합성은 인슐린, 코티솔, 안지오텐신 II, 일부 지방산에 의해 가장 강력하게는 TNF-α 및 전환성장인자-β와 같은 사이토카인에 의해 상향 조절되는 반면 카테콜아민은 PAI-1을 감소시킨다. 따라서 식이 제한이나 포괄적인 생활습관 개선을 통한 체중감량은 PAI-1 혈장 수치를 낮추는 데 효과적이다.

PAI-1은 제2형당뇨병T2D, 알코올성 간 질환, 간 섬유증 발병과 관련되어 있고, PAI-1의 수치가 높아지면 섬유소 용해가 억제되어 혈전증 위험이 높아질 수 있다. 증가된 PAI-1 수준은 다수의 죽상동맥경화증 위험 인자와 연관되어 있는 것으로 나타났으며, PAI-1은 동맥 및 정맥 혈전 색전성 장애 모두에서 혈전 촉진 인자로 작용한다.

지난 30년간 미국과 유럽에 이어 우리나라도 과당의 섭취량이 증가하면서 비만, 제2형당뇨병 및 이상지질혈증과 관련된 비알코올성 지방간 질환이 점점 증가하고 있다. 이제 비알코올성 지방간은 단순 지방증부터 산화스트레스는 물론 지방간염, 섬유증, 간경변에 이르는 광범위한 병리학적 상태를 포괄하는 만큼 지나친 과당 음료나 고지방 및 고탄수화물을 삼가는 것이 비알콜성 지방간은 물론 PAI-1 혈장 수치를 낮춰서 비만 예방에 도움이 된다.

제5장 호르몬대사

호르몬은 인간을 포함한 동물의 내분비기관과 특수한 조직에서 만들어져서 혈액을 타고 표적기관에 도착해 그 역할을 담당하는 특수한 미량유기화합물로서 일종의 화학적 신호물질이다. 표적기관의 형태와 기능에 따라 촉진 또는 억제 작용을 하여 중요한 생리적 효과를 발현시켜 몸의 각 기능을 정상적인 상태로 유지하고 성장을 도와주는 유용한 물질이다. 그러나 엔진이 제대로 작동하지 않으면 자동차가 제 역할을 못 하는 것처럼 우리 인체도 호르몬의 기능이 떨어지면 전체 에너지대사에 문제가 발생한다.

에너지대사는 성별에 따라 각각 여성호르몬, 남성호르몬이 주관하며, 남녀 공통인 부신호르몬, 갑상선호르몬이 2차적 지원군이 된다. 문제는 이들 호르몬이 적절한 균형을 이룰 때는 최적의 몸 상태를 유지하지만, 어느 호르몬 하나라도 문제가 되는 상황이 발생하면 나머지 호르몬 기능에도 영향을 주게 된다는 것이다.

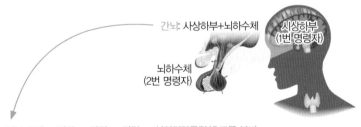

간뇌: 사상하부+뇌하수체

시상하부
(1번 명령자)

뇌하수체
(2번 명령자)

정보 수집 → 판단 → 결정 → 명령 → 신경전달물질/호르몬 분비
→ 혈액 → 표적기관 도착 → 향상성 유지

그림 3-31 간뇌와 호르몬 분비기전

예를 들면, 부신호르몬의 불균형은 갑상선호르몬 T4가 T3로 전환하는 것을 방해하여 갑상선 기능을 감소시키고, 질병이나 노화로 인해 성호르몬이 감소하면 갑상선 및 부신호르몬의 기능 저하를 유발한다. 즉 어떤 경우라도 호르몬의 불균형은 우리 몸의 에너지대사는 물론 체중 변화에도 영향을 미칠 수 있다는 점을 이해하면 다이어트에 도움이 된다.

01 _ 인체 내분비기관

호르몬을 합성해서 분비하는 현상을 내분비internal secretion라고 하고, 호르몬을 분비하는 기관을 내분비선endocrine gland 또는 내분비기관endocrine organ이라고 한다. 대표적인 내분비기관은 시상하부, 뇌하수체, 부신, 갑상선, 부갑상선, 췌장, 흉선, 난소, 지방조직 등 전신에 분포되어 있다.

내분비계는 내분비샘과 호르몬으로 구성되며, 내분비계의 역할은 항상성 유지 및 세포나 조직 간의 상호작용을 조절하는 호르몬을 분비하는 것이다. 분비된 호르몬은 혈액을 통해 표적세포로 장거리 이동을 한다. 신경계에서 분비하는 신경전달물질이 척수를 타고 빠르고 즉각적으로 반응하는 것에 반해, 내분비계의 작용은 광범위하고 느리며 주로 생식 조절과 항상성 유지 등 신체의 다양한 기능을 조절하는 것이 특징이다.

내분비세포는 펩타이드나 스테로이드 물질을 합성하고 분비하는 세포로 구성되어 있으며, 인체의 내분비기관에는 다음과 같은 것이 있다.

1. 자율신경계

자율신경계는 혈압, 심박동수, 호흡, 장관의 운동 및 장관 내의 분비 등을 조절하며 항상성을 유지하여 생명 유지에 중요한 역할을 한다.

2. 시상하부

시상하부는 체온, 수분 균형, 식욕 조절, 호로몬 조절, 대사 조절에 작용하는 자율신경계의 중추이며 우리 인체의 중앙 통제실과 같은 기관으로, 인체에서 일어나는 모든 정보를 바탕으로 갈증, 공복, 체온, 성 충동, 방어반응, 혈압 등 신체의 생리작용과 행동을 조절하고, 균형을 유지하는 중요한 역할을 한다.

3. 뇌하수체

뇌하수체는 내분비기관으로, 시상하부와의 상호작용에 의해 조절되며 우리 몸의 다양한 호르몬 분비를 총괄하는 기관이다. 뇌하수체는 전엽과 후엽으로 나뉘며 각각에서 다른 호르몬이 분비되어 우리 몸의 생식과 발육, 대사에 관여하게 된다.

(1) 뇌하수체 전엽 호르몬

① **성장호르몬**GH : 성장에 필수적인 호르몬으로 뇌하수체에서 분비되는 펩타이드 호르몬이며, 신체의 성장, 재생, 치유 등을 담당한다.

② **난포자극호르몬**FSH: 난포기에 여포를 자극하고 성장을 촉진시키며, 남성의 경우 고환의 정자 생산을 자극한다.

③ **황체형성호르몬**LH: 난자를 자극해 배란을 촉진하고 황체를 형성하며, 임신을 위한 호르몬인 프로게스테론을 분비하게 한다. 남성의 경우는 고환을 자극해서 테스토스테론의 생성을 촉진한다.

④ **갑상선자극호르몬**TSH: 갑상선호르몬의 생성과 분비를 자극하며 혈중 갑상선호르몬 농도가 유지되도록 조절한다.

⑤ **부신피질자극호르몬**ACTH: 부신피질에 작용하여 코티솔 호르몬 분비를 자극한다.

⑥ **프로락틴**prolactin: 유즙분비호르몬으로, 유선에 작용해서 유즙 분비를 촉진한다.

(2) 뇌하수체 후엽 호르몬

호르몬을 직접 합성하지 않고 시상하부의 뉴런에서 만들어진 신경호르몬을 저장하였다가 필요시 분비한다.

① **옥시토신**oxytocin: 출산 시 자궁 수축을 자극하고 수유 시에는 모유 분비를 촉진한다.

② **항이뇨호르몬**ADH: 바소프레신이라고도 하며, 신장에서 수분 재흡수를 자극하여 신체의 수분과 나트륨 수치를 조절한다.

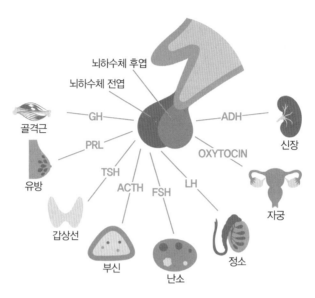

그림 3-32 뇌하수체 호르몬의 종류

02 _ 부신호르몬

인체는 스트레스를 항상성을 무너뜨리는 강력한 자극이며 항원이라고 여겨서 스트레스 자극이 오면 인체를 보호하기 위해 신경계와 호르몬계가 방어 태세를 갖춘다. 즉, 긴박한 위기상황에서 온 스트레스는 신경계nervous system가 1차 방어를 하고, 이어서 호르몬이 2차 방어를 하여 인체를 보호하는 것이다.

신경계는 뇌, 척수, 신경으로 구성된 신체의 정보처리 및 의사소통 체계이다. 메시지를 받아들이고, 정보를 처리하며, 신체 나머지 부분에 신호를 전달하여 무엇을 해야 하는지 지시한다. 뇌는 컴퓨터의 중앙처리장치CPU와 같고, 척수는 두꺼운 전기 케이블과 같은 긴

신경관이며, 신경은 신호 와이어와 같다. 각 신경에는 여러 신경세포로부터 이어진 섬유가 포함되어 있으며 하나로 단단히 묶여 손상으로부터 보호하기 때문에 신호 체계의 와이어라고 표현한다.

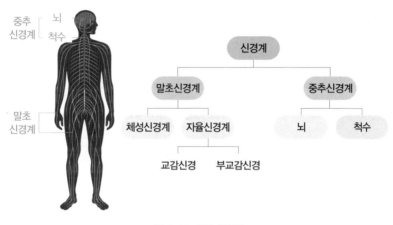

그림 3-33 신경계의 구조

이 신경계는 중추신경계와 말초신경계로 구분되며, 중추신경계는 뇌와 척수를 포함하고, 말초신경계는 다시 체성신경과 자율신경계로 나뉜다. 그중에서 자율신경계는 부신과 연결된 교감신경과 부교감신경이 속해 있으며, 우리 몸속의 장기와 심장, 외분비샘, 내분비샘을 통제하여 우리 몸의 환경을 일정하게 유지하는 역할을 한다.

부신 호르몬이 작용하는 메커니즘은, 스트레스라는 자극을 항원으로 인식하여 이 정보를 뉴런neuron이 우리 몸의 컨트롤타워인 간뇌의 시상하부에 전달하면, 시상하부에서 뇌하수체 전엽으로 부신피질방출호르몬CRH 분비를 명령하고, 뇌하수체 전엽은 부신피질에 부신피질자극호르몬ACTH 분비를 명령하여 코티솔을 분비해 우리 몸을 보호한다.

1. 부신호르몬의 종류

(1) 부신수질호르몬

① 아드레날린adrenaline/epinephrine

긴박한 위기상황이나 두려움과 공포 등에 대항하거나 도망칠 수 있도록 신체를 준비시키는 자율신경계의 교감신경이 부신수질에 명령하여 아드레날린을 분비한다. 아드레날린은 신경전달물질 역할을 하는 호르몬으로 심장을 포함한 여러 기관의 활동에 변화를 유발하는 화학 매개체이다. 근육 혈관 확장, 혈당 상승, 심박수 증가, 혈압 상승, 피부 점막의 소동맥 수축, 혈액순환 촉진, 산소량 증가, 에너지가 모두 근육에 사용될 수 있도록 소화 및 장 운동 억제, 간과 근육에 저장된 글리코겐의 포도당 전환, 혈당 상승을 통해 스트레스에 대항할 추가 에너지를 공급받아 우리 몸을 보호한다.

② 노르아드레날린noradrenaline/norepinephrine

노르아드레날린은 뇌와 척수의 신경전달물질이자 호르몬으로 뇌의 뇌간 영역과 척수 근처 영역의 신경세포에서 만들어져 부신수질을 통해 분비된다. 아드레날린과 함께 위급한 상황에 처했을 때 대응할 수 있도록 해주며, 노르아드레날린이 과다하면 조증躁症을 유발하고, 부족하면 울증鬱症을 유발할 수도 있다. 아드레날린과 역할은 비슷하지만 조금 다르다. 아드레날린은 주로 심장을 타깃으로 분비되어 실제적으로 혈압을 감소시키지만, 노르아드레날린은 주로 혈관에 작용하여 혈관을 수축시켜 혈압을 증가시킨다. 뇌에는 많은 혈관이 분포하므로 실질적으로 뇌에 영향을 주는 호르몬은 노르아드레날린이다. 노르아드레날린은 혈액을 통해 신체의 장기와 조직에 메시지를 보내 위험에서 벗어날 때까지 계속 반응하라고 한다. 노르아드레날린은 아드레날린보다는 약하게 심박출량과 심장박동을 증가시키고, 모든 혈관을 수축시켜 스트레스 상황에서 혈압을 유지하며, 근육에 혈액 유입을 증가시키고, 포도당을 혈액 속으로 방출해서 위기 상황에 대처하게 해준다. 또한 주의력을 증가시키고, 기분 및 집중력에도 영향을 준다. 노르아드레날린은 의약품으로서 저혈압이 문제가 되는 제한적이고 단기적인 상황에서 혈압을 높이고 유지하는 데 사용한다.

(2) 부신피질호르몬
① 코티솔cortisol

코티솔은 신장 위에 있는 내분비선인 부신에서 생성하고 방출하는 스테로이드 호르몬으로, 강력한 항염작용을 통해 모든 신체 조직의 염증을 억제하고 근육, 지방, 간 및 뼈의 신진대사를 조절하여 스트레스로부터 인체를 방어한다. 단백질의 이화작용을 촉진해 간에서 아미노산 생산을 도와 혈당량을 증가시키고 아드레날린의 피드백에 필수적인 호르몬이다.

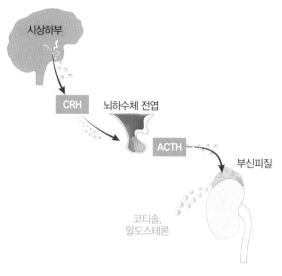

시상하부

CRH

뇌하수체 전엽

ACTH

부신피질

코티솔,
알도스테론

그림 3-34 코티솔과 알도스테론의 분비기전

코티솔은 스트레스로부터 인체를 지키는 강력한 항염작용이 주된 역할이지만, 저장되어 있는 에너지로 혈당을 올려 포도당 농도 유지, 전해질 균형 조절, 혈압 유지, 염증과 알레르기 반응 조절, 정신적 안정 유지, 갑상선호르몬 조절, 면역력 저하 등의 역할을 한다.

그러나 과도한 스트레스가 계속되면 건강상 많은 변화가 일어난다. 스트레스는 만병의 근원으로 혈중 4대 미네랄의 불균형을 일으켜 혈액을 끈적거리게 하여 염증을 유발시켜 다양한 질병으로 연결되므로 나만의 스트레스 조절방법이 있어야 건강을 유지할 수 있다.

코티솔 수치가 높으면 고혈압이 발생할 수 있고, 코티솔 수치가 정상보다 낮으면 혈압이 낮아질 수 있다. 코티솔은 저장된 포도당을 방출하여 혈당을 높이는 반면, 인슐린은 혈당을 낮추는데, 만성적으로 높은 코티솔 수치는 지속적인 고혈당으로 이어져 제2형당뇨병을 유발할 수 있다. 일반적으로 저녁에 잠자리에 들 때 코티솔 수치가 낮아지고 일어나기 직전 아침에 코티솔 수치가 최고조에 달해서 잠에서 깨어나게 된다. 이는 코티솔이 신체의 일주기 리듬에 중요한 역할을 한다는 것을 의미한다.

② 알도스테론aldosterone

부신피질에서 분비되어 신체의 나트륨과 수분 균형을 조절하는 주요 조절자 역할을 하는 미네랄코르티코이드이다. 알도스테론의 생물학적 작용은 신장에 작용하여 혈류로 재흡수되는 나트륨의 양과, 소변으로 배설되는 칼륨의 양을 증가시키면, 칼륨과 나트륨이 수소 교환을 통해 나트륨과 수분 항상성을 유지해 혈압을 조절하는 것이다.

③ DHEAdehydroepiandrosterone

인체의 부신에서 생성되는 성호르몬으로 모든 성호르몬의 어머니 호르몬이라고도 한다. 안드로겐과 에스트로겐으로 전환되며, 삶의 질과 우울증을 개선하고 에너지와 행복감을 높여준다. 노인들은 기억력과 인지기능 향상을 위해 DHEA를 섭취한다. 폐경기 이후에 난소가 더 이상 실제적인 제 기능을 하지 못할 때 에스트로겐 전구체의 100%는 부신의 DHEA로부터 생성된다.

④ **안드로겐**androgen

남성의 특징을 유지하고 발달하도록 하는 스테로이드 호르몬을 포괄하는 용어로, 가장 잘 알려진 안드로겐으로 테스토스테론이 있다. 안드로겐의 활성이 높아지면 탈모가 오고, 여성에게 과잉 분비되면 생리불순, 다낭성난소증후군이 발생할 수 있다.

⑤ **프로게스테론**progesterone

임신을 위한 호르몬으로 자궁내막이 수정란을 수용하고 착상·성장시킬 수 있게 자궁벽을 준비시키며 착상된 수정란이 방해받지 않도록 자궁의 근육 수축을 억제한다. 난자가 수정되지 않으면 프로게스테론의 농도가 떨어지고 자궁벽의 비후가 중단되며 곧이어 자궁벽이 허물어져 생리를 하게 된다. 또한 천연 항우울제 역할을 하므로 평상시는 황체기에 난소에서 분비되지만 임신이 되면 태반에서 10배 이상 분비되어 산모를 심리적으로 안정시켜 준다. 따라서 출산 후 겪는 산후우울증은 태반이 박리되어 배출되면서 급격히 프로게스테론이 감소하기 때문이므로 프로게스테론을 보충해 주면 산후우울증은 회복된다.

⑥ **에스트로겐**estrogen

생리, 임신, 폐경에 이르는 여성의 일생을 조절하는 대표적인 여성호르몬으로 여성의 2차 성징 발현, 월경주기 형성, 자궁내막 증식, 난포 성숙 및 배란 촉진 역할을 하는 호르몬이다. 에스트로겐은 인체에서 분비되는 가장 강력한 호르몬들 중 하나로서, 300여 개에 이르는 다양한 조직들이 에스트로겐 수용체를 가지고 있다. 에스트로겐의 일부는 경구용 피임제로 쓰이며, 일부 트랜스젠더 여성이나 폐경기 여성에게 호르몬 대체 요법으로 쓰이기도 하지만 에스트로겐우세증후군을 유발시켜 유방암, 자궁암, 난소암을 일으킬 수 있으므로 프로게스테론과 균형을 이루도록 주의해야 한다.

⑦ 테스토스테론testosterone

남성적 특징을 나타내기 때문에 남성호르몬이라고도 한다. 테스토스테론은 사춘기에 가장 왕성하여 후두를 크게 하고 성대를 두껍게 하며 체모와 근육을 성장시키고 피지선의 분비를 증가시킨다. 하지만 사춘기가 지나면 점차 테스토스테론 양이 감소하여 50세 이후에는 신체가 노화되며 활력과 성욕도 감퇴한다.

03 _ 갑상선 호르몬

내분비기관인 갑상선은 우리 몸의 체온 조절과 혈중칼슘농도 조절, 심장과 소화기관의 성장 등에 관여한다. 갑상선과 부갑상선으로 구분하며 각각 분비하는 호르몬이 다르다. 갑상선은 T4와 T3 호르몬을 분비하여 체중, 에너지 효율, 체온, 피부, 모발, 손톱 성장, 신진대사와 순환 및 뼈 건강에 이르기까지 영향을 주는 내분비계의 중요한 호르몬이다.

갑상선호르몬에 비해 덜 주목을 받고 있지만 부갑상선 호르몬은 여전히 신체에서 중요하며, 뼈, 내장, 신장의 혈중칼슘 수치와 연결되어 있다. 부갑상선 호르몬은 갑상선 바로 뒤에 있는 4개의 부갑상샘에서 분비되어 혈중 칼슘 수치를 조절하는 역할을 하며, 뼈 건강을 보호하기 위해 신체가 혈류에 적절한 칼슘을 유지하도록 돕는다.

1. 갑상선의 위치와 구조

갑상선은 목 앞부분 후두 바로 아래에 위치한 나비 모양의 기관으로 육안으로는 보이지 않고 손으로 만져지지도 않는다. 평균 무게는 20~60g으로 사람마다 다르며, 기관지 앞에서 뇌로 가는 경동맥 사이에 위치해 있는데 성대근육과 많은 중요한 혈관 및 신경과 연결되어 있다.

나비 모양의 양쪽 날개에서 왼쪽을 좌엽, 오른쪽을 우엽이라 하고, 몸통 부위를 협부라고 한다. 갑상선은 상부 기도에 붙어있고 특히 성대운동을 담당하는 후두신경이 식도와 기관 사이에 지나간다. 갑상선 조직 자체는 결합조직의 얇은 층으로 둘러싸인 많은 작은 개별 소엽으로 구성되는데, 이 소엽에는 여포라고 불리는 수많은 작은 소포가 들어있으며, 이곳에는 갑상선호르몬을 작은 물방울 형태로 저장해 두었다가 필요할 때 혈액으로 방출한다.

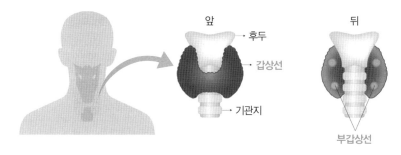

그림 3-35 갑상선과 부갑상선의 위치와 구조

부갑상선은 갑상선의 뒷면에 위치해 있는 완두콩 크기 정도의 두 쌍의 작은 타원형 샘으로 혈액 내 칼슘 수치를 조절하는 데 중요한 역할을 한다. 작은 변화라도 근육과 신경에 문제를 일으킬 수 있으므로 정확한 칼슘 수치 유지를 위해 부갑상선의 역할이 매우 중요하다.

2. 갑상선의 기능

내분비기관인 갑상선은 우리 몸의 중요한 호르몬 분비기관이다. 갑상선은 T3와 T4 호르몬을 분비하는데 이 두 호르몬의 주요 구성 성분은 요오드iodine이다. 갑상선호르몬은 필요에 따라 지속적으로 혈액 속으로 방출되어 많은 신체기능을 조절하며, 신체가 성장 중이거나 추울 때, 또는 임신 중과 같이 특정 상황에서는 더 많은 호르몬을 생성하여 대처하도록 해준다.

인체의 체온이 떨어지면 시상하부와 뇌하수체의 명령에 따라 갑상선호르몬을 분비하여 체온을 다시 정상으로 올려주며, 신생아나 어린이의 성장과 발육을 촉진하는 역할을 하고, 우리 몸의 대사과정을 촉진시켜 에너지를 공급하며, 열을 발생시켜서 체온을 유지해 준다. 또한 혈중칼슘농도가 정상 수치보다 증가하면 칼시토닌calcitonin 호르몬을 분비하여 혈액의 칼슘을 뼈에 저장해서 혈중칼슘농도를 조절해 준다.

① 티록신T4

갑상선에서 분비되는 T4는 비활성 형태로, 인체가 체온이 떨어진 것을 감지한 시상하부가 뇌하수체 전엽에 갑상선자극호르몬 방출호르몬TRH, thyrotropin-releasing hormone 분비를 명령하고 뇌하수체 전엽이 갑상선으로 갑상선자극호르몬TSH, thyroid stimulating hormone을 분비하도록 명령하면 나오는 호르몬이다. 간이나 소장에서 활성형인 T3로 전환되어 우리 몸의 신진대사와 면역력, 호르몬과 효소 분비를 조절하는 역할을 한다. 갑상선호르몬이 정상보다 많이 분비되면 우리가 섭취한 음식물의 소화 및 대사 과정이 빨리 진행되면서 열이 발생하고, 땀이 많이 나며 체중은 감소한다. 또한 자율신경이 흥분해서 심장이 빨리 뛰고 위장운동도 빨라져 대변을 자주 보거나 설사를 하고, 신경이 예민해지며 몸이 떨리는 증상이 나타나기도 한다. 반대로 갑상선호르몬이 적게 분비되면, 대사가 감소되어 추위를 많이 타며 얼굴과 손발이 붓고 체중이 증가하고, 자율신경이 둔해져서 맥박이 느려지고 위장운동도 감소하여 변비증상이 오고, 정신 활동도 저하되고 말이 느리고 어눌해진다.

② **트리요오드티로닌**T3

트리요오드티로닌은 T4의 활성 형태로 T3의 약 10~20%는 갑상선에서 직접 혈류로 분비되고, 나머지 80%는 소장, 간, 신장에서 활성형으로 전환되어 심장 기능, 소화 기능, 근육 기능, 뇌 기능, 뼈 유지를 조절하는 중요한 역할을 하며, 기초대사율을 증가시켜 산소 및 에너지 소비를 증가시키므로 다이어트에 있어서 갑상선 기능을 정상적으로 유지하는 것은 매우 중요하다.

3. 부갑상선의 기능

부갑상선은 혈액의 칼슘 농도가 정상보다 조금이라도 떨어지면 주세포에서 파라토르몬PTH, parathormone을 분비하고, 이에 따라 파골세포가 활성화되어 뼈를 파괴해서 뼈의 칼슘과 인이 혈액 속으로 흡수되어 혈중칼슘농도를 안정적으로 유지하도록 돕는다. 또한 신장의 세포를 자극하여 약한 형태의 비타민 D를 생성하는 효소의 활성을 촉진해 장에서 칼슘을 흡수하는 데 가장 강한 형태로 변환시켜 장의 칼슘 흡수를 촉진한다.

4. 갑상선호르몬의 분비기전

우리 몸의 체온이 떨어지면 인체의 신경계와 호르몬계의 컨트롤 타워 역할을 하는 간뇌의 시상하부에서 뇌하수체 전엽으로 TRH갑상선자극호르몬방출호르몬를 분비 → 뇌하수체 전엽에서 TSH갑상선자극호르몬를 갑상선으로 분비 → 갑상선에서 T3와 T4 분비 → 소장, 간에서 활성형 T3로 전환하여 체온을 정상으로 회복시킨다.

갑상선호르몬인 T4^{티록신}의 주성분은 요오드이며, 셀레늄이 있어야 비활성형 갑상선호르몬인 T4를 활성형인 T3로 전환시키는 데이오디나아제^{deiodinase}가 작동한다. 따라서 요오드나 셀레늄이 부족하면 T4→T3 전환이 안 되어서 늘 정상 체온보다 낮은 체온으로 다양한 질병을 유발하는 저체온증후군^{WTS, Wilson's temperature syndrome}이 오게 된다. T4는 기름이고 T3는 자동차 엔진으로 비유한다면 기름이 부족하면 차가 달릴 수 없게 되는 원리이다.

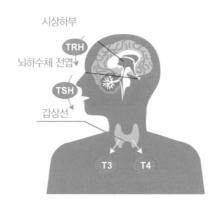

그림 3-36 갑상선호르몬의 분비기전

갑상선호르몬은 체온과 관계가 있지만 과도한 스트레스로 인하여 코티솔 호르몬이 과잉 분비되어도 갑상선 기능에 영향을 주게 된다. 과도한 코티솔 분비로 부신피로증후군 3단계가 되면 체온이 떨어지고 갑상선비대증이나 갑상선기능항진증이 올 수 있다. 그러면 체내 신진대사가 과도하게 일어나기 때문에 쉽게 피로해지고 심해지면 일상생활에 지장을 초래할 수도 있다. 또한 에너지 소비가 많아져서 더위를 많이 타게 되고 땀도 많이 흘리게 되며, 식욕은 증가하지만 체중 감소가 심하게 나타나고, 가슴 두근거림과 이로 인한 숨 차는 증상, 손 떨림 증상도 흔하게 나타나고 어린이나 청소년은 집중력 저하로 인해 학습 장애나 성격의 변화를 보이는 경우도 있다.

과도한 스트레스가 지속되면서 부신피로증후군 4단계가 되면 코티솔 호르몬의 고갈단계가 되면서, T4가 rT3로 전환되어 면역력이 매우 저하되어 갑상선 결절이나 심하면 갑상선암을 유발할 수 있다. 또한 잠을 제대로 못 자는 불면증과 물만 먹어도 살이 찌는 비만, 기억력 감소, 추위를 견디지 못하는 증상 등이 오는 갑상선기능저하증과 저체온증후군으로 시달리게 된다.

T4를 rT3로 전환시키는 요인에는, 스트레스로 인한 부신피로증후군, 외상, 저칼로리 식이, 염증성 사이토카인, 독소, 감염, 간과 신장의 기능장애, 특정 약물의 남용 등이 있다.

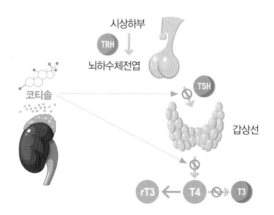

그림 3-37 코티솔에 의한 갑상선 호르몬의 변화

04 _ 지방축적효소

우리 몸에는 음식물의 소화와 대사에 필요한 소화효소enzyme들이 다양하게 있는데, 지방을 저장하여 살이 찌게 하는 유해한 효소도 있다. 바로 하이드록시스테로이드 탈수소효소HSD, hydroxysteroid dehydrogenase이다. 우리 몸의 지방세포들은 항상 더 많은 지방을 저장하라는 강력한 신호를 받고 있으며, 내 몸에 들어오는 지방을 다 끌어다가 계속 저장한다. 지방조직은 HSD의 활성도가 높아지면 불활성형 코티솔을 활성형 코티솔로 전환하여 혈액 속으로 방출하고 높아진 혈중 코티솔 수치는 과도한 복부지방 축적의 원인이 된다. 따라서 지방세포 내 HSD 활성도가 높아지면 지방을 더 저장하고 지방세포를 더 증식시켜 비만으로 이어지게 된다.

05 _ 성호르몬

남성은 여성보다 근육과 뼈가 커서 힘이 세며 육체적으로 강하다. 그리고 대담하며 공격적인 성격을 가지고 추진력 있게 일을 한다. 반면 여성은 남성보다 더 섬세한 정신세계를 가지고 있다. 왜 여성과 남성은 서로 다르게 만들어졌을까? 도대체 어떠한 원리에 의해서 남자와 여자가 구별이 되는 것일까? 이런 의문점을 해결할 수 있는 것 중의 하나가 성호르몬이다. 인체는 호르몬에 의해서 성숙되어 여성은 여성답게, 남성은 남성답게 그 고유의 기능을 유지하도록 만들어졌기 때문이다.

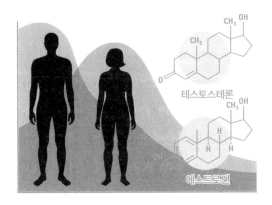

그림 3-38 테스토스테론과 에스트로겐의 구조

성호르몬은 대부분 다른 스테로이드 호르몬과 마찬가지로 혈중의 콜레스테롤을 원료로 하여 합성된다. 흔히 현대인들은 혈중 콜레스테롤이 높으면 심장 질환이 발생할 수 있기 때문에 콜레스테롤 수치가 높다면 무조건 줄여야 하는 것으로 생각하지만 콜레스테롤은 모든 세포를 감싸고 있는 원료이자 성호르몬의 원료이다. 그러므로 콜레스테롤은 무조건 없애야 하는 것이 아니라 인체의 정상적 기능 유지를 위해 꼭 필요한 물질이다.

1. 여성호르몬

여성은 사춘기가 되면 난소에서 여성호르몬인 에스트로겐을 분비한다. 이 호르몬이 바로 여성의 상징인 생리를 하게 하고, 유방을 발육시키며 여성의 여성다움을 창출해 내는 마법의 호르몬이다. 그러나 남성의 고환에서도 이 여성호르몬인 에스트로겐이 분비되는데,

그 양이 남성호르몬에 비해서 매우 소량이므로 여성의 특징은 나타나지 않는다.

매월 한 번 여성은 뇌의 시상하부, 뇌하수체 전엽, 난소와 자궁의 호르몬이 서로 작용해서 생리라는 출혈이 일어난다. 이 과정에는 여성의 난소에서 분비하는 에스트로겐과 황체 호르몬인 프로게스테론이 관여한다.

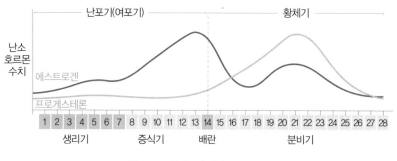

그림 3-39 생리주기에 따른 호르몬 분비

(1) 에스트로겐estrogen

에스트로겐은 프로게스테론progesterone과 더불어 여성을 대표하는 호르몬으로 성 및 생식 기능을 유지하는 데 필요한 성호르몬이다. 사춘기에 도달한 여성의 2차 성징을 발현시키는 중요한 호르몬으로 신체 전신에 작용하여 여성을 여성답게 해준다. 즉 피하지방을 축적하여 여성의 아름다운 신체 곡선과 몸매를 만들어 주고, 엉덩이, 유방, 성기의 발달을 촉진하며, 매월 월경을 하게 하고, 자궁과 난관,

난소에 작용해 임신을 도우며, 요도와 방광을 탄력있게 해주고 뼈의 성장과 유지에도 큰 역할을 한다.

이외에 전신의 신진대사를 원활하게 하고 혈관 건강도 유지해 주며, 몸에 해로운 LDL 콜레스테롤은 낮추고 몸에 이로운 HDL 콜레스테롤은 높여서 심혈관 질환도 예방해 준다. 에스트로겐 수치는 월경 주기 동안 자연적으로 변동하고 폐경기 동안 감소하지만 지속적으로 높거나 낮은 에스트로겐 수치는 여성 질환의 원인이 될 수 있다.

인체 에스트로겐의 종류

◆ 에스트론E1, estrone
폐경 이후 부신에서 합성하지만 에스트라디올 없이는 단독으로 큰 역할을 하지 못한다.

◆ 에스트라디올E2, estradiol
가장 강력한 형태의 에스트로겐으로 난소의 여포에서 주로 생산되고, 여성의 생식기관과 성 기능에 중요한 역할을 하며, 뼈나 다른 기관에도 영향을 준다. 폐경 이후 에스트라디올 수치가 높을 경우 여성암과 심혈관 질환의 원인으로 작용할 수 있다.

◆ 에스트리올E3, estriol
평상시 분비량은 미미한 수준이지만 임신 중에 태아의 부신에서 DHEA를 재료로 태반의 술파타아제에 의해 대량 생산된다.

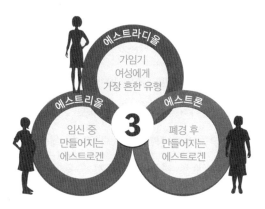

그림 3-40 인체 에스트로겐의 종류

① 에스트로겐의 역할

사춘기에 이르면 에스트로겐이 분비되어 생식기관의 발달을 담당한다. 음모, 겨드랑이 털, 가슴의 발달은 모두 에스트로겐 덕분이며, 특히 여성의 경우 에스트로겐이 월경과 임신, 폐경 전후, 폐경기 및 그 이후에 이르기까지 다양한 방식으로 인체에 영향을 준다.

에스트로겐은 남녀 모두에게 존재하지만 여성을 대표하는 호르몬으로 간주하는데, 이는 여성의 난소에서 더 많이 생산되고 생식 기능에 필요하기 때문일 것이다. 그러나 에스트로겐은 생리 기능 그 이상을 조절하며, 여성의 일생을 두고 여성답고 건강한 신체를 유지하기 위해 반드시 필요한 호르몬으로 다음 사항에 관여한다.

– **사춘기**: 에스트로겐 수치는 사춘기 동안 증가하며, 2차 성징과 전반적인 신체 곡선 등의 변화로 여성을 여성답게 만들어 준다.

- **생리주기**: 정기적인 생리주기를 갖는 것이 항상 즐겁지는 않을 수도 있지만, 이는 여성으로서의 건강과 아이를 임신할 수 있는 능력에 대한 긍정적인 신호이다. 시상하부에서 성선자극호르몬GnRH 명령에 따라 뇌하수체 전엽에서 생성되는 여포자극호르몬FSH에 의해 난소에서 에스트로겐이 분비되어 생리를 규칙적으로 유지시키고, 제1난모세포를 성숙시키며, 배란을 촉진하고 임신을 예상하여 자궁내막을 두껍게 만들어 임신에 대비해 주지만, 임신이 안 되면 에스트로겐을 사용하여 생리기간 동안 자궁 내막을 벗겨내어 외부로 배출시킨다.

- **임신 및 출산**: 에스트로겐은 배란 직전에 최고 수치에 달하여, 자궁경부 점액을 묽게 만들고, 정자가 난자에 도달하여 수정할 수 있도록 돕는다. 월경 주기의 어느 시점에 있든 관계없이 에스트로겐이 분비되면 성관계가 더 편안해지는데, 이는 질벽을 두껍고 탄력있게 만들고 질액을 풍부하게 분비시켜 성교통을 줄여 주기 때문이다.

- **폐경기**: 에스트로겐 수치는 폐경 전·후로 점차 감소하여 더 이상 배란이 되지 않으며, 이에 따라 질 건조증, 우울감, 야간 발한, 안면홍조와 같은 증상을 유발할 수 있다. 폐경기 동안 신체의 주요 에스트로겐은 에스트라디올E2에서 에스트론E1으로 변경된다.

- **건강한 뼈 유지**: 에스트로겐은 뼈의 질량 손실을 방지하는 역할을 한다. 그러나 폐경기에 접어들어 에스트로겐 생산이 감소하고 뼈 질량 손실이 증가하여 골절로 이어질 수 있는 골다공증 위험에 노출되어 삶의 질과 건강한 노화에 심각한 영향을 미칠 수 있다.

- **건강한 심장**: 에스트로겐은 혈관을 건강하고 유연하게 유지하고, 콜레스테롤을 조절하며, 심장 건강에 큰 위협이 되는 염증 증가를 예방해 준다. 그러나 폐경기가 다가오고 에스트로겐 수치가 떨어지면

심장병 발병 위험이 높아지는데, 이는 심장 건강에 중요한 역할을 하는 에스트로겐 수치가 감소하기 때문이다.

② 에스트로겐우세증후군 EDS, estrogen dominance syndrome

정상적인 여성은 에스트로겐과 프로게스테론 수치가 균형을 이루고 있지만, 에스트로겐과 균형을 맞출 수 있는 프로게스테론이 상대적으로 부족하거나 거의 없어 나타나는 호르몬 불균형 현상을 에스트로겐우세증후군이라고 한다. 대표적인 원인은 스트레스, 비만, 환경호르몬, 제노에스트로겐, 동물 에스트로겐 등이며 유방암, 자궁암, 자궁근종, 자궁내막증, 다낭성난소증후군 등 많은 여성 질환이 에스트로겐우세증후군과 연관되어 있다.

에스트로겐우세증후군의 증상은 다음과 같다.

- 성조숙증조기 생리, 남성의 여성형 유방, 조기 폐경, 온몸의 관절이 시림
- 시력장애. 안구 건조증, 귀울림이명, 불안, 초조
- 감정의 변화가 잦고 세상만사가 귀찮음, 불면증, 신경과민
- 빈혈도 아닌데 어지러움, 덥고 식은땀이 남
- 인슐린저항성, 비만, 저혈당증, 알레르기, 만성적인 피로감
- 노화 촉진, 심장이 두근거리고 가슴이 뻐근, 외음부 소양증, 요실금, 다뇨증
- 불임과 난임, 성교통, 혈전 증가, 갑상선 장애, 자궁내막증, 자궁내막암, 자궁근종
- 유방섬유낭종, 유방암

- 자가면역 질환, 담낭 질환, 마그네슘 결핍
- 사고의 혼미, 기억력 감소
- 근육량 감소와 골다공증
- 지방 축적과 비만
- 잦은 피부염, 화장이 잘 안 받음, 잦은 부종, 탈모
- 전립선 질환, 수족 냉증, 추위에 약함, 얼굴 화끈거림
- 발바닥에 열이 나고 디딜 수가 없음

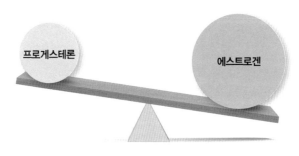

그림 3-41 에스트로겐우세증후군

(2) 프로게스테론 progesterone

프로게스테론은 주로 자궁과 유방에 작용하는 임신을 위한 호르몬으로 수정된 난자가 자궁내막에 튼튼하게 착상할 수 있도록 자궁내막을 더욱 두껍고 튼튼하게 만들어 준다. 두꺼운 자궁내막은 수정란이 배아로 성장한 다음 태아로 성장하는 데 중요한 역할을 하여 건강한 임신을 유지시켜 준다. 또한 자궁 수축을 억제하여 조기 진통을 예방하고, 유방이 모유 수유를 준비하는 데 도움이 되지만, 프

로게스테론 수치가 낮으면 임신이 어려워지고 유산 위험이 높아질 수 있다.

정자와 난자가 수정이 안 되면 두꺼워진 자궁내막이 탈락해 체외로 배출되는 것이 월경이다. 정상적으로 수정이 된 후 수정란이 자궁으로 이동하여 자궁내막에 튼튼하게 착상되면 비로소 임신이 되는 것으로, 이때부터 임신을 안전하게 유지하기 위해 태반에서 프로게스테론의 분비량이 평소보다 10배 이상 증가하여 임신기간 중 산모의 마음을 평안하게 해주고 임신을 안전하게 유지시켜 준다.

프로게스테론의 역할은 다음과 같다.

– 임신을 주관하는 호르몬, 수정란의 착상과 임신 유지, 습관성 유산 방지
– 자궁경부와 질의 점액 분비 촉진
– 에스트로겐의 전구물질로 길항작용
– 천연 항우울제, 임산부의 심리적 안정화, 진정과 수면효과
– 갑상선 기능 지원, 체온 상승, 면역력 증가, 칸디다균 감염 예방
– 조골세포 성장 촉진
– 세포 내 산소량 유지
– 아연과 구리 수치 정상화
– 콜라겐 형성으로 피부 탄력 증가, 주름 방지
– 코티솔 안정화, 지방 연소로 체중 감량 도움
– 기억력 및 집중력 증가
– 유방섬유낭종, 유방암, 자궁내막암 등 예방

1. 남성호르몬

남성호르몬은 남성 생식기관을 발달시키고 2차 성징을 발현시키며 유지시키는 작용을 한다. 월경 주기에 따라 호르몬 분비와 변동이 순환하는 여성과 달리 남성의 호르몬은 사춘기 시작부터 생식 연령까지 비교적 일정하게 유지되는 경향이 있다.

(1) 안드로겐

안드로겐은 주로 남성에게 발견되는 호르몬으로, 사춘기에 접어들어 남성의 생식 기능과 제2차 성징 후의 발달에 중요한 영향을 미치는 호르몬이다. 남성의 고환에서 생산되지만 여성들도 소량의 안드로겐을 생산한다. 안드로겐은 낮은 목소리성대 연장를 내게 하고 얼굴, 두피, 가슴, 겨드랑이, 생식기에 털이 자라게 하며, 정자를 발달시킨다. 따라서 정상적인 정자 생산과 성기능을 유지하기 위해 안드로겐의 수준이 균형을 유지해야 하며, 남성의 제2차 성징 후의 근육량 증가, 체지방 감소, 발모 증가 등을 조절한다. 또한 뼈의 건강을 유지하는 데도 중요한 역할을 하는데, 골밀도를 유지하고 뼈의 형성을 촉진하여 골다공증과 같은 뼈 질환을 예방하는 데 도움을 준다.

안드로겐 수치가 높은 여성은 여드름, 수염 및 기타 문제가 생길 수 있고, 다낭성난소증후군을 일으킬 수도 있다. 안드로겐이 너무 적은 남성은 성욕 감퇴와 발기부전, 뼈 골절과 골다공증, 피로, 불안 및 우울증, 집중력 저하, 운동내성 저하 등이 생길 수 있는데, 부신 종양 및 기타 질환은 안드로겐 수치에 영향을 미칠 수 있다.

(2) 테스토스테론

남성의 주요 성호르몬으로 사춘기 동안 남성에게 나타나는 2차 성징을 담당하며, 고환에서 정자를 생산하는 과정을 자극한다. 2차 성징으로 목소리가 낮아지게 하고, 겨드랑이에 음모가 자라게 하며, 성욕이 시작되게 한다. 사춘기가 시작되면 시상하부는 성선자극호르몬을 분비하기 시작하고, 이에 대응하여 뇌하수체는 처음으로 남성에게도 난포자극호르몬FSH과 황체형성호르몬LH을 방출한다. FSH는 고환에 들어가 정자 세포에 영양을 공급하고 정자 생성을 촉진하기 시작한다. LH도 고환에 들어가 간질 세포를 자극하여 테스토스테론을 만들어 고환과 혈액으로 방출한다.

남성에게 있어 테스토스테론은 고환의 세정관에서 만들어지며, 여성에게서 분비되는 테스토스테론은 난소와 부신에서 생성된다. 테스토스테론은 고환의 라이디히세포에서 생산되어 혈류로 분비되면서 전신을 돌며 신체의 여러 부위에서 작용하는 스테로이드 계열의 호르몬으로, FSH는 정자 형성을 시작하고, LH는 테스토스테론 방출을 신호로 보낸다.

테스토스테론 수치는 태어나기 훨씬 전부터 고환에서 소량의 테스토스테론을 생산하기 시작해서 유년기 내내 증가하고, 청소년기에 급증하며, 20대 초반에 테스토스테론 수치는 자연적으로 가장 높은 수치에 도달한다. 그러나 남성은 나이가 들면서 테스토스테론 수치와 근육량이 자연스럽게 감소하기 시작하는데, 일부 남성은 탈모나 피로 증세가 온다. 테스토스테론 수치는 남성의 경우 40세경부터 매년 약 1~2%씩 점차 감소하기 시작해서 60세 이후에는 테스토스테론을 많이 생산하지 못하고 활동이 줄어 근육량 감소 속도가 빨라지고 더 많은 근육을 잃게 된다.

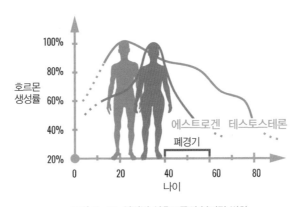

호르몬 생성률

에스트로겐 테스토스테론

폐경기

나이

그림 3-42 연령별 성호르몬의 분비량 변화

과체중은 인슐린 저항성을 증가시키고, 성호르몬 결합 글로불린을 감소시킨다. 뇌의 테스토스테론 조절 중추를 억제하여 테스토스테론을 감소시킨다. 테스토스테론 농도가 낮으면 근육보다 체지방이 축적되어 비만을 유발하게 된다.

비만이 전립선이나 남성 성기능과 직접적인 연관이 있으며, 비만한 사람일수록 남성호르몬 분비가 적어지고, 남성 성기능이 저하된다고 대한비뇨기과학회가 밝혔다. 비만과 남성호르몬과의 상관관계를 조사한 결과, BMI가 23 미만인 정상·저체중 남성의 경우 남성

호르몬 분비 수치는 5.7ng/mL이었으나, BMI가 30 이상인 중등도 비만 남성의 경우, 남성호르몬 수치는 3.8ng/mL로 호르몬 분비가 적게 나타난 것이다.

또한 비만이면서 성호르몬이 떨어진 상태의 성선기능저하증 남성에게 테스토스테론을 장기간 사용하면 성선기능저하증 치료는 물론이고, 체중 감소 효과가 있다는 연구 결과도 발표되었다. 그동안 성선기능저하증이면서 비만인 남성에게 테스토스테론을 단기간 사용한 연구가 진행된 바 있지만 유의미한 체중 감소 효과를 보이지 않았는데, 최근 테스토스테론 치료를 4년간 받은 환자의 몸무게가 23kg, 허리둘레 13cm 감소하는 등의 효과를 증명한 11년 장기 추적 관찰 연구가 공개되었다. 그러나 심장발작이나 뇌졸중의 부작용도 있어 임상을 거쳐 사용까지는 시간이 필요해 보인다.

06 _ 췌장호르몬

췌장은 이자라고도 하며 위장 뒤에 있는 길쭉하고 가느다란 후복막 장기로 십이지장과 비장에 걸쳐 위치하고 있다. 머리, 몸통, 꼬리의 3부분으로 구성되어 있고, 소화효소를 분비하는 외분비샘인 췌장샘과 호르몬을 분비하는 내분비샘인 랑게르한스섬이 있다.

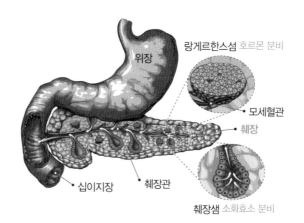

그림 3-43 췌장의 위치와 구조

췌장샘에서는 소화효소를 만들어 3대 영양소의 분해 과정을 돕는다. 그러나 과도한 스트레스, 잘못된 식습관, 무분별한 생활습관 등으로 인하여 췌장에 문제가 생기면 췌장 질환은 물론 담즙 배출도 함께 장애가 생겨 담도가 막히면서 황달이 동반되는 췌장암이 올 수 있다.

췌장의 내분비 기능은 랑게르한스섬에서 이루어지며, 랑게르한스섬의 α세포에서는 혈당을 높이는 글루카곤을 분비하고, β세포에서는 인슐린을 혈중으로 분비하여 우리 몸의 혈당을 조절해 준다. 즉, 혈당이 높아지면 인슐린이 분비되어 혈중 포도당을 세포로 유입시켜 혈당을 낮추는 역할을 하는 것이다. 탄수화물이 포도당으로 소장에서 최종 분해되면 췌장에서 인슐린이 분비되어 포도당을 간으로 이동시키고, 중성지방 형태인 글루카곤으로 40~60%를 간에 저장한 후 나머지 포도당만 심장으로 이동하여 에너지대사에 사용한다.

인슐린은 혈당수치 조절에 중심적인 역할을 하는 호르몬으로, 신체가 포도당과 지방을 저장하는 방법을 결정한다. 간, 근육, 지방세포에 신호를 보내 혈액에서 연료로 포도당을 섭취하도록 하여 혈당수치를 조절하는 데 도움을 준다. 즉, 인슐린은 에너지 사용을 위해 포도당이 세포에 들어가도록 잠금을 해제하는 '문지기'라고 할 수 있다.

그러나 인슐린 합성과 분비가 잘 이루어지지 않거나 인슐린 수용체의 민감도가 떨어지면 혈당 조절에 문제가 생겨 제2형당뇨병의 전 단계인 인슐린 저항성IR, insulin resistance이 유발되어 비만은 물론 대사증후군으로 이어질 수 있다. 비만한 개인은 인슐린의 세포 활동에 대한 저항성을 가지게 되는데, 이는 간에서 포도당 배출을 억제하고 지방과 근육에서 포도당 흡수를 촉진하는 인슐린의 능력이 손상된 것으로, 비만과 관련된 인슐린 저항성은 제2형당뇨병과 심혈관 질환의 주요 위험요소가 된다.

07 _ 지방조직호르몬

보통 지방은 우리 몸에 나쁘다고 생각하고 무조건 제거하려고 하지만, 이것은 오해임을 알아야 올바른 다이어트를 할 수 있다. 체지방도 살아있는 생명체이고 지방세포와 지방세포가 모여서 지방조직을 이룬다. 이 지방조직이 놀랍게도 호르몬을 분비하는 내분비기관인 것을 모르고 있어서 무조건 지방을 없애려고 하는 것이다. 지방조직에서는 식욕억제호르몬인 렙틴과 성호르몬, 코티솔, TNF-a, 안지오텐신, 레지스틴, 인터루킨-6, 아디포넥틴 등의 호르몬을 분비한다.

1. 렙틴 leptin

식욕억제호르몬인 렙틴은 위에 음식이 차면 '배가 부르니 그만 먹으라'는 신호를 뇌에 전달해 음식 섭취를 서서히 멈추게 한다. 우리 몸에 저장된 지방의 양에 따라 렙틴의 분비량도 늘어나거나 줄어드는데, 이는 뇌의 시상하부가 기억하고 있는 체중기본설정값에 의해 저장된 지방이 부족하면 렙틴의 분비량을 줄이고, 체중기본설정값에 도달했다고 뇌의 식욕조절중추가 판단하면 렙틴의 분비량을 높여서 식사를 중단하도록 하기 때문이다.

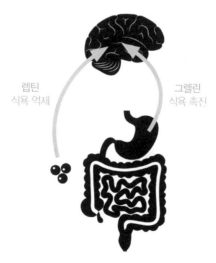

그림 3-44 그렐린과 렙틴의 식욕 조절

이와 같이 렙틴 호르몬은 좋은 역할을 하지만, 렙틴 호르몬을 무시하고 계속 먹는 잘못된 식습관은 오히려 살이 찌게 하는 렙틴 저항성을 유발할 수도 있다. 렙틴 호르몬은 지방조직에서 분비되어 혈액을 타고 위장에 도착해 있다가 위장이 어느 정도 채워져서 배가 부르다는 느낌이 올 때 뇌의 식욕조절중추에 신호를 보내서 '그만 먹으라'고 명령하는데 이를 무시한 채 계속 먹거나, 잦은 간식과 회식, 야식, 폭식, 과식 등으로 렙틴이 보내는 신호를 무시하면 결국 렙틴 호르몬이 적정선을 넘어 과다 분비되는 '렙틴 저항성'이 생기고 비만과 각종 질병으로 이어진다.

2. 아디포넥틴adiponectin

아디포넥틴 또한 지방조직에서 분비되는 식욕억제호르몬으로 지방을 분해해 혈압과 혈당을 떨어뜨리고 신진대사에 중요한 역할을 하며, 항염증, 항섬유화 및 항산화 효과를 통해 포도당 수치, 지질 대사 및 인슐린 민감도를 조절하는 잘 알려진 호르몬이다. 또한 아디포넥틴은 혈장 농도가 가장 높은 호르몬 중 하나로 비만과 당뇨병을 치료할 수 있는 물질이고, 동맥경화를 막는 기능을 가지고 있어 착한 호르몬으로 불린다. 특히 인슐린 민감성을 조절하는 호르몬으로 아디포넥틴이 풍부한 성인은 정상적인 혈당 수치를 유지하고 비만 위험이 훨씬 낮지만, 아디포넥틴이 적을수록 대사증후군은 물론 당뇨병 발병 위험이 높게 나타난다. 따라서 아디포넥틴은 제2형당뇨병 및 암이나 심혈관 질환과 같은 인슐린 저항성의 영향을 받는 기타 비만 관련 질환을 치료하는 약물 개발에 중요한 역할을 할 수 있다.

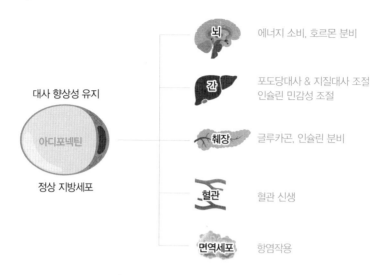

뇌　　　　에너지 소비, 호르몬 분비

간　　　　포도당대사 & 지질대사 조절
　　　　　인슐린 민감성 조절

대사 항상성 유지

아디포넥틴　　　췌장　　　글루카곤, 인슐린 분비

정상 지방세포

혈관　　　혈관 신생

면역세포　　항염작용

그림 3-45 대사 항상성과 아디포넥틴의 작용

08 _ 혈당 조절 호르몬

1. 인크레틴Incretin — 식욕 억제와 혈당 조절 호르몬

탄수화물은 체내 에너지원으로 매우 중요하지만 과다 섭취는 혈당 상승과 비만의 원인이 된다. 치솟는 혈당으로 인슐린이 과다 분비되어 혈당이 떨어지면 다시 배고픔의 신호가 강해져서 더 많은 음식을 먹게 되고, 다시 인슐린이 과다 분비되면 또다시 더 많은 음식을 먹는 악순환이 반복되면 결국 인슐린 수용체가 인슐린에 둔감해져 같은 양의 인슐린으로 혈당을 조절하는 능력이 떨어지게 된다.

우리 몸은 인슐린의 작용을 정상화하기 위해 혈당 조절 효과가 뛰어난 인크레틴 호르몬을 분비하는데, 인슐린의 약 50~70%가 인크레틴에 의해서 분비되며 혈당 수준에 맞춰 혈당을 낮추는 인슐린 분비를 촉진하고, 혈당을 올리는 글루카곤 분비를 억제하여 혈당을 조절한다.

인크레틴은 시상하부에 작용해 식욕을 억제하여 포만감 증가와 식욕 억제 작용으로 체중 감량에 도움을 준다. 음식이 위에서 빠져나가는 속도를 늦춰 더 오랫동안 배부르다고 느끼는 포만감으로 식욕억제 효과를 주며 소장에서 포도당 흡수 속도를 늦춰 혈당을 조절해준다. 또한 대사량을 증가시켜 체중 감량에 도움을 주며, 지방대사를 촉진하여 과체중도 관리해 주고, 급속한 혈당 상승을 막아 인슐린 저항성도 개선해 준다. 당뇨병 환자에게 인슐린 분비 촉진과 혈당 안정을 위해 중요한 호르몬이다.

따라서 식후 혈당이 급등하는 것을 막기 위해 단순당을 줄이고 고단백, 고섬유질의 식사로 식단을 개선하고, 혈당 조절에 도움이 되는 유산소 운동을 꾸준히 하는 습관을 길러야 한다. 아울러 평소에 음식을 천천히 꼭꼭 씹어 먹고, 소화 흡수가 더딘 음식을 섭취하여 일상 속에서 인크레틴 호르몬의 분비를 증가시키는 것이 필요하다.

식욕을 억제하고, 체중 감소와 혈당 조절에 기여하는 인크레틴 호르몬에는 GIP와 GLP-1이 있다.

① 위장 억제성 폴리펩타이드GIP

GIP는 위장 억제성 폴리펩타이드gastric inhibitory polypeptide 또는 포도당 의존성 인슐린 트로픽 펩타이드glucose dependent insulinotropic peptide 호르몬이라고 하며, 음식 섭취 시 췌장의 β세포를 자극해서 인슐린 분비를 촉진하며 경미하게 글루카곤 분비도 억제해서 혈당을 낮춰주는 대사호르몬이다. GIP의 방출은 빠르게 흡수된 고탄수화물에 의해 소장 상부의 K세포에서 유발되고 인슐린 방출을 자극한다. GIP는 메스꺼움, 구토, 설사 등 GLP-1 수용체 작용제의 일반적인 위장관 부작용을 완화할 수 있는 효과도 있다. 인체의 GIP 혈중농도는 공복 시 0.06~0.1 nmol/L이며, 식후에는 0.2~0.5nmol/L까지 증가한다. GIP가 췌장 β세포에 있는 GIP 수용체와 결합하면 인슐린 분비를 자극하게 된다.

② 글루카곤유사펩타이드-1 GLP-1

GLP-1은 소장의 L세포에서 분비되는 매우 작은 크기의 펩타이드 호르몬으로 뇌에 2차적으로 배부름을 알려서 식욕을 억제한다. 생리학적으로 GLP-1은 장관 내 영양분 또는 혈중 포도당 농도에 자극을 받아 인슐린 분비를 촉진시키는 가장 강력한 인슐린 분비 증가 물질 중 하나로 음식 섭취 후 20~30분 뒤에 섭취한 음식의 양에 비례하여 소장에서 분비되며, 위의 내용물이 위 속에 오래 머무르게 함으로써 포만감을 조절한다. 또한 췌장에서 인슐린 분비를 증가시키고 글루카곤 분비를 억제하는 작용도 한다.

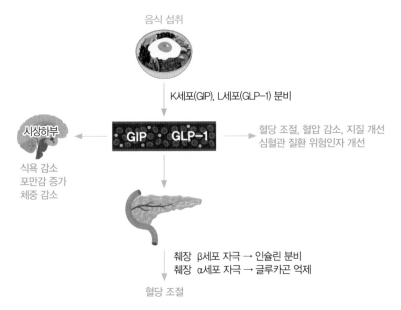

음식 섭취

K세포(GIP), L세포(GLP-1) 분비

시상하부

GIP GLP-1

혈당 조절, 혈압 감소, 지질 개선
심혈관 질환 위험인자 개선

식욕 감소
포만감 증가
체중 감소

췌장 β세포 자극 → 인슐린 분비
췌장 α세포 자극 → 글루카곤 억제

혈당 조절

그림 3-46 인크레틴(GIP, GLP-1) 호르몬 분비와 혈당 조절

GLP-1은 포만감을 증가시켜 체중을 감소시키고, 인슐린 수용체의 감수성을 개선해 혈당 조절을 원활하게 하므로 고도비만 및 이와 관련된 대사장애인 이상지질혈증 및 제2형당뇨병 등에 대한 특화된 치료제로 개발되고 있다.

PART 3 포인트!!!

- ✓ 생명 활동을 유지하기 위한 물질의 합성과 분해 작용을 소화대사라고 한다.

- ✓ 우리 몸은 식욕을 조절하는 메커니즘이 무의식적으로 작동하고 있다.

- ✓ 식욕 조절은 호르몬이 하는 것이라 내 의지로는 절대 제어할 수 없다.

- ✓ 체중 감량은 무조건 적게 먹고 운동을 많이 해서 빼는 것이 아니라, 내 몸속의 체지방을 에너지로 사용할 수 있도록 대사를 바꾸는 것이다.

- ✓ 호르몬 불균형은 에너지대사는 물론 체중 증가에 영향을 준다.

- ✓ 에스트로겐우세증후군은 체중 증가의 원인이다.

- ✓ 올바른 다이어트는 인체 에너지사용대사를 포함해서 적용해야 한다.

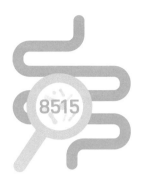

PART 4

대사
다이어트의
장애요인

PART 4
대사 다이어트의
장애요인

비만율의 증가와 함께 체중 감량을 위한 다양한 방법도 많이 제시되고 있으나 무분별하게 식이보충제나 약물을 복용하거나 관련 수술로 비만을 해결하는 것은 적절하지 않다. 올바른 체중 감량을 위해서는 이제까지 알지 못했던 대사 다이어트를 방해하는 다양한 장애요인들을 알아야 한다.

다이어트는 개인의 의지력만 가지고 성공할 수 없다. 우리는 비만과 스트레스가 깊은 관계가 있고, 과도한 스트레스 상황이 지속되면 체온을 담당하는 갑상선 기능에 문제가 와서 대사장애로 인하여 살이 찌며, 몸속에는 모든 지방을 끌어 모으는 효소가 존재한다는 사실과 여성 호르몬의 불균형과 인슐린 저항성이 비만을 일으키는 요인임을 알아야 한다. 또한 '그만 먹으라'는 신호를 주어서 음식을 그만 먹게 하는 식욕조절호르몬 렙틴이 오히려 비만을 일으킨다는 사실과 장내 미생물의 균형 상태인 85:15의 황금비율이 무너져 디스바이오시스 상태가 되면 유해균이 증식하며, 지방 축적을 통해 비만을 일으키는 '비만균'이 있는데 아무리 좋은 다이어트 방법을 실천해도 장내 미생물의 불균형부터 회복하지 않으면 체중 감량이 안 된다는 사실을 알아야 바른 다이어트가 가능하다.

제1장 부신피로증후군

비만은 전 세계적으로 주요한 공중보건 문제로 비만 증가에 따른 대사증후군, 당뇨병, 고혈압, 이상지질혈증 및 심뇌혈관 질환의 발생은 인종, 성별, 연령에 관계없이 지속적으로 증가하고 있다. 그 이유는 음식의 과잉 섭취와 운동 부족이 대부분이지만, 스트레스 또한 비중이 크다. 쉽게 이해가 안 될 수도 있지만, 스트레스로 인하여 우리 몸의 '체중기본설정값'이 무너지고 비만이 될 수 있음은 사실이다.

우리는 건강한 삶을 위해 '체중기본설정값'을 유지해야 할 의무가 있다. 과도한 경쟁사회 속에서 스트레스를 피해 갈 수는 없지만 스트레스를 조절할 수 있는 힘을 키우지 못하면 '부신피로증후군AFS, adrenal fatigue syndrome'이 오고 '체중기본설정값'도 무너진다.

부신호르몬에 대해서는 PART 3 제5장의 내용을 참고하기 바라며, 여기서는 부신피로증후군이 어떻게 비만과 관련이 있는지를 알아보기로 한다.

과도한 스트레스를 지속적으로 받으면 부신피로 3단계인 항진단계를 넘어 부신피질에서 코티솔이 계속 분비되어 코티솔이 고갈 상태에 이르는 부신피로 4단계가 되어 만성 피로와 다양한 질병이 오는 것을 '부신피로증후군'이라고 한다.

01 _ 부신피로증후군의 원인

① **스트레스**: 강력한 자극이자 우리 몸의 항상성을 무너뜨리는 항원이다. 정신적, 육체적, 환경적, 유전적인 스트레스로 분류한다.

② **병원성 세균**pathogenic bacteria: 바이러스, 세균, 곰팡이균, 원생물질 등이 부신에 침입하면 부신기능이 떨어지고 부신피로증후군의 원인이 된다.

③ **안티바이오틱스**antibiotics: 프로바이오틱스와 반대되는 물질로 항생제, 항히스타민제, 항바이러스제, 항암제 등을 말한다. 복용 직후 세균이나 바이러스를 제거하는 효과가 장점이지만 장내 유해균은 물론 유익균마저 모두 제거하여 장내 미생물 균형을 무너뜨리고 항생제 자체로 인한 부작용도 많아서 결코 남용해서는 안 된다. 또한 부신기능에도 안티바이오틱스가 항원antigen으로 작용하여 문제를 일으킨다.

④ **제노바이오틱스**xenobiotics: 계면활성제, 화장품, 샴푸, 비누, 주방세제, 치약, 잔류농약, 환경호르몬인 일회용품, 플라스틱류, 드라이클리닝제, 미세먼지, 황사, 자동차 배기가스, 이산화탄소, 일산화탄소 등으로 부신기능을 약화시키는 원인 물질들이다.

⑤ **제노에스트로겐**xenoestrogen: 피임약을 먹거나, 동물의 성장을 촉진하는 합성 에스트로겐 사료를 사용해 키운 어류·닭·소·돼지를 섭취하면 내가 에스트로겐 호르몬제를 직접 복용하지 않아도 에스트로

겐 수치가 높아져 어린이가 비정상적으로 성장하는 성조숙증과 에스트로겐우세증후군을 일으키고 부신 기능에도 영향을 준다.

02 _ 스트레스 방어기전

길을 가다가 맹수를 만나거나 사고를 당하는 긴급한 상황에 처하면, 우리 몸은 극도의 스트레스를 받게 되고, 이 위기를 극복하기 위해 2가지 반응이 일어난다.

- **1차 방어**신경계: 교감신경 → 부신수질 → 아드레날린 → 인체 보호
  긴박한 위기상황이나 사고상황에 대해 긴급히 대처해야 하므로 반응이 빠른 신경계의 뉴런을 통해 자율신경 중 교감신경에 방어 명령을 내리면 표적기관인 부신수질에서 아드레날린을 방출해 근육을 움직이고 심박수 증가, 혈압 상승, 혈당량 증가, 혈액순환 촉진 등으로 몸이 민첩해져서 위기 상황을 대응하는 반응을 할 수 있게 된다. 따라서 교감신경이 흥분하고 이화작용이 활발해지면 에너지를 많이 쓰게 되니 살이 빠지게 된다.

- **2차 방어**호르몬계: 부교감신경 → 시상하부 → 뇌하수체 전엽 → 부신피질 → 코티솔 분비 → 췌장의 β세포 → 글루카곤 분비 → 간에 저장된 글리코겐을 포도당으로 전환 → 혈당 상승 → 에너지 사용 → 인체 보호
  신경계와 호르몬계를 조절하는 컨트롤 타워 역할을 하는 간뇌의 시상하부가 스트레스 상황을 감지하면 CRH부신피질방출호르몬를 뇌하수체 전엽으로 보내고, 이 명령을 받은 뇌하수체 전엽은 부신피질로 ACTH부신피질자극호르몬를 방출하고, 부신피질에서는 강력한 함염작용을 하는 코티솔 호르몬을 방출하여 혈당을 올려 에너지를 만들어

대응한다.

또한 스트레스로 인하여 올라간 혈압과 맥밥은 부신피질에서 분비되는 알도스테론 호르몬이 인체 체액량과 전해질 농도를 조절하여 안정시킨다.

알도스테론

알도스테론은 단순 혈압 조절이라는 흔히 알려진 기능을 넘어서, 우리 몸의 전해질 균형을 유지하고, 심혈관 건강을 지키는 등 건강에 많은 도움을 주는 중요한 호르몬으로, 주로 나트륨과 칼륨의 균형을 조절하며, 이를 통해 혈압과 체액 균형을 유지하는 데 중요한 역할을 한다. 또한 신장 기능의 정상적인 작동을 지원하고, 전해질 불균형으로 인한 문제를 예방해 준다. 부신피로증후군 3단계가 되면 눈 떨림이 나타나는데, 이는 알도스테론에 의해 혈중 미네랄 균형이 무너지기 때문이며, 이때 칼륨과 마그네슘을 보충하면 완화된다.

알도스테론의 역할
– 나트륨과 수분의 재흡수를 도와 전해질 균형에 기여 – 칼륨 배출로 체내 수분과 이온의 평형 유지 – 삼투에 의한 수분 재흡수로 체액량 증가를 도움 – 나트륨을 보존해 소변량을 감소시키고 혈액량 증가에 기여 – 혈압을 상승시켜 혈압 항상성 및 심혈관계 건강 유지를 도움

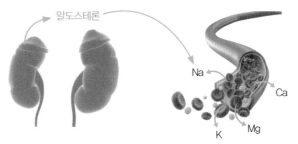

그림 4-1 알도스테론과 혈중 4대 미네랄의 배출

알도스테론이 지나치게 많이 분비되면 2차성 고혈압과 전해질 농도의 이상을 가져오게 된다. 알도스테론이 분비되면 혈압이 상승하고, 혈중 나트륨이 빠져나오며, 이어서 칼륨과 마그네슘, 칼슘 순으로 미네랄이 빠져나오는데, 이는 혈압이 떨어지지 않도록 하고 신장에서 일어나는 삼투압 현상을 유지하기 위한 것이다.

03 _ 부신피로증후군의 단계별 코티솔 분비 변화

① **1단계** 경계단계

스트레스를 감지하면 코티솔이 혈액으로 분비되어 스트레스로 인한 자극을 안정화시킨 후 회복기를 통해 1시간 안에 코티솔 수치는 정상화된다.

② **2단계** 저항단계

코티솔 분비 후 회복기를 통해 2시간 안에 코티솔 수치가 정상화된다.

③ 3단계 항진단계

과도한 스트레스 상황이 계속되면 코티솔 호르몬도 혈액 속으로 계속 방출되어 혈중 코티솔 수치가 높은 상태가 되면 혈당과 혈압을 지속적으로 높여서 심혈관 질환과 만성 질환을 유발할 수 있다.

④ 4단계 고갈단계

코티솔 호르몬이 고갈되어 더 이상 방출되지 않는 상태로, 우리 몸은 말할 수 없는 피로감과 함께 탈진 상태가 되며, 염증을 막아내지 못한 세포가 점차 괴사하면 암이 될 수 있는 위험한 단계이다.

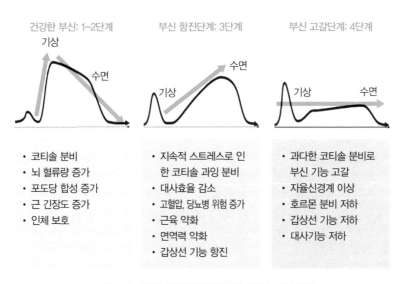

그림 4-2 부신피로증후군의 단계별 코티솔 분비 변화

부신피로증후군 체크리스트

- ☐ 아침에 일어나기 힘들고 잠을 자도 피로가 해소되지 않는다.
- ☐ 오전 10시 전에는 멍하고 무기력하지만 저녁에는 기운이 나고 생생하다.
- ☐ 오후 4시~6시 사이에 공복감이 심하고, 식사를 거르면 증상이 심해진다.
- ☐ 탄수화물, 카페인을 탐닉하고 오전시간에 커피나 자극제가 필요하다.
- ☐ 스트레스를 조절하기 어렵고 정서적으로 우울감이 있다.
- ☐ 짠 음식, 기름진 음식, 고단백식(육류, 치즈 등)을 갈망한다.
- ☐ 음식 및 흡입 성분에 대한 알러지가 생겼다.
- ☐ PMS 증상이 심해지고 생리혈과 양, 생리 패턴도 불규칙하다.
- ☐ 기억력과 집중력이 떨어지고 건망증이 심해졌다.
- ☐ 저혈당증세가 나타나고 기운이 없고 몸이 축 처진다.
- ☐ 매사가 부정적이고 참을성이 없다.
- ☐ 욕구(식욕, 성욕, 취미활동)가 감소되고 탈모가 심해졌다.
- ☐ 눕거나 앉아 있다가 일어나면 어지럽고 정신이 몽롱하다.(기립성 저혈압)
- ☐ 면역력 저하에 따라 자주 아프고 질병이나 상처를 회복하는 데 오래 걸린다
- ☐ 체중이 증가하고 허리 주변에 살이 찌는데 체중 감량은 어렵다.
- ☐ 피부가 건조하고 얇으며 피부 질환이 잦다.
- ☐ 일상 업무 처리 능력이 떨어진다.
- ☐ 소화기능이 저하되고 긴장, 심계항진이 있다.
- ☐ 체온 저하와 불면증, 설사와 변비 등이 있다.
- ☐ 관절 인대와 근력 저하에 따른 부상(특히 발, 무릎)이 잦고 근육통이 있다.

▶ 판정기준
   10개 미만: 부신피로증후군 1~2단계
   11-15개 미만: 부신피로증후군 3단계
   16개 이상: 부신피로증후군 4단계

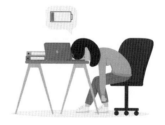

04 _ 부신피로증후군의 증상

① 코티솔은 아침 6시경 분비되기 시작해서 오전 8시경 최고조에 올라갔다가 점점 낮아지기 시작해 밤 12시경이 되면 가장 낮아져 숙면하게 하는 일주기 리듬을 갖는다. 아침 6시에 코티솔 분비량이 증가하면서 우리 몸을 깨워 주는데, 부신피로가 지속되었을 경우에는 이런 일주기 리듬이 깨지면서 아침에 올라가야 할 코티솔이 오히려 내려가 기상이 어려워지고, 깨어나도 오전 내내 멍한 상태로 있고, 저녁에는 코티솔 수치가 내려가야 잠을 잘 수 있는데 반대로 올라가 숙면을 취하지 못한다.

② 하루 종일 피곤하고 힘들다가 저녁때쯤 쌩쌩해지지만 수면은 어려워진다.

③ 부신피로증후군이 지속되면 체온 조절 기관인 갑상선 기능을 약화시켜 저체온증후군을 동반하게 된다. 코티솔이 체온을 조절하는 갑상선호르몬인 TSH를 억제하고, T4가 T3로 전환되는 것을 억제하여 항상성 유지에서 가장 중요한 체온 조절이 어려워지면서 혈액순환이 안 되고 대사기능 전반에 영향을 주게 된다.

④ 계속되는 스트레스로 코티솔 분비가 지속적으로 높아지면 소화효소 분비기능이 떨어지고, 음식을 먹으면 소화와 흡수가 어려워져 흡수장애증후군으로 이어진다.

⑤ 피부의 5가지 면역세포 역할을 하는 엘라스틴, 멜라닌, 히알루

론산, 콜라겐, 소마토스타틴에 영양소 공급이 원활하게 되지 않아 피부 재생능력이 감소하면서 피부가 거칠어지고 피부 탄력 저하, 피부 트러블 등이 일어난다.

⑥ 뇌는 포도당을 에너지원으로 사용하는데 포도당을 코티솔의 원료로 모두 소진하게 되면, 포도당 공급이 안 되어 뇌의 중요 기능인 기억력과 집중력이 감소하고, 갑자기 일어났을 때 어지러움을 느끼는 기립성저혈압도 발생한다.

⑦ 활성산소ROS 과다 생성으로 미토콘드리아 수가 줄어들어 ATP 생성이 저하되고, 면역 기능의 감소로 외부의 감염에 취약해지며, 면역 불균형으로 인하여 알레르기식품, 환경물질, 꽃가루 등에 대한 민감도가 높아지거나 자가면역 질환 등이 발생할 수 있다.

⑧ 코티솔과 함께 알도스테론도 동시에 높아져서 혈중 나트륨 손실로 짠 음식을 선호하게 되고, 오후 4~5시경에는 저혈당 증상이 나타나 급격한 에너지 감소로 군것질을 안 하면 힘들어지며 결국 잦은 간식과 과식으로 인하여 비만이 된다.

⑨ 매사에 예민하고 기분 변화가 심해지며, 참을성이 떨어지고, 짜증이 많아지고, 긴장감이 높아져 예민하고 잘 놀라게 된다. 충분한 수면이 어려워 불면증이 생긴다.

⑩ 혈액의 pH가 떨어져 혈액이 끈적끈적해지면서 혈관성 질환인 고혈압, 당뇨병, 고지혈증, 동맥경화, 협심증, 심근경색, 뇌졸중 등

이 발생한다.

⑪ 남성의 경우 계속되는 스트레스 상황에 노출되면 성기능이 감소되고, 여성의 경우에는 코티솔의 전구물질인 프로게스테론을 코티솔 원료로 빼앗겨서 에스트로겐우세증후군으로 연결되어 자궁, 난소, 유방에 근종 또는 암까지 발생하게 된다.

⑫ 과도한 코티솔의 분비로 잦은 간식과 과식을 유발하여 인슐린이 지속적으로 분비되고 ROS활성산소 과다 생성이 인슐린 수용체를 감소시켜 인슐린 저항성을 일으킨다.

⑬ 스트레스로 인한 코티솔 항진은 체온 감소와 소화효소 분비 감소로 이어져 음식물이 분해되지 않고 장내에서 부패하고 유해균이 증식해, 장내 미생물의 불균형 상태가 되는 디스바이오시스dysbiosis를 유발시킨다. 이로 인해 장내 유해가스가 증가하고 장점막에 염증이 발생하면 장점막 손상과 장내 융모와 융모 간의 밀착결합이 벌어지고, 이 벌어진 틈으로 독소와 유해성분들이 혈액 속으로 쏟아져 들어가 온몸에 염증을 일으키는 장누수증후군까지 유발한다.

05 _ 기타 부신 관련 증상

1. 쿠싱증후군Cushing's syndrome

쿠싱증후군은 장기간 많은 양의 스테로이드제 복용, 시상하부나 뇌하수체 이상으로 코티솔 호르몬이 과잉 분비되는 것이 원인이다.

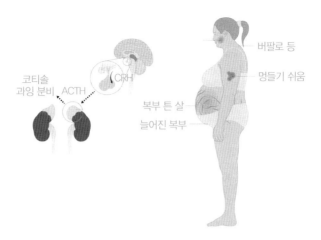

코티솔
과잉 분비 ACTH
CRH
버팔로 등
멍들기 쉬움
복부 튼 살
늘어진 복부

그림 4-3 쿠싱증후군의 증상

사실 쿠싱증후군은 통증 완화나 류머티즘관절염RA 치료를 위해 장기간 스테로이드제를 복용할 경우 나타날 수 있는 증상으로, 달덩이 같은 얼굴moon face과 버팔로 같은 등buffalo hump이 두드러진 특징이며, 고혈압, 과도한 모발 성장, 월경 불규칙, 골다공증, 근육 쇠약, 과도한 체지방 축적으로 팔다리는 가는데 복부 둘레는 늘어나는 '중심형 비만' 체형이 된다.

2. 애디슨증후군Addison's syndrome

애디슨증후군은 부신피질의 기능 저하가 원인이며, 부신피질에서 코티솔과 알도스테론 호르몬이 비정상적으로 적게 분비되어 발생하는 질병이다. 주로 뇌하수체 전엽에서 분비하는 ACTH가 부신피질에서 반응하지 않을 때 발생한다.

애디슨증후군의 증상은 만성 피로, 위장관 불편함, 근육 약화, 체중감소, 햇빛에 노출되는 부분과 목·팔꿈치·무릎 등 압박이 가해지는 부위가 구릿빛으로 어둡게 변하는 색소 과다 침착이 특징이다.

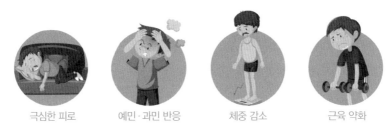

극심한 피로   예민·과민 반응   체중 감소   근육 약화

그림 4-4 애디슨증후군의 증상

06 _ 부신피로증후군과 비만

지금까지 살펴본 바와 같이 정신적, 육체적, 환경적으로 스트레스를 받게 되면 신경계를 흥분시켜 혈압을 올리고 호흡을 가쁘게 만든다. 장기간 스트레스를 받게 되면 혈중 코티솔 수치가 올라가고, 식욕을 자극하는 그렐린 호르몬의 수치도 그만큼 높아져 식욕이 증가하여 복부 비만, 고지혈증, 심혈관 질환 등으로 이어질 수 있다. 코티솔은 당지수가 높은 음식을 더 좋아하게 만들며, 뇌의 메커니즘을 자극해 식욕 억제를 방해하기 때문에 결국 비만을 유발한다.

또한 장기적인 코티솔 분비는 간에 중성지방 형태로 저장된 글리코겐을 포도당으로 전환시켜 혈당을 증가시킨다. 이에 따라 신체는 혈당 균형을 유지하기 위해 인슐린 분비량도 따라서 증가시킨다. 인슐린은 인체 내에서 혈당을 낮추는 유일한 호르몬인 동시에 지방 합성을 촉진시키는 일명 살찌게 하는 호르몬이다.

이와 반대로 코티솔이 분비되지 않으면, 스트레스 때문에 상한 몸과 마음이 회복되지 못하고 계속 스트레스 상태에 놓여 심각한 질병을 유발할 수 있게 된다. 따라서 코티솔은 스트레스로 인한 감정의 조절과 생활습관 개선에 따라 얼마든지 분비량을 조절할 수 있으므로 나만의 조절 방법을 계획하고 실천하는 것이 중요하다.

제2장 저체온증후군

　과도한 스트레스로 인하여 부신피로증후군 상태가 왔는데 더하여 과로, 과음, 불면증 등으로 계속 인체가 자극을 받으면 체온을 조절하는 기관인 갑상선 기능에도 문제가 온다. 우리 몸은 항상 일정한 상태를 유지하려는 항상성 기능이 있어 건강을 유지하는데, 갑상선 기능에 문제가 오면 항상성에서 가장 중요한 체온이 늘 낮은 상태인 저체온증후군WTS, Wilson's temperature syndrome이 되어서, 신진대사와 면역력이 떨어지고 호르몬과 효소 기능도 감소하여 살아있지만 죽은 상태처럼 살게 되고 결국 심각한 질병으로 이어질 수 있다.

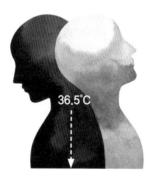

체온 ↓
면역력 ↓
신진대사 ↓
효소기능 ↓
호르몬기능 ↓

그림 4-5　저체온증후군의 대표적인 증상

01 _ 저체온증후군의 원인

건강한 삶을 위해서는 인체의 항상성homeostasis이 유지되어야 하는데, 그중 혈액의 온도인 체온은 항상 36.5~37℃를 유지해야 한다. 그러나 스트레스로 인한 부신피로증후군 3단계인 항진단계가 되면 갑상선 기능이 저하되어 체온 조절에 문제가 생긴다. 저체온증후군은 스트레스와 관련된 대표적인 증후군이며, 갑상선 기능 저하와 증상이 유사하다. 즉, 체온이 정상보다 낮아져서 효소기능, 대사기능이 떨어지고, 인체 항상성이 무너져 무기력해지고 쉽게 피곤해지며, 면역력 저하, 신진대사 저하 등 다양한 증상이 나타나게 된다. 저체온증후군은 다음과 같은 원인으로 발생한다.

- 외상에 의한 뇌·신경계 기능 저하로 인한 열 조절 능력 장애
- 부신피로증후군에 의한 코티솔 과잉 분비로 갑상선 기능 저하
- 갑상선 기능 저하증, 뇌하수체 기능 저하증, 저혈당증이 있는 경우
- rT3 전환 증가: 스트레스, 외상, 저칼로리 식이, 염증, 독소, 감염, 간기능장애, 신장기능장애, 특정 약물 장기 복용
- 과다출혈에 의한 쇼크 상태에서 가온加溫되지 않은 수액 및 수혈 공급
- 수면제나 다양한 약물 복용자
- 공복 상태로 혈액순환이 원활하지 못한 경우
- 과음으로 사지 말단부 혈관 확장에 의한 열 손실이 잦은 경우
- 추운 환경에서 일하는 직업일 경우

위와 같은 원인 중 가장 큰 원인은 스트레스로 인한 부신피로증후군이다. 최근 갑상선 결절이나 갑상선암이 급증하고 있는데 특히 중

년 여성들이 가장 걱정하는 질환 중 하나가 되었다. 갑상선암은 국내 여성이 가장 많이 걸리는 암 1위가 되었으니 결국 갑상선 문제는 과도한 스트레스로 인한 갑상선 기능 저하가 큰 원인이다.

부신피로증후군 3단계인 항진단계가 되면 코티솔이 회복기가 없이 계속 나와 혈중 코티솔 수치가 증가해 갑상선이 비대해지는 갑상선비대증이나 갑상선기능항진증이 올 수 있다.

부신피로증후군 4단계인 고갈단계가 되면 부신이 탈진상태가 되고, 코티솔이 거의 분비되지 않아 급격한 면역력 저하로 갑상선암이 발생할 수도 있다. 이 상태에서는 갑상선호르몬인 T4가 T3로 전환이 안 되고, T4가 rT3로 전환되어 늘 체온이 낮은 저체온증후군으로 물만 먹어도 살이 찌며, 잠도 제대로 잘 수 없는 불면증과 깜박깜박 자주 잊어버리는 기억력 저하, 추위를 견디지 못하는 증상 등의 갑상선기능저하증이 와서 비만이 되고, 계속 방관하면 점점 더 살이 쪄서 고도비만까지 가게 된다.

02 _ 저체온증후군의 증상

1. 갑상선기능항진증

우리 몸의 체온과 신진대사를 조절하는 갑상선호르몬이 인체가 필요한 양보다 더 많이 분비되어 심장, 뼈, 근육, 월경 주기 및 생식 능력에 심각한 문제를 일으킬 수 있는 증상이다.

(1) 원인

① 그레이브스병

갑상선기능항진증의 가장 일반적인 원인인 자가면역 질환이다. 우리 몸의 면역체계가 갑상선을 적으로 오인하고 공격해 갑상선호르몬을 너무 많이 생산하도록 하는 것이다.

② 갑상선 결절

갑상선의 일부 조직이 부분적으로 커져서 혹이 생긴 상태로 대부분 양성이며 성인의 약 4~7% 정도에서 발견되고 있다.

③ 갑상선염

저장된 갑상선호르몬이 갑상선 밖으로 누출되어 염증을 일으킨 것으로, 하시모토 갑상선염이 가장 흔한 유형이다. 갑상선호르몬의 과잉 또는 과소 생산을 초래할 수 있다.

④ 다량의 요오드

요오드는 일부 의약품, 시럽형 기침약, 해초 및 해초 기반 보충제의 성분에 포함되어 있는데 너무 많이 섭취하면 갑상선기능항진증의 원인이 될 수 있다.

⑤ 갑상선 약 과다 복용

갑상선 기능 저하로 인해 갑상선 호르몬제를 너무 많이 복용하는 것도 갑상선기능항진증 원인이 될 수 있다.

(2) 증상

① 피로하고 숨이 차며 감정 기복이 심하고 예민함

② 외형적으로 눈이 튀어나오고 갑상선 부위가 커지는 갑상선비대증

③ 목이 부어 음식을 삼키기 어려운 연하곤란

④ 땀이 많아지고 더위를 견디기 어려움

⑤ 수면장애, 불면증

⑥ 근육 약화, 피부 건조, 탈모, 생리량 감소, 생리불순

⑦ 빠르고 불규칙한 심장박동으로 혈압 이상, 손가락 떨림

⑧ 잦은 배변이나 설사 등의 소화기 장애

⑨ 식욕은 증가하나 체중은 감소함

⑩ 남성의 경우 드물게 여성형 유방

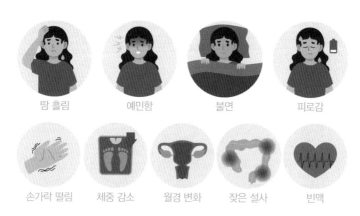

그림 4-6 갑상선기능항진증의 증상

(3) 개선방법

① 항갑상선제 복용

갑상선이 갑상선호르몬을 적게 생성하도록 하는 항갑상선제를 1~2년 정도 복용해야 하지만 영구적인 개선방법은 아니다.

② 방사성 요오드 치료

이 치료는 갑상선호르몬을 생성하는 갑상선세포를 천천히 파괴하지만 다른 신체 조직에 거의 영향을 미치지 않는다. 비교적 간단하고 저렴하다는 장점이 있지만, 갑상선호르몬을 생성하는 세포가 파괴되었기 때문에 거의 갑상선기능저하증이 발생하며, 임산부에게는 시행할 수 없다.

③ 수술 요법

드물게 갑상선종이 매우 크거나 방사성 요오드 치료를 원치 않는 경우 갑상선의 일부 또는 대부분을 제거하는 것이다. 갑상선종이 큰 사람이나 항갑상선제를 복용할 수 없는 임산부에게는 선택 사항이 될 수 있다.

④ 요오드 제한 섭취

갑상선기능항진증이 있는 경우 요오드를 너무 많이 섭취하지 않도록 주의해야 한다.

2. 갑상선기능저하증

갑상선이 충분한 갑상선호르몬을 생성하여 혈류로 방출하지 못해 말초조직의 대사가 저하된 상태로서 몸 전체에 영향을 주게 된다. 이로 인해 체온이 떨어지고 신진대사가 느려지며, 피로감이 생기고, 체중이 증가하고, 추운 기온을 견디기 힘들어 하지만 일반적으로 치료가 가능한 질환이다.

갑상선기능저하증은 모든 연령, 성별, 인종의 사람들에게 영향을 미칠 수 있지만, 특히 60세 이상의 여성에게 흔한 질환으로 생애 초기보다 폐경 후 갑상선기능저하증이 발생할 가능성이 더 높다.

(1) 원인

① **1차성 갑상선기능저하증**: 갑상선기능저하증의 95% 이상

② **만성 자가면역성 갑상선염**하시모토 갑상선염: 갑상선기능저하증의 70~85%

③ **바이러스 감염**: 급성 갑상선염이나 출산 후 갑상선염으로 일시적 갑상선기능저하증이 발생하기도 하는데 이 경우 대부분 저절로 회복된다.

④ 갑상선 제거 수술

⑤ 갑상선기능항진증으로 방사성 요오드 치료를 한 경우

⑥ 요오드 결핍

⑦ 유전적 요인

⑧ 임신 중 하시모토병자가면역 질환

(2) 증상

① 낮은 체온, 추위를 견디기 어려움, 매우 나른하고 피곤함

② 눈과 얼굴 부종, 눈꺼풀 처짐, 목소리가 쉬고 말이 느려짐

③ 식욕은 없는데 체중은 증가함

④ 우울감, 무기력, 기억력 저하, 건망증 심해짐

⑤ 윤기 없고 거친 모발과 탈모

⑥ 피부색이 누렇게 변함, 거칠고 차가운 피부, 손톱이 잘 부스러짐

⑦ 높은 혈중 콜레스테롤 수치, 심혈관 기능 저하, 서맥

⑧ 변비, 잦은 월경과 생리량 증가, 성욕 감퇴

⑨ 손발이 저리고 쥐가 잘 남

⑩ 온몸의 통증, 근육 약화, 근육통, 손이 마비되거나 따끔거림, 관절통

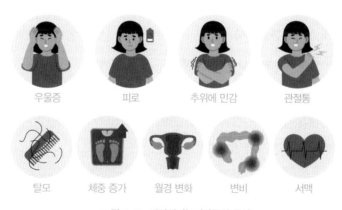

그림 4-7 갑상선기능저하증의 증상

(3) 개선방법

① 호르몬 보충 요법

② 요오드가 풍부한 음식_{달걀, 유제품, 생선, 호밀빵, 해산물, 해초} 섭취

③ 체중 조절을 위한 열량 조절 섭취

④ 변비 완화를 위해 식이섬유가 풍부한 음식 섭취

⑤ 수분의 충분한 섭취와 적절한 운동

3. 기타 증상

① 에너지대사 감소로 인한 만성 피로

② 두통, 편두통, 이명

③ 근육 및 관절 통증

④ 불안, 초조, 우울증, 불면증

⑤ 생리통, 생리불순, 조기 폐경, 안면홍조

⑥ 에스트로겐우세증후군

⑦ 수족냉증, 추위를 참지 못함

⑧ 연하곤란, 점액부종, 천식, 심장 박동수 감소

⑨ 알레르기, 피부 건조, 피부반점, 여드름, 가려움증

⑩ 안구 건조, 시야 흐림

제3장 지방축적효소 HSD

스트레스로 인해 체중이 증가한다는 사실은 이미 많은 연구를 통해 밝혀졌다. 인체의 지방축적효소인 HSD는 스트레스 상황, 즉 높은 코티솔 분비 상황에서는 지방 저장을 촉진하는 강력한 신호로 작용하게 되므로 HSD 수치가 높을수록 코티솔 수치도 높아져서 체중은 더욱 증가하고 비만이 된다.

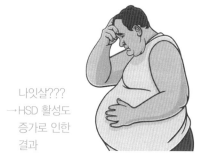

나잇살???
→HSD 활성도
증가로 인한
결과

그림 4-8 HSD 활성도 증가와 지방 축적 증가

코티솔이 증가하면 식욕이 증가하고 지방 축적도 증가해서 비만, 그것도 복부 비만으로 연결되는 상황이 초래되는데, 이는 지방세포들이 HSD를 통해 더 많은 지방을 저장하라는 강력한 신호를 항상 받고 있기 때문이다.

따라서 다이어트 시 단순히 먹는 영양소와 운동만 관리할 것이 아니라 스트레스로 인한 HSD 관리도 필요하다. 코티솔 호르몬은 스트레스와 맞서 싸우는 호르몬이므로 스트레스를 덜 받는다면 혈중 코티솔 수치가 낮아지고 HSD 수치도 낮아진다.

HSD 활성도가 가장 높은 곳은 지방조직, 간, 뇌 등인데 만성 스트레스로 코티솔이 과다 분비되면 지방세포 내의 HSD 활성도가 높아지며, 더 많은 지방을 축적하고 지방세포 또한 더욱 증식한다. 또한 당뇨병이 있거나 나이가 들면 HSD 활성도가 증가하므로 특히 복부 비만이 오기 쉽다.

제4장 에스트로겐우세증후군

여성의 대표적인 호르몬인 생리를 주관하는 에스트로겐과 임신을 주관하는 프로게스테론 중 에스트로겐이 프로게스테론보다 필요 이상 많아진 호르몬 불균형 상태로, 이는 인체 내 에스트로겐의 과잉축적이 가장 큰 원인이다. 에스트로겐의 증가는 사춘기 동안 성적 발달을 촉진하며, 프로게스테론 호르몬과 함께 임신을 위해 몸을 준비시킨다. 인체는 생식, 심혈관 및 뼈 건강을 위해 에스트로겐이 필요하지만, 높은 에스트로겐은 생식 과정을 방해하고 특정 질환의 위험을 증가시킬 수 있으며 다양한 여성 질환을 일으키므로 호르몬 균형 유지가 중요하다.

인체 호르몬은 나이가 들면서 생산량이 감소하는데 에스트로겐은 35~60세 사이에 40~50% 정도 감소하는 데 비해, 같은 기간 프로게스테론은 90~99% 이상 감소한다. 그러나 일반적으로 에스트로겐이 더 감소하는 것으로 잘못 알려져서 합성 에스트로겐을 많이 보충하지만 복용 후 유방암, 자궁암, 난소암이 올 수 있어 주의가 필요하다. 따라서 인체에 무해한 인체 친화형 프로게스테론을 보충하는 것이 올바른 에스트로겐우세증후군의 개선방법이다.

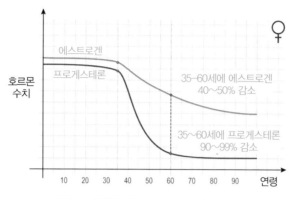

그림 4-9　연령별 에스트로겐과 프로게스테론의 감소량

01 _ 에스트로겐우세증후군의 원인

① 스트레스코티솔 과분비로 프로게스테론 고갈

② 인체 내 에스트로겐의 과잉 생산

③ 제노에스트로겐의 인체 내 축적

④ ERT, HRTprogestin 등 합성 호르몬제 복용

⑤ 경구용 피임약 남용

⑥ GMO식품. DES강력한 합성 호르몬으로 성장 촉진

⑦ 정제된 탄수화물, 설탕, 고지방 식사

⑧ 높은 체지방 비율과 비만지방조직에서 에스트로겐 생산

⑨ 조기난포기능장애

⑩ 난소 기능 저하로 인한 무배란 생리

⑪ 자궁 적출술 급증난소 기능 상실로 호르몬 불균형 초래

⑫ 저체온증후군과 갑상선 기능 저하

⑬ 간 기능 저하에스트로겐 분해 방해

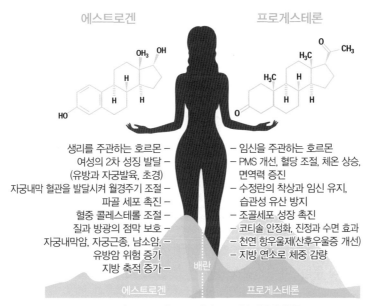

에스트로겐   프로게스테론

생리를 주관하는 호르몬 –   – 임신을 주관하는 호르몬
여성의 2차 성징 발달 –   – PMS 개선, 혈당 조절, 체온 상승,
(유방과 자궁발육, 초경)   면역력 증진
자궁내막 혈관을 발달시켜 월경주기 조절 –   – 수정란의 착상과 임신 유지,
파골 세포 촉진 –   습관성 유산 방지
혈중 콜레스테롤 조절 –   – 조골세포 성장 촉진
질과 방광의 점막 보호 –   – 코티솔 안정화, 진정과 수면 효과
자궁내막암, 자궁근종, 남소암, –   – 천연 항우울제(산후우울증 개선)
유방암 위험 증가   – 지방 연소로 체중 감량
지방 축적 증가 –   배란
에스트로겐   프로게스테론

그림 4-10 에스트로겐과 프로게스테론의 역할

02 _ 에스트로겐우세증후군의 증상

① 생리전증후군PMS 증가

② 생리 불규칙, 생리통, 생리불순, 부정출혈, 과다 생리

③ 치밀 유방, 유방섬유낭종, 유방암

④ 자궁내막증, 자궁근종, 자궁암

⑤ 다낭성난소증후군, 난소종양, 난소암

⑥ 안구 건조, 갑상선기능부전, 노화 촉진, 관절통, 근육통

⑦ 무기력감, 성욕 감소, 성기능장애, 전립선 문제, 수면장애

⑧ 걱정과 우울감, 우울증, 공황장애

⑨ 불임, 난임, 잦은 유산

⑩ 자가면역 질환

⑪ 남성의 여성형 유방

03 _ 에스트로겐우세증후군 개선방법

① 육가공식품을 줄여 에스트로겐 농도를 낮추는 식습관 형성

② 내분비 교란물질주방세제, 샴푸, 화장품 등 접촉을 줄이는 생활 환경 조성

③ 알코올간 기능 저하 → 에스트로겐 대사장애 삼가기

④ **규칙적 운동:** 유산소운동1시간/주3-5회으로 체내 에스트로겐 농도 50% 감소

⑤ **체중 조절:** 기름진 음식콜레스테롤이 에스트로겐의 원료임

⑥ **충분한 수면:** 멜라토닌에스트로겐 분비 감소 생성

⑦ **스트레스 조절:** 부신피로증후군 개선으로 프로게스테론 생산 촉진

제5장 인슐린 저항성

비만은 인슐린 저항성을 유발하여 제2형당뇨병과 심혈관 질환 위험을 증가시킬 수 있다. 인슐린 저항성이 생기면 혈당 조절이 잘 안 되어서 적게 먹고 운동을 많이 해도 살이 잘 빠지지 않는다. 이는 내 몸에 이미 세팅되어 있는 체중기본설정값이 무너졌기 때문이다. 따라서 인슐린 수용체의 민감성을 회복하고 올바른 식습관을 통해 인슐린 저항성부터 개선해야 다이어트에 성공할 수 있다.

인슐린 저항성은 혈당량을 조절하는 필수 호르몬인 인슐린을 근육, 간, 지방세포 등에 있는 인슐린 수용체가 거부하거나 수용체 손상으로 인슐린 신호를 못 받아서 발생한다. 우리가 음식물을 섭취하면 소장에서 최종 분해된 포도당이 췌장의 β세포에서 나오는 인슐린과 함께 간문맥을 통과해 간으로 이동해서 에너지로 사용되거나 나중에 사용하기 위해 저장된다. 포도당이 세포에 들어가고 혈류 수준이 감소하면 췌장에 인슐린 생산을 중단하라는 신호가 전달되어 인슐린 생산이 중단된다.

인슐린과 수용체의 관계는 흔히 열쇠와 열쇠 구멍에 비유할 수 있는데, 인슐린은 열쇠이고 수용체는 열쇠 구멍에 해당한다고 보면 된다. 열쇠가 아무리 많아도 열쇠 구멍이 없으면 문을 열 수 없듯이, 인슐린이 아무리 많아도 인슐린을 받아들이는 인슐린 수용체가 부족하거나 인슐린 수용체의 민감도가 떨어져 인슐린을 거부하면 포도당이 세포로 들어가지 못하고 역류해서 혈당을 필요 이상 높이고,

췌장은 증가하는 혈당 수치를 극복하기 위해 더 많은 인슐린을 생성하는데 이런 현상이 반복되면 제2형당뇨병의 전 단계인 인슐린 저항성이 발생한다.

세포는 포도당이 있어야 생명 유지에 필요한 에너지를 만들어 기초대사 및 항상성을 유지하는데, 세포 안에 포도당이 들어가지 못하고 혈액에 포도당이 너무 많아져서 비만, 제2형당뇨병, 비알코올성 지방간, 대사증후군, 다낭성난소증후군, 고혈압, 심혈관 질환 등이 발생하게 되는 것이다.

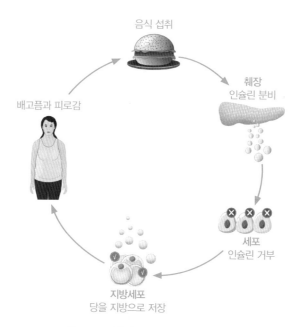

그림 4-11 인슐린 저항성과 비만의 연결고리

우리가 음식을 섭취한 후 혈당이 올라가면 인슐린이 나와서 혈당을 내린 후 2시간이 지나면 혈당이 정상으로 회복되어야 한다. 그러나 제2형당뇨병이 있는 사람들은 세포가 계속 포도당이 없어 배가 고프다는 호르몬의 신호를 보내므로 계속 음식을 섭취하게 된다. 소장에서 계속 포도당이 만들어지면서 인슐린이 계속 나오는데 또다시 탄수화물이 들어오면 나오다 나오다 지쳐버린 인슐린이 더 이상 나오지 않게 된다. 쉬지 않고 먹는 간식, 야식, 폭식 등의 부적절한 식습관이 인슐린의 생성을 부족하게 만들고 인슐린 수용체의 민감성을 감소시켜 발생하는 인슐린 저항성은 식습관만 바꿔도 예방할 수 있다.

01 _ 인슐린 저항성의 원인

① 인슐린 수용체의 부족이나 손상

② 인슐린 수용체의 민감성 감소잦은 간식, 야식, 폭식, 과식이 원인

③ 특정 유전적 질환근긴장성 이영양증, 베르너증후군, 유전성 지방이영양증

④ 후천적 원인태생기의 영양 결핍, 임신, 신체활동 부족, 노화

⑤ 미토콘드리아 기능 이상인슐린 기능 저하와 지방 축적

⑥ 과도한 체지방특히 복부 비만

⑦ 갑상선기능저하증포도당 대사를 포함한 신진대사 저하

⑧ 고도로 가공된 고탄수화물 식품과 포화지방 식단

⑨ 특정 약물스테로이드제, 일부 혈압약과 정신과 약물

⑩ 쿠싱증후군코티솔 과잉 분비로 혈당 수치 상승

02 _ 인슐린 저항성의 증상

① 식사 후 피로감 증가식곤증

② 집중력 저하, 멍한 느낌, 머릿속에 안개 낀 듯한 느낌

③ 불안, 초조, 분노, 두통

④ 흐려진 시야, 망막병증

⑤ 내장지방, 복부지방 증가로 인한 과체중으로 인슐린 수용체 감소

⑥ HDL 감소와 중성지방 증가고지혈증, 심혈관계 질환 유발 위험

⑦ 갈증 증가와 빈뇨

⑧ 공복감 증가로 자주 먹어서 체중이 증가하고 체중 감소가 어려움

⑨ 질 및 피부 감염 증가, 쥐젖skin tags

⑩ 상처와 염증 치료 저하

03 _ 인슐린 저항성의 개선방법

① 과도한 고탄수화물식과도한 인슐린 생산 자제

② GI지수 낮은 음식 섭취당분이 많이 함유된 과일주스와 청량음료 줄이기

③ 체중 감량초과 체중 7% 감소는 제2형당뇨병 발병 58% 감소

④ HDL 수치 올리기

⑤ LDL 수치 낮추기

⑥ 적당한 강도의 규칙적인 신체 활동인슐린 수용체 증가

제6장 렙틴 저항성

렙틴은 지방세포에서 직접 생산되는 '식욕억제호르몬'으로, 인슐린 저항성을 특징으로 하는 제2형당뇨병과 관련이 깊다. 음식 섭취 후 20분 정도 지나면 뇌로부터 '음식을 그만 먹으라'는 신호를 받아 지방세포에서 렙틴이 분비되어 음식 섭취를 멈추게 한다. 몸에 체지방이 많을수록 렙틴의 분비량도 많아서 몸에 지방이 충분하다는 정보를 전달받은 뇌는 체지방 감소를 위해 식욕을 떨어뜨리고 체내 대사를 늘린다. 그러나 몸에 지방이 적으면 렙틴의 분비도 적어지고 뇌의 식욕조절중추는 오히려 식욕을 높여 체지방을 올리고 체중기본설정값을 일정하게 유지한다.

그러나 지방세포가 많은 비만인들이 식욕 억제에 어려움을 겪는 것을 보았을 것이다. 이는 가공식품이나 고탄수화물 식품의 과도한 섭취, 음주, 스트레스, 과식, 작은 간식 등의 부적절한 식습관 및 생활습관으로 인해 렙틴 호르몬의 기능이 무너졌기 때문이다. 이는 렙틴 호르몬과 뇌의 통신 교란이라고 할 수 있는데, 지방세포에서 나오는 렙틴 호르몬이 계속 '그만 먹으라'는 신호를 보내도 뇌의 시상하부에 제대로 전달되지 않아 시상하부는 아직도 지방이 부족하다고 판단해 '계속 더 먹으라'는 신호를 보내서 식욕 억제가 되지 않는 것이다.

렙틴 호르몬의 기능이 무너지면 지방세포가 늘어나 렙틴이 증가하더라도 이 신호가 뇌의 시상하부에 제대로 전달되지 않고, 렙틴 신호를 제대로 받지 못한 뇌는 아직 지방이 부족하다고 착각해서 계속 더 먹으라는 신호를 보내게 되고, 결국 렙틴이 제 기능을 못하는 '렙틴 저항성'을 일으켜서 비만으로 가게 된다.

렙틴 저항성이 생기면 식욕이 증가하고 인슐린 저항성도 증가하여 지방이 분해가 안 되고 계속 축적되는 악순환이 발생한다. 따라서 다이어트 효과를 제대로 보려면 렙틴 저항성부터 개선해야 한다. 렙틴 저항성을 개선하면 조금만 먹어도 포만감이 느껴지고, 체중기본설정값이 유지되므로 다이어트가 한결 수월해진다. 따라서 렙틴 저항성이 비만의 직접적인 원인이라면, 인슐린 저항성은 렙틴 저항성을 일으키는 가장 큰 요인이므로 인슐린 저항성부터 먼저 개선하고 렙틴 저항성을 일으키는 요인들을 찾아 제거하는 것이 성공적인 다이어트의 시작이라고 할 수 있다.

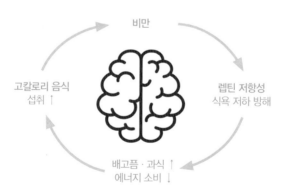

그림 4-12 렙틴 저항성과 비만의 연결고리

우리가 먹는 탄수화물은 소장에서 포도당으로 분해되어 인슐린에 의해 포도당이 세포에 유입되어야 에너지를 만드는데, 인슐린 저항성으로 인해 포도당이 세포 안에 들어가지 못하면 세포는 계속해서 배가 고프다고 신호를 보낸다. 이런 반복적인 오작동 신호로 뇌의 시상하부가 렙틴의 신호를 받지 못해 인슐린 분비는 계속 증가하다가 멈추고, 결국 넘쳐나는 포도당이 지방으로 저장된다. 따라서 '나는 물만 먹어도 살이 찐다', '적게 먹어도 살이 찐다'는 사람들은 내가 인슐린 저항성으로 인한 렙틴 저항성이 있는지를 점검해 보아야 한다.

살을 빼기 위해 무조건 적게 먹거나 운동을 많이 하는 것이 중요한 것이 아니다. 비만을 일으키는 식습관과 생활습관을 개선하는 것이 더 중요하다. 그중 찬 음식이나 찬 음료는 체온을 떨어뜨리고 세포호흡을 감소시켜서 사용되지 못한 포도당을 지방으로 저장해 비만의 원인이 되니 체온이 떨어지지 않도록 체온 관리도 잘해야 한다. 체온이 낮아지는 이유는 TSH 분비 감소로 T4가 T3로 전환이 안 되고, 역방향인 rT3로 전환되기 때문이다. 이것은 장기간 과체중 상태인 경우 체중 감량이 점점 더 어려워지는 이유다.

밀가루, 설탕, 시럽 등은 정제된 단순당으로서 혈당을 치솟게 하는 고탄수화물식이니 줄이고, 입에서 당기는 음식보다는 건강한 음식을 섭취하면서 인슐린 저항성과 렙틴 저항성을 개선해야 한다.

제7장 장내 미생물 불균형

우리 인체에는 약 1,000조 개 정도의 미생물이 존재한다. 이 중 약 100조 개, 무게로는 약 1.5kg에 해당하는 장내 미생물이 소장과 대장에 살고 있다. 이들 미생물은 우리 몸에 유익한 '유익균'과, 해를 주지도 않고 유익하지도 않은 '중간균', 그리고 해로운 '유해균' 등으로 구분된다.

장내 미생물은 인간의 건강과 질병에 중요한 역할을 한다. 장 건강은 물론 인체의 전반적인 건강을 위해서는 장내 미생물 생태계가 균형을 이루며 숙주인 인간과 공생해야 한다. 이를 위해 소장과 대장의 미생물 중 유익균이 25%, 중간균이 60%, 유해균이 15% 비율로 유지되면 가장 이상적이고 건강한 장이면서 최대의 면역력을 유지할 수 있다.

장내 미생물이 '85:15의 균형'을 유지하는 '유바이오시스eubiosis' 상태의 소장에서는 장 운동이 활성화되어 양질의 두뇌 비타민과 행복 호르몬인 세로토닌이 생성되고, 단백질, 당, 지방 등의 대사활동이 원활해져서 깨끗한 혈액을 생성할 수 있다. 또한 소장 상피세포에서 유해물질과 발암물질이 분해되어 혈액 속으로 유입되는 것이 차단되고, 우리가 섭취한 음식으로부터 얻은 영양소가 인체의 모든 장기에 도달할 수 있다.

반대로 소장의 유해균 비율이 15%를 넘으면 유해균에 의해 단백질이 분해되는 과정에서 암모니아, 인돌, 스카톨, 황화수소 등의 각종 독소가 생성되어 소장 질환과 대장 질환을 일으키고, 간과 신장 기능까지 장애를 준다. 또한 이러한 유해물질이 혈액 속에 섞이면, 오염된 혈액을 받은 각 장기의 세포들은 정상적인 기능을 잃게 된다.

01 _ 디스바이오시스

인간과 함께 공존하는 미생물 생태계인 휴먼 마이크로바이옴은 소장과 대장을 중심으로 약 100조 개가 숙주인 인간과 공생하며 살고 있는데, 그 무게가 약 1.5kg에 달하는 양이다. 무게로 보면 대장에 가장 많은 미생물이 살고 있고, 소장은 물론 여성의 질 내에도 많다. 이들 장내 미생물은 인체에 유익한 '유익균'과, 유익하거나 유해하지 않은 '중간균', 몸에 해로운 역할을 하는 '유해균' 등으로 구분하고 있으며, 이 중 어떤 미생물들이 우리 장 속에서 우점균으로 살고 있는지가 건강과 직결된다.

건강한 사람의 장내 미생물은 중간균이 유익균과 함께 85%의 비율을 유지해야 한다. 유익한 미생물들은 비타민과 장내 염증을 억제하는 화합물 등 인간이 생산하지 못하는 유익한 대사산물들을 만들어 건강을 유지할 수 있도록 도와주기 때문이다.

여기서 주목할 것 '눈치균' 또는 '기회균'이라고도 하는 '중간균'이다. 중간균은 유익균과 함께 85%를 유지할 때는 문제가 되지 않지만, 유해균과 함께 75%를 이룰 때는 디스바이오시스 상태가 되어 다양한 장 질환과 질병으로 이어지는 원인이 된다. 대장균이나 포도상구균, 칸디다균 등은 유익균과 함께 있을 때는 조용히 있다가 중간균이 유해균 쪽으로 이동하여 몸의 항상성이 떨어지거나 장내 환경이 악화되면 갑자기 질병을 일으키는 원인이 된다.

디스바이오시스 상태를 방치하면 유익균들이 무차별하게 죽어가고, 유해균은 계속 증식하여 유해가스가 발생하고 장 점막에 염증 및 손상을 일으키면서, 결국 우리 인체가 필요로 하는 대사, 효소, 면역, 내분비, 외분비, 신경조절물질의 조절기능 이상이 발생하여 장누수증후군은 물론 만성 질환의 원인이 될 수 있다.

또한 디스바이오시스 상태가 지속되면 장내 환경이 부패하여 평소에는 문제를 일으키지 않던 칸디다균이 비정상적으로 증식하여 위식도 역류, 칸디다성 질염, 무좀 등 전신에 여러 가지 문제를 일으킨다.

현대 과학은 디스바이오시스가 암, 당뇨병, 신경 퇴행성 장애, 다양한 대사장애, 우울증과 같은 기분 장애 등의 원인이 될 수 있으므로, 설사 및 흡수장애증후군이 디스바이오시스 증상임을 널리 인식하고 회복에 노력해야 한다고 본다.

1. 장내 미생물 불균형 상태

유익균25% : 중간균60% + 유해균15% = 디스바이오시스25:75

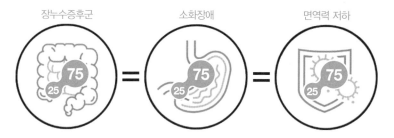

그림 4-13 장내 미생물 불균형(dysbiosis) 상태

2. 디스바이오시스 유발 요인

① 설탕, 밀가루 음식, 고지방·고단백 위주의 식단, 패스트푸드, 인스턴트 식품, 가공식품 등의 과다 섭취와 화학식품첨가제 등의 지속적인 섭취와 불규칙한 식습관

② 과도한 스트레스, 과로, 과음, 지나친 흡연

③ 운동 부족

④ 의약품 및 항생제 복용

⑤ 환경 오염, 농약, 계면활성제의 체내 증가

⑥ 야식, 잦은 간식, 폭식

⑦ 과자나 튀김류의 과다 섭취

⑧ 방사선radiation 조사, 중금속 체내 축적

⑨ 장내 감염이나 질병

⑩ 장 기능 저하, 흡수 장애, 음식 알레르기

⑪ 비만, 무리한 다이어트, 연령노화

3. 디스바이오시스 증상

① 장내 상피세포에 염증을 유발하여 장누수증후군의 직접적인 원인이 되어 만성 염증과 만성 질환을 일으킨다.

② 칸디다균은 장내 미생물이 85:15로 균형을 이루고 있을 때는 입안, 위장, 소장, 대장, 여성의 질 안에서 다른 균들과 조화를 이루고 살지만, 디스바이오시스 상태가 되면 칸디다균의 수가 급속하게 증가하면서 훼손된 장 점막을 통과하여 전신에 심각한 증상을 일으킨다. 특히 합성 호르몬제인 피임약의 남용으로 체내 에스트로겐 수치가 높아지면 칸디다균 번식으로 이어져 여성들에게 흔한 칸디다성 질염을 유발한다.

③ 면역세포 기능의 약화로 면역의 중심기관인 파이엘판^{Peyer's patch, 집합림프절}이 제 기능을 못해 대상포진이나 자가면역 질환을 유발할 수 있다.

④ 유해균 증가로 피부트러블, 고혈압, 당뇨병, 설사, 아토피, 천식, 비염, 음식 알레르기, 비만, 간 질환, 유당불내증, 글루텐불내증, 통풍, 자폐증, 신장결석 등을 유발한다.

⑤ 장 외분비샘의 기능 저하로 소화효소 생성이 줄어 흡수 장애를 유발할 수 있다.

⑥ 장 내분비샘의 기능 저하로 호르몬 생성도 감소하여 다양한 문제를 일으킨다.

4. 디스바이오시스 개선방법

① 식습관 및 생활습관 개선

② 설탕, 시럽, 액상과당 등 단순당 섭취 제한

③ 포화지방, 정제된 밀가루 음식 섭취 제한

④ 식이섬유 음식과 야채 섭취

⑤ 스트레스 관리

⑥ 적절한 유산균과 유산균의 대사산물_{포스트바이오틱스} 섭취

인간이 태어날 때 물려받는 세포 유전자는 절대 바꿀 수 없지만, 미생물 유전자microbiome는 식습관의 개선과 적절한 유산균 섭취, 운동 등으로 바꿀 수 있으며, 85:15의 장내 미생물 균형을 회복하면 건강한 삶을 살 수 있다.

02 _ 장누수증후군

인체에 들어온 영양성분은 잘게 분해되어 소장 점막 상피세포의 융모를 통해 흡수되고, 분자량이 큰 세균이나 독소는 융모를 통해서 흡수되지 않고 배설되어야 건강을 유지할 수 있다.

그러나 섭취한 음식물이 분해 및 흡수, 소화되지 않은 채 소장 상피세포의 점막에 미세한 상처를 내거나 밀착결합tight junction을 손상시키면 몸에 염증이 생긴다. 즉, 장 점막세포의 손상과 밀착결합에 틈이 벌어져 장내에 있는 많은 세균이나 바이러스, 곰팡이, 화학물질과 중금속, 환경호르몬 등이 유입되어 혈관을 타고 돌아다니다가

천식, 비염, 아토피피부염, 음식 알레르기 등의 질환과 류머티즘관절염, 제2형당뇨병, 크론병, 루프스와 같은 자가면역 질환을 일으키는 것이다.

건강한 소장의 경우에는 소장 상피세포의 밀착결합이 튼튼해서 세균의 침입과 유해독소를 차단한다. 그러나 스트레스, 화학식품첨가제, 중금속, 염증, 음식 알레르기 등 여러 가지 이유로 소장이 건강하지 못하면 이 밀착결합이 느슨해져서 틈의 크기에 상관없이 벌어진 틈으로 항원이나 해로운 물질이 혈관 내부로 유입된다. 이런 과정으로 세균과 독소, 사이토카인, 노폐물, 약물 등이 혈관으로 유입되는 현상을 '장누수증후군LGS, leaky gut syndrome'이라고 한다.

이들 세균과 독소는 소장 상피세포벽의 모세혈관으로 유입되어 간문맥을 통해 결국 간을 거치기 때문에 간 기능의 저하와 만성 피로도 유발시킨다. 이렇게 염증성 신호가 증가하면, 활성산소도 증가하기 때문에 혈관성 질환, 대사증후군 등 다양한 질환과 연관되어 각종 질병이 발생한다.

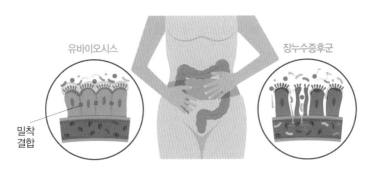

유바이오시스   장누수증후군

밀착
결합

그림 4-14 벌어진 밀착결합과 장누수증후군

1. 장누수증후군의 원인

① 디스바이오시스dysbiosis

② 합성 첨가물, 분해되지 않는 단백질카제인, 멜라민 섭취

③ 환경호르몬, 잔류농약, 중금속Hg, Pb, As, Al 등

④ 불규칙한 식습관, 편식, 고지방식, 과식

⑤ 밀가루 음식글루텐/분해되지 않는 점성 단백질

⑥ 패스트푸드, 인스턴트 식품, 육가공식품 섭취

⑦ 정제된 단순당설탕, 시럽, 액상과당의 섭취

⑧ 지나친 음주

⑨ 탄산음료와 카페인 과량 섭취

⑩ 무분별한 항생제, 비스테로이드성 소염진통제의 남용

⑪ 빈번하고 과도한 스트레스

⑫ 활성산소free radical 과다 생성

⑬ 변비, 숙변

⑭ 대사 과정 중 생성된 노폐물과 불완전 연소물질

⑮ 소화기계 감염과 기생충

⑯ 분해되지 못한 음식물로 인한 장내 부패와 유해가스 생성

⑰ 장내 유해균 과다 증식SIBO

⑱ 장내 발효과정 중 생성되는 부패성 독소

⑲ 아연, 칼슘, 식이섬유, 비타민 D, 오메가-3 지방산 등의 영양 결핍

⑳ 무리한 다이어트와 영양 결핍

㉑ 유당분해효소결핍증lactase deficiency과 같은 흡수장애

㉒ 외상성 장애와 항암 방사선 치료

2. 장누수증후군의 증상

장누수증후군이 유발되면 우리 몸의 면역체계는 분해되지 않는 단백질을 알레르기성 질환의 원인이 되는 항원인 알레르겐allergen으로 간주해서 면역반응을 일으키다가 결국 음식물에 알레르기 반응이 일어나게 된다. 그리고 점막 상처를 통해 각종 독소와 세균이 몸에 침입하면, 장내 유익균과 유해균의 균형이 무너지고 유해균이 증식하여 소화불량뿐만 아니라 만성 피로, 복통, 우울증, 관절통이 온다.

이외에도 천식, 각종 피부질환, 탈모, 비만, 부종, 간기능장애, 과민성대장증후군, 고혈압, 근육경련, 당뇨병, 기억력 감퇴, 영양 결핍, 질염, 편두통, 방광염, 식욕 저하, 혈관염 등 다양한 증상이 나타날 수 있다.

3. 장누수증후군으로 인한 장 질환

한국인의 질병 양상은 서구화된 식사 습관과 다양한 요인으로 서양인과 비슷해져서 과거에는 한국인에게서 거의 보지 못했던 대장 관련 질환과 대장암이 점점 증가 추세에 있다. 따라서 장누수증후군으로 인해 일반적인 장 질환인 변비뿐만 아니라 대장게실염, 장협착증, 장경련, 탈장, 대장암, 궤양성대장염, 크론병, 베체트 장염 같은 염증성 장 질환도 증가하고 있다.

먹은 음식물의 총 집결지인 소장에는 100조 개나 되는 미생물이 있다. 이 미생물의 균형이 무너지면 장내 유해균이 지방대사를 증가시켜서 장내로 들어온 음식물의 칼로리보다 훨씬 더 많은 열량을 생성하여 내장지방을 축적시키고 비만을 증가시킨다. 그러므로 장누수증후군이 비만의 원인인 경우 복부 비만을 없애기 위해 칼로리를 제한하거나 운동에만 의지하는 것은 거의 효과가 없다. 대신 장내 미생물 균형을 유익균이 우점하도록 식단과 식습관을 바꾸고, 풍부한 식이섬유와 유산균 제품 등을 섭취하여 비만을 개선하는 것이 더 우선이다.

03 _ 장내 마이크로바이옴과 비만

사람의 장내에는 100여 종의 다양한 미생물이 100조 개 이상 서식하면서 숙주인 사람의 건강과 질병에 영향을 주고 있다. 인간의 장 속에는 아주 다양한 미생물이 공생하고 있으며 이들의 역할 또한 다양하다. 장내 미생물은 유익균, 유해균, 중간균 등으로 나눌 수 있는데 서로 경쟁하면서 내 몸을 지키기도 하고 질병을 유발하기도 한다. 장 건강이 주목받는 이유는 장이 모든 건강의 시작점이자 면역력의 핵심기관이고, 장 건강이 다양한 질병이나 암, 당뇨병, 우울증, 비만과도 관련이 있기 때문이다.

따라서 장 속에 어떤 균이 우점하고 있느냐가 인체 건강과 아주 밀접한 관계가 있으며, 비만균인 엔테로박터나 메타노브레비박터 스미시와 같은 유해균의 비율이 높아지면 비만이 되는 것이다. 장내의 비만균들은 지방대사를 촉진시켜서 장내로 들어온 음식물의 칼로리보다 훨씬 더 많은 열량을 생성하며, 내장지방을 축적시켜 염증을 일으키고 비만을 유발한다. 반면에 장내 세균 중 유익균은 염증을 줄이고 장 환경 변화 및 신진대사를 촉진시키고, 지방의 축적을 예방하며, 면역력을 증가시켜 건강한 장내 환경을 만든다.

비만은 불규칙한 식습관, 열량이 과다한 고탄수화물식과 고지방식의 선호, 운동량 부족과 유전적인 요인이 복합적으로 작용한다. 또한 장내 미생물 균형인 85:15가 무너진 디스바이오시스 상태는 먹은 음식물을 분해하여 영양소를 흡수하는 과정과 소화하는 대사 과정에도 영향을 줘서 비만의 원인으로 작용한다. 특히 설탕 같은 당분을 계속 섭취하면 유해균이 증가하면서 장내 환경이 디스바이오시스 상태가 되어 면역체계가 떨어질 뿐만 아니라 자가면역 질환까지 유발하고, 장누수증후군의 직접적인 원인이 된다. 이 밖에도 디스바이오시스로 인한 질환에는 설사, 아토피, 천식, 비염, 음식 알레르기, 질염, 당뇨병, 간질환, 유당불내증, 글루텐불내증, 통풍, 자폐증, ADHD, 신장결석 등이 있다.

장내 미생물 불균형으로 인하여 유해균이 증식하면 유해균이 내독소인 지질다당류LPS, lipopolysaccharide를 생성하여 장내 환경을 악화시킨다. LPS는 선천적 면역체계를 강력하게 자극하는 물질로, 고지방식을 섭취하면 LPS의 혈중 농도가 증가하는데, 이때 인체 면역계가 LPS에 반응하면 강한 염증 반응을 일으킨다.

예를 들어 패혈증과 같이 대량의 LPS에 노출되면 사이토카인이 방출되어 발열과 염증이 발생하고, LPS의 독성 농도에서 모세혈관에 혈전이 형성되어 생명을 위협하는 상태로 이어질 수 있다.

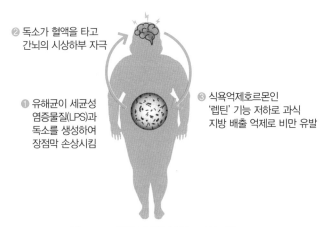

② 독소가 혈액을 타고
간뇌의 시상하부 자극

① 유해균이 세균성
염증물질(LPS)과
독소를 생성하여
장점막 손상시킴

③ 식욕억제호르몬인
'렙틴' 기능 저하로 과식
지방 배출 억제로 비만 유발

그림 4-15 세균성 염증물질인 LPS와 비만

따라서 비만은 전신 및 지방조직에 염증을 끌어안고 있는 상태라고 할 수 있으며, 큰 지방세포는 작은 지방세포보다 대사적으로 더 활동적이라 잠재적으로 LPS에 더 많이 노출된다. 비만 자체는 전 염증성 사이토카인 수준의 증가를 특징으로 하는 전 염증 상태를 촉진하며, 지방조직, 특히 복부 내 지방조직이 염증의 주요 원인일 수 있다. 최근에는 비만과 인슐린 저항성이 낮은 등급의 만성 전신 염증과 관련이 있는 것으로 확인되고 있어 LPS가 더 주목받고 있다.

또한 LPS가 혈액 내로 유입되면 렙틴 호르몬 분비를 방해해서 과식을 유발하는데, 렙틴이 감소하면 포만감을 느끼지 못해 계속 음식을 찾게 되어 과식, 폭식을 하게 된다. 이로 인해 활성산소도 증가하고, 염증이 발생하면서 만성 질환은 물론 심각한 암까지 발생할 수 있다.

특히 장내 미생물 불균형 상태는 비만을 일으키는 중요한 원인이다. 비만은 불규칙한 식습관, 좌식 생활 방식, 유전적 원인, 사회 및 환경 요인, 스트레스, 부신피로증후군, 저체온증후군 등이 원인이기도 하지만, 장내의 특정 박테리아가 비만을 일으킨다는 연구 결과를 통해 운동이나 식사량 조절, 유전적 요인과 상관없이 장내에 어떤 미생물이 살고 있느냐가 비만을 결정한다는 것이 밝혀졌다.

일명 뚱보균이라고 하는 비만을 유발하는 대표적인 비만균은 엔테로박터enterobacter와 메타노브레비박터 스미시methanobrevibacter smithii이다. '엔테로박터' 균은 신진대사를 관할하는 유전자의 기능을 막아 인체가 섭취한 음식을 지방으로 전환한 뒤 연소되지 못하게 한다. '메타노브레비박터 스미시' 균은 장내 메탄 생성의 원인으로, 음식으로부터 더 많은 칼로리를 흡수하여 살이 더 찌게 하는 것은 물론이고 다른 유해균으로부터 수소를 찾아 메탄을 생성하여 비만균을 더욱 증식시킨다. 따라서 같은 양의 음식을 먹어도 이런 비만균이 많은 사람들은 살이 더 찐다.

장내에서 비만균이 증식하면 장내 당분발효를 촉진시켜 지방을 과다생산하고 지방산을 생성해 비만을 유도한다. 또한 세균성 염증 물질과 독소의 과다 생성은 장 점막을 손상시키고, 혈관으로 유입된 독소가 혈액을 타고 간뇌의 시상하부를 자극하면 식욕억제호르몬인 렙틴의 기능이 저하되어 '렙틴 저항성'을 유발하고 지방 배출을 억제하여 과식과 비만을 유발하게 된다.

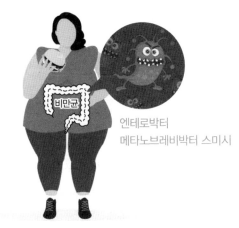

엔테로박터
메타노브레비박터 스미시

그림 4-16 장내 비만균의 종류

항생제 사용도 비만을 유발할 수 있다는 것에 우리는 주목해야 한다. 관련 연구에 따르면 어린 시절에 항생제를 사용하면 장내 미생물군을 변화시켜 총지방량에 지속적인 영향을 미칠 수 있음이 밝혀졌다. 따라서 항생제는 장내 미생물의 균형을 무너뜨리는 것은 물론 비만 유발인자이므로 신중하게 처방받아야 한다.

장내 미생물과 비만 관련 연구에 따르면 장내 미생물을 분석한 결과, 비만할수록 유해균이 상대적으로 증가했고, 날씬할수록 유익균인 박테로이데테스bacteroidetes가 많이 발견되는 것으로 나타났다. 칼로리 섭취량이 증가하면 유해균의 군집인 퍼미큐테스firmicutes가 20% 증가하고, 유익균의 군집인 박테로이데테스가 20% 감소하는 것으로 나타나, 유해균이 체중 증가와 직접적으로 관련이 있는 것으로 밝혀졌다. 또 다른 연구에서도 비만인과 날씬한 사람의 대변 속

세균을 분석한 결과 비만인의 경우 날씬한 사람보다 유해균이 20%가 더 많았으며, 비만인 사람이 1년 동안 다이어트를 해서 체중을 20% 정도 감소시키면 유해균은 73% 정도가 줄어들고, 유익균은 15% 정도 늘어난다고 한다.

장내 유익균은 체중 감소에 도움을 주지만, 비만균은 체내 영양분을 과다 축적해 비만을 유발하고 지방을 합성해 내장지방을 만드는 비만의 주범이라고 할 수 있다. 이렇듯 장내 미생물이 인체 건강과 질병에 주는 영향은 절대 무시할 수 없다. 그러므로 복부 비만을 없애기 위해 칼로리를 제한하거나 운동에만 의지하는 것은 거의 효과가 없다고 볼 수 있는 것이다. 그러므로 비만을 예방하고 개선하기 위해서는 유해균의 증식을 막고 85:15로 장내 미생물 균형을 회복하도록 개인별 맞춤 식단 선택, 불규칙한 식습관 및 생활습관 개선과 함께 좋은 유산균의 적절한 섭취도 중요하다.

유전학, 환경, 장내 미생물 군집, 비만 간의 복잡한 상호작용은 여전히 잘 이해되지 않고 있지만, 장내 미생물 불균형 상태에서 '비만균'을 먼저 제거하고 장내 미생물의 균형을 회복하는 장내 미생물 군집 관리는 점차 비만 치료의 새로운 방법이 되어가고 있다. 최근 국내외적으로 미생물을 이용한 비만 치료와 예방에 관심이 커지고, 이미 비만 예방 및 치료 목적의 미생물 특허와 관련 다이어트 제품도 나와 있어 앞으로 요요현상 걱정 없이 장내 미생물을 활용한 온전한 다이어트를 기대해도 좋을 것 같다.

- ☐ 늘 복부에 가스가 차고 소화불량으로 불편하다.
- ☐ 복통이 자주 있고 설사를 한다.
- ☐ 변비가 있다.
- ☐ 특정 음식을 먹으면 발진, 두드러기 등 알레르기 반응이 나타난다.
- ☐ 피부에 염증이 자주 생기고 건선, 아토피 피부염이 있다.
- ☐ 입안에 자주 염증이 생긴다.
- ☐ 과체중이나 비만 상태다.
- ☐ 만성 피로, 무기력감, 우울증이 있다.
- ☐ 류마티스 관절염, 관절통이 있다.
- ☐ 생리불순, 생리전증후군이 심하다.
- ☐ 과민성대장증후군이 있다.
- ☐ 크론병, 베체트 장염, 루푸스병이 있다.
- ☐ 대장게실염, 용종이 있다.
- ☐ 면역력 약화로 인한 난치병이 있다.
- ☐ 천식, 비염이 심하다.
- ☐ 췌장기능부전이 있다.
- ☐ 부종과 탈모가 있다.
- ☐ 고혈압, 당뇨병, 대사증후군이 있다.
- ☐ 질염이 있거나 심하다.
- ☐ 항문 소양증이 있다.
- ☐ 혈관염이 있다.
- ☐ 간기능장애와 지방간이 있다.
- ☐ 대변에 피가 섞여 나온다.

※ 위의 항목 중 3~5개 이상이면 디스바이오시스나 장누수증후군을 점검해 보아야 한다.

PART 4 포인트!!!

- ✓ 스트레스로 인한 '부신피로증후군'은 '체중기본설정값'을 무너뜨린다.

- ✓ 부신피로증후군은 갑상선 기능을 방해하여 '저체온증후군'을 유발한다.

- ✓ 저체온증후군으로 인체 에너지대사가 감소하면 체중이 증가한다.

- ✓ 인체의 스트레스 상황에서는 지방축적효소(HSD)가 증가한다.

- ✓ 에스트로겐 과잉 축적으로 인한 에스트로겐우세증후군은 비만을 유발한다.

- ✓ 인슐린 저항성은 혈당 조절이 안 되어 적게 먹고 운동을 많이 해도 살이 안 빠진다.

- ✓ 렙틴 저항성은 식욕 억제의 실패로 계속 먹게 되어 비만을 유발한다.

- ✓ 인간의 세포는 100조 개이고, 미생물의 수는 10배가 많은 1,000조 개이다.

- ✓ 장내 미생물은 유익균(25%), 중간균(60%), 유해균(15%)으로 구분된다.

- ✓ 중간균(60%)인 눈치균이 유익균과 유해균 둘 중 어디에 붙느냐에 따라 인체의 건강과 질병이 결정된다.

- ✓ 디스바이오시스(dysbiosis)

  유익균 : 중간균+유해균 = 25:75 (장내 미생물 불균형)

- ✓ 디스바이오시스로 인하여 장누수증후군, 흡수장애증후군, 비만 등이 유발된다.

- ✓ 비만을 유발하는 장내 미생물인 '비만균'이 있다.

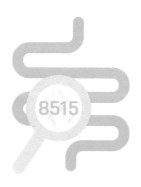

PART 5

대사
다이어트로
비만 해결

PART 5
대사 다이어트로
비만 해결

최근 여러 가지 사회적, 보건적 노력에도 불구하고 인스턴트 식품, 영양 불균형, 불규칙한 식습관, 좌식 생활과 운동 및 활동 부족, 각종 스트레스와 더불어 비만 인구가 매년 크게 증가하고 있다. 2022년에는 국내 성인 3명 중 1명이 비만이 되었으며, 최근에는 성인 비만뿐만 아니라 아동 비만도 사회문제로 대두되고 있다.

비만은 비만으로 끝나는 것이 아니라 대사증후군, 제2형당뇨병, 심혈관 질환, 암, 염증성 장 질환, 호흡기 질환, 담낭 질환 및 골관절염의 상대적 증가와 관련되며, 임신 합병증, 월경 장애, 심리적 장애, 요실금 등 다양한 기타 질환에도 부정적인 영향을 미친다.

이제 비만은 단순한 체중 감량 방법을 찾는 것에서 나아가 위와 같은 질병으로 이어지는 문제를 어떻게 해결해야 하는가에 대한 사회적 고민을 낳고 있다. 이를 해결하기 위해 저자는 '무너진 대사기능 회복하기'라는 범국민적인 다이어트 방법으로 마이크로바이옴을 활용한 대사 다이어트를 제시하였다. 물론 심각한 질환이 있는 사람들은 병원 치료와 병행해야 하지만, 그 외에는 누구나 조금만 관심을 가지면 접근할 수 있는 대사기능의 재부팅을 통한 비만 해결 방법을 실천하여 건강한 다이어트에 성공하길 바라는 마음이다.

제1장 소화대사 유지하기

소화대사에서 가장 중요한 기관은 입을 통해 들어온 모든 음식물의 최종 집결 장소인 소장이다. 음식물은 입부터 소장까지 내려오는 동안 모두 기계적 분해와 효소에 의한 화학적 분해를 통해 최대한 분해되어서 소장에 도착해야 하고, 분해되지 못한 음식물은 다시 췌장과 소장에서 분비하는 소화효소에 의해 흡수할 수 있는 단위로 분해되어야 한다. 그리고 소화효소로도 분해되지 못한 영양소는 장내 미생물에 의해 최종 분해되어 혈류 속으로 흡수되어 에너지가 필요한 세포로 전달되고 불필요한 찌꺼기는 체외로 배출되는 과정이 소화대사 과정이다. 3대 영양소의 소화대사와 사용 에너지는 다음과 같다.

▶ 탄수화물대사

탄수화물은 입에서 끊고 찢고 가는 저작운동과 침샘에서 분비되는 효소인 아밀라아제에 의해 이당류인 엿당맥아당으로 분해되어 위와 십이지장을 거쳐 소장으로 내려간다. 소장에서는 대부분 입에서 30회 이상 꼭꼭 씹지 않아 미처 분해가 안 된 탄수화물을 췌장에서 분비하는 아밀라아제 효소를 빌려 최대한 분해한다. 이렇게 다당류인 탄수화물이 이당류인 엿당으로 분해되어 소장에 집결해야 소장에서 분비하는 소화효소인 말타아제가 엿당을 포도당으로 최종 분해해서 포도당이 모세혈관으로 흡수되면 간문맥을 타고 간으로 이동한다. 이와 같이 탄수화물이 분해·흡수되는 소화 과정에 총에너지의 5%를 사용한다.

▶ 단백질대사

단백질은 위에서 펩신에 의해 폴리펩타이드로 바뀌어서 소장에 내려오면 다시 트리펩타이드와 디펩타이드로 전환된 후 소장에서 분비하는 단백질 분해 소화효소인 펩티다아제에 의해 아미노산으로 최종 분해되어 모세혈관으로 흡수되어 간문맥을 타고 간으로 이동한다. 이처럼 단백질이 분해 · 흡수되는 소화 과정에 사용되는 에너지는 총에너지의 25%로, 탄수화물이나 지방보다 월등하게 높으므로 다이어트에 단백질을 적절하게 활용해야 한다.

▶ 지방대사

지방은 에너지 함량이 가장 높은 저장 에너지원이며 에너지로 사용하기 위해서는 지방산과 글리세롤로 분해되어야 한다. 지방이 입을 통과해 위를 거쳐서 십이지장에 도착하면 담낭에서 분비되는 담즙산에 의해 큰 지방이 작은 지방으로 분해된 후 췌장에서 분비하는 지방 분해효소인 리파아제가 지방산과 글리세롤로 분해하고, 소장에서 흡수되어 세포로 들어갈 준비를 한다. 이렇게 지방을 분해해서 소화하는 데 총에너지의 5%를 사용한다.

어떤 영양소든지 우리 입을 통해서 들어오면 모두 소화대사가 일어난다. 이러한 소화대사 과정이 진행될 때 발생하는 열 발생량은 사람마다 각각 다르다. 분해 과정에서 소화효소가 제대로 나오는 사람인지, 소화효소가 부족하여 대사가 느린 사람인지, 씹기를 적게 하여 꿀꺽 삼킨 음식으로 인해 소장에서 췌장의 도움을 받아 다시 분해하는 과정을 많이 해야 하는 사람인지 등에 따라 음식을 영양소로 만들어 세포로 들여보내기까지 에너지의 소모량은 다르다. 이는 각자의 대사기능 상태에 따라 에너지 소비 효율과 대사 시간이 다르기 때문이다.

소화대사 유지방법

① 렙틴과 그렐린 호르몬 신호에 민감해야 한다

평소 수면과 영양 섭취가 충분하지 못할 경우, 우리 몸은 식욕 조절 호르몬인 그렐린과 렙틴의 균형이 무너져 비만해진다. 수면시간이 부족하면 식욕 억제 호르몬인 렙틴 분비가 억제되고, 식욕 촉진 호르몬인 그렐린이 분비되어 밤늦은 시간에 배가 고프지 않아도 음식을 먹게 된다. 오후 8시 이후에 먹는 음식은 에너지로 소모되기보다는 지방으로 저장되어 체중이 늘어나므로, 음식은 아침에 그렐린 호르몬이 정상적인 신호를 보낼 때를 기다렸다가 먹어야 한다. 또한 그렐린 호르몬의 분비에 따라 음식을 먹고 20분 정도 지나면 렙틴 호르몬이 배가 부르다는 신호를 보내는데 이때는 음식 섭취를 멈춰야 한다.

'배가 고프면 먹자', '배가 부르면 그만 먹자' 이 두 가지 규칙만 잘 지켜도 '체중기본설정값'을 유지할 수 있음은 물론이며 요요현상까지 막을 수 있다. 여기에 더하여 식사량을 조금씩 줄여가면서 적절한 운동을 병행하면 올바른 다이어트에 성공할 수 있다. 식사량을 줄일 때는 위가 비어 있다는 것을 느끼지 못하도록 3개월 정도 꾸준히 조금씩 식사량을 줄여 나가면 갑작스러운 그렐린 분비로 인한 과식과 비만을 막을 수 있다.

수면과 영양 섭취를 충분히 하되 이런 식으로 식욕조절호르몬의 신호만 잘 지켜도 우리의 소화대사기능이 회복되며 정상 체중을 유지할 수 있다.

② 저작운동을 충분히 해서 소화효소를 아껴야 한다

사람은 태어날 때 약 120년간 사용할 수 있는 소화효소를 생산할 능력을 가지고 태어난다. 자기 생을 다할 때까지 그 소화효소를 다 쓰지 못하는 사람이 있는가 하면, 인생의 반도 안 살았는데 소화효소를 다 사용하는 사람도 있다. 바로 식습관으로 인한 문제이다. 입에 음식물이 들어가면 몇 번 씹기도 전에 목에서 잡아당기듯 음식물을 바로 삼키는 사람들이 있다. 또 하루 종일 먹는 것을 입에 달고 살거나, 과식, 폭식, 늦은 시간까지 야식 먹기 등을 하는 사람들은 그만큼 소화효소를 계속 낭비하게 되고, 결국 더 이상 음식물을 분해할 효소가 나오지 않아 소화대사장애는 물론 노화도 빨리 오게 된다.

오천 원짜리 음식이든, 오만 원짜리 음식이든 입안에 들어가면 우리 몸에 다 똑같은 영양소일 뿐이다. 어떤 음식물이든 입을 통해 인체로 들어가면 반드시 소화 과정을 거쳐 최종 분해된 영양소가 세포에 들어가 세포호흡으로 생명 유지를 위한 에너지를 만들게 된다.

입을 통해 들어간 음식물은 입안에서 잘게 부수고 찢고 으깨고 혼합하는 저작운동, 분절운동, 혼합운동을 통해 탄수화물을 분해하는 소화효소인 아밀라아제를 발라 다당류인 탄수화물을 이당류인 엿당으로 최대한 분해하여야 췌장에서 아밀라아제를 빌리지 않아도 되고 그만큼 소화효소도 아낄 수 있다. 즉, 귀한 소화효소를 아끼는 방법은 입안으로 들어온 음식물을 대충 넘기는 것이 아니라 충분히 30회 이상 씹어서 천천히 내려보내기를 습관화하는 것이다.

③ 최소 20분 이상 천천히 식사한다

우리는 배가 고프면 참지 못하고 허겁지겁 빠른 속도로 허기를 채우게 된다. 이렇게 먹다가 식사를 마칠 때쯤 되어서 배가 터질 것 같은 느낌을 받은 적이 있을 것이다. 밥을 먹기 시작한 후 '그만 먹으라'는 호르몬이 분비되어 뇌의 식욕조절중추가 '배가 부르다'고 알아차리고 렙틴 호르몬을 분비하도록 명령하는 데 약 20분이 걸린다. 그러나 너무 빨리 먹으면 위장이 꽉 차도 배부름을 느끼지 못해 훨씬 더 많이 먹게 된다. 이러한 습관이 반복되면 렙틴 호르몬이 신호를 보내도 시상하부의 수용체에서 받아주지 못하는 상황이 되고 체중조절대사시스템에 장애가 일어나 비만은 물론 대사기능의 문제로 이어진다. 그러니 다이어트를 위해서라도 반드시 꼭꼭 씹어 20분 이상 천천히 먹는 습관을 가지는 것이 바람직하다.

④ 물에 말아 먹는 습관을 개선한다

소화가 안 될 때 밥을 물에 말아 먹는 습관은 오히려 소화를 더 방해하는 무지한 식습관이다.

탄수화물은 치아의 저작 운동을 통해 잘게 부서지고, 침과 섞이면서 침 속에 있는 아밀라아제 소화효소를 통해 엿당으로 분해되어 소화되기 쉬운 상태가 된다. 그런데 밥을 물에 말아 먹으면 밥을 덜 씹게 되어 잘게 부수는 과정이 생략되고, 침이 희석되어 분해 효과가 약해진다. 위 속에 있는 소화액 역시 물에 희석되는 것은 물론이고, 위의 pH가 높아져 소화 기능이 떨어진다. 소장에서도 췌장액, 소장 벽에서 분비되는 소화액, 간에서 분비되는 담즙 등 여러 소화액이 섞이는데 밥을 물에 말아 먹으면 장내가 알칼리 상태를 유지하기 어려워 소화에 도움이 되지 않는다.

⑤ 자극적인 음식은 주의한다

자극적인 음식은 맛이 강해서 더 맛있게 느껴지고 더 먹고 싶어지며, 대부분 칼로리가 높아 비만을 유발한다.

고추의 매운맛인 캡사이신capsaicin은 교감신경을 활성화하면서 아드레날린과 엔도르핀 분비를 촉진시켜 일시적으로 스트레스를 해소시킨다. 그러나 이런 현상을 반복적으로 경험하면 스트레스를 받을 때마다 맵고 자극적인 맛을 찾게 되고 매운 음식을 먹지 못하면 무기력함을 느끼게 된다. 하지만 매운맛은 미각에 속하지 않으며 사실은 고통의 일종이다. 롤러코스터나 번지점프를 할 때의 순간적인 쾌락과 비슷한 자극일 뿐이다. 자극을 주는 호르몬을 분비하기 위해 매운맛에 중독되면 먼저 위장이 자극을 받아 염증이 생기고 만성 위염의 대표적인 원인이 될 수 있다. 매운 음식은 위산 역류를 촉진해 속쓰림 같은 증상을 유발하므로 건강을 위해 자극적인 음식을 줄이는 것이 좋다.

⑥ 오후 8시 이후에는 음식을 먹지 않는다

새벽 5시부터 오후 8시까지는 인체의 소화대사 시간으로, 이 시간 동안 음식이 들어오면 소화대사와 관련된 기관들이 음식물을 분해하고 흡수하여 세포호흡을 통해 기초대사에 필요한 에너지를 만든다. 따라서 저녁 8시 이후에는 소화효소가 퇴근한다고 보면 된다.

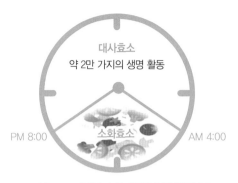

그림 5-1 소화효소와 대사효소의 활동시간

그러나 이 시간을 무시한 채 잦은 야식과 회식으로 음식물이 계속 들어오면 퇴근한 소화효소를 불러 다시 일을 시키는 것이고, 다른 대사에 사용할 효소까지 끌어다 사용해 고갈시키면서 소화대사와 관련된 기관들이 쉬지도 못하고 계속 일을 해야 한다. 이런 습관이 반복적으로 지속되면 결국 소화대사와 관련된 기관들은 지치게 된다.

또한 낮에 먹는 음식물은 에너지를 소모하는 쪽으로 움직이지만, 저녁 8시 이후에 먹는 음식물은 에너지를 저장하는 쪽으로 움직이기 때문에 현대인의 심각한 문제인 인슐린 저항성, 비만 등 대사성 질환이 발생한다. 우리의 소중한 소화기관과 효소에게 계속 야근을 시키면 결국 비만과 노화가 촉진되고, 질병이 보장되는 셈이다.

우리 몸은 잠을 자는 동안에도 칼로리를 계속 소모하여 생명 유지의 필수 기능을 유지한다. 따라서 새벽 5시부터 저녁 8시까지 음식을 먹고, 8시 이후부터는 음식을 섭취하지 않아야 소화효소를 적게 사용하는 것은 물론 생명 유지를 위한 대사가 잘 이루어지고, 대사

기능도 원활해져서 건강한 몸을 유지할 수 있게 된다.

⑦ 가공식품을 줄인다.

우리가 먹는 음식 중에는 화학적으로 처리됐거나 정제된 재료 또는 인공 물질로 만들어진 가공식품들이 많은데, 사용하기 간편하여 현대인들이 많이 선호하지만, 건강에는 그리 좋지 않다.

가공식품은 액상과당과 설탕이 너무 많이 첨가되어 열량이 높아 인슐린 저항성을 유발할 수 있고, 중성지방과 유해한 LDL 콜레스테롤을 증가시키며, 체지방의 축적을 증가시켜서 당뇨병, 비만, 심장 질환, 암 등을 유발하는 원인이 된다. 또한 단맛, 짠맛, 기름진 맛인 인스턴트 식품에 길들여지면 뇌가 생화학적으로 장악되어 중독성을 보이고 통제 능력을 상실하여 ADHD와 같은 충동적인 성격이 되기도 한다. 그리고 짧은 시간에 많은 양을 먹어도 영양분은 적어 체내에서 산화 및 염증을 유발할 수 있다.

제2장 식욕조절대사 유지하기

밥을 충분히 먹었는데도 왜 자꾸 달달한 간식이나 후식이 생각나는 걸까? 왜 자꾸 음식의 유혹에 넘어가는 걸까? 정말 배가 고픈 건지, 그냥 먹고 싶은 건지 알 수 없는 이 식욕은 호르몬이 꾸며낸 '가짜 배고픔'일 확률이 크다. 가짜 배고픔은 음식을 충분히 먹었는데도 허기를 느끼는 상태를 말하는데 이때 참지 못하고 입에서 당긴다고 계속 음식을 먹으면 살이 찌기 쉽다. 정체 모를 식욕 뒤에 식욕을 조절하는 호르몬이 있음을 간과해서는 안 된다.

공복일 때 위에서 분비되는 그렐린 호르몬은 식욕을 촉진하는 역할을 하는데, 수치가 식사 직전에 최고로 높아지고 식사 후 1시간 뒤에는 최저로 떨어진다.

음식을 충분히 씹어서 섭취하면 지방조직에서 '그만 먹으라'는 렙틴 호르몬이 나와 포만감을 느끼게 하여 식욕을 억제하며, 배가 부르고 에너지가 충분하다는 신호를 보내 식욕이 지속되지 않도록 제어하는 역할을 한다. 렙틴은 식후 20분부터 분비되므로 식사를 할 때는 최소 20분 이상 천천히 잘 씹어서 먹는 것이 중요하다.

식욕조절대사 유지방법

① 규칙적인 식사를 한다.

과도한 그렐린 분비로 인한 과식이나 폭식을 방지하기 위해서는 식사를 거르지 말고 규칙적으로 하는 식습관이 중요하다. 바쁜 일정으로 식사를 건너뛰거나 굶는 다이어트를 지속하면 뇌 신경을 더 강하게 자극해서 다량의 그렐린 호르몬이 분비되고 식사량 조절이 힘들어져 과식이나 폭식으로 이어진다.

② 천천히 꼭꼭 오래 씹어 먹는다.

음식을 먹은 후 약 20분이 지나야 렙틴이 분비되고 그렐린이 감소하므로 식사할 때 최소 20분 이상 천천히 꼭꼭 씹어서 삼켜야 비만을 유발하는 렙틴 저항성을 예방할 수 있다. 체내에서 음식을 필요로 하지 않는데 배고픔을 느끼는 '가짜 배고픔'은 결국 호르몬 불균형이 원인이다. 가짜 배고픔은 심리적 요소가 많이 작용하는데 과도한 스트레스를 지속적으로 받으면 부신피질에서 항스트레스 호르몬인 코티솔이 과도하게 분비되어 식욕을 억제하는 렙틴과 식욕을 높이는 그렐린 호르몬의 균형이 무너지게 되어 배고픔이 느껴진다. 이러한 가짜 배고픔에 속지 않아야 식욕조절대사가 유지된다.

심리적 배고픔에 속지 않으려면 배가 고플 때마다 언제 식사를 했고, 진짜 배가 고픈지, 먹고 싶은 음식이 무엇인지 생각해 보는 습관을 갖는 게 좋다. 심리적 배고픔은 일시적인 현상으로, 잠시 참으면 억제될 수 있다. 식욕을 억제하기 어렵다면 산책을 하거나 음악을 듣는 등 다른 행동에 집중하거나 음식 대신 물 한 컵을 마시는 것도 도움이 된다. 가짜 배고픔을 참지 못하면 에너지원이 과하게 축적되어 비만으로 이어지기 쉽다. 또한 수면 부족도 렙틴과 그렐린 불균형의 원인이므로 충분한 수면을 취하는 것도 식욕조절대사에 도움이 된다.

▶ '가짜 배고픔'의 특징

① 식사한 지 3시간 이내에 갑자기 배고픔을 느낀다.
② 배고픔의 순간을 참고 시간이 지나면 배고픔이 점차 사라진다.
③ 스트레스를 받거나 잠이 부족하면 배고픔이 더 심해진다.
④ 자극적인, 맵고 달고 짠 음식이 당긴다.
⑤ 배가 불러도 계속 먹는다.
⑥ 음식을 먹으면 행복하거나 만족스럽지 못하고 공허하다

▶ '진짜 배고픔'의 특징

① 배에서 '꼬르륵' 소리가 나며 허기짐을 느낀다.
② 배고픔이 점점 증가한다.
③ 어지럽고 손이 떨리며 기운이 떨어지는 신체 증상을 동반한다.
④ 특별한 음식이 당기기보다 단순히 배를 채우고 싶은 욕구가 있다.
⑤ 음식 섭취 후 포만감을 느끼고 충분히 만족스럽다.

제3장 에너지사용대사 높이기

모든 살아있는 유기체는 성장하고, 번식하고, 구조를 유지하고, 환경에 반응하기 위해 에너지가 필요하다. 그렇다면 생명 유지에 필요한 에너지는 어디서 만들어질까? 인간이 에너지를 얻기 위해 음식을 섭취하면 음식 속에 들어있는 탄수화물, 단백질, 지방의 세 가지 영양소가 소화기관을 통해 분자 단위로 분해되고 혈류로 흡수되는 소화 과정을 거치면서 조직과 세포는 에너지를 얻는다. 세포의 성장과 유지를 위해 절대적으로 필요한 이 과정을 에너지대사라고 한다.

에너지대사를 통해 만들어진 에너지를 생명 유지를 위해 사용하는 것을 에너지사용대사라고 하며, 기초대사량, 활동대사량, 적응대사량 등으로 구분한다.

01 _ 기초대사량 높이기

기초대사량basal metabolism이란 우리 몸이 기본적인 생명 활동을 수행하는 데 필요한 최소한의 에너지양으로 휴식하거나 움직이지 않고 가만히 있거나 잠을 자는 동안에도 체온 유지, 소화, 순환, 호흡, 세포 생산, 영양분 처리, 단백질 합성 및 이온 수송 등을 위해 사용하는 에너지의 양이다.

기초대사량의 결정은 유전적 요인, 연령, 성별, 신체 구성이 중요한 요소이다. 신진대사를 높이기 위해 유전적 요인, 연령, 성별을 바꿀 수는 없지만 신체의 지방 대 근육 비율을 변경하여 신진대사를 높일 수는 있다. 기초대사량이 높아지도록 신체 구성을 바꾸려면 근육을 키우면 된다. 몸이 쉬고 있을 때에도 순수 근육량은 지방보다 더 많은 칼로리를 소모하기 때문이다.

기초대사량이 높으면 에너지 소비가 많아 다이어트에 유리하다. 동일한 칼로리를 섭취하더라도 기초대사량이 높다면 소비되는 에너지가 많아지고 그만큼 지방으로 축적되는 양이 줄게 된다. 따라서 '나의 기초대사량이 얼마인가'를 알고 기초대사량을 높이면 똑같이 먹어도 살을 덜 찌게 할 수 있고 다이어트도 성공할 수 있다.

기초대사량을 높이는 방법

① 체온을 높인다

기초대사량이 높은 사람과 낮은 사람과의 가장 큰 차이가 체온이다. 그러므로 기초대사량을 높이기 위해 가장 중요한 것은 낮은 체온을 정상으로 올리는 것이다. 가만히 있을 때 체온이 낮은 사람은 당연히 기초대사량도 낮고, 반대로 가만히 있어도 몸에 열이 많은 사람은 기초대사량이 높다. 그만큼 열을 생산하고 있다는 것이다.

세포 1개당 에너지를 만드는 공장인 미토콘드리아가 1,000~3,000개가 있는데, 단위면적당 열량을 생각하면 사실 태양보다도 더 뜨겁다고 할 수 있다. 체온이 1℃ 올라가면 기초대사량이 10% 높아지고, 면역력은 30%나 높아진다. 그러나 현대인들은 과도한 스트레스와 과로로 인하여 체온을 조절하는 기관인 갑상선 기능에 문제가 많다.

따라서 갑상선 기능을 정상으로 회복하는 것이 체온 올리기의 우선순위가 되어야 한다.

체온이 올라가면 에너지대사가 원활해지는 것은 물론이고, 암세포도 더 이상 증식을 못한다. 땀이 나면 몸속에 쌓여있던 염분과 독소가 배출되고, 대장 활동이 원활해져서 대소변이 잘 나오고 노폐물도 잘 배출되어 신진대사가 원활해지니 기초대사량이 올라간다. 그러나 체온이 떨어지면 감기, 두통, 염증, 면역력 저하로 암 발생률이 높아진다.

하루에 30분 이상 땀이 나도록 유산소 운동하기, 깊은 호흡 실천하기, 오전 10시~오후 2시 사이에 30분 이상 햇볕 쬐기, 수시로 따뜻한 물 마시기, 몸을 따뜻하게 하는 족욕, 반신욕 등을 통해 체온을 올리면 대사작용이 활발해지고 기초대사량도 높아진다.

② 근력운동으로 근육량을 늘린다

기초대사량에서 중요한 것은 근육량이다. 근육량이 많으면 쉬고 있을 때도 더 많은 칼로리를 소비하며, 기초대사량뿐만 아니라, 활동대사량도 높아져 에너지 소모가 많으므로 다이어트에 도움이 된다. 다이어트를 시도하며 식사량을 조절하면 자연스럽게 근육량도 줄게 되는데, 이때 근력운동을 통해서 줄어드는 근육을 최소화하고, 기초대사량이 떨어지지 않도록 주의해야 요요현상 없는 다이어트에 성공할 수 있다.

근육의 양이 많으면 기초대사량이 높아져 같은 음식을 먹더라도 에너지 소비량이 많아지고 다이어트에 성공할 수 있으므로 근육을 키우는 근력운동을 꾸준히 하는 것이 필요하다. 사람마다 차이는 있겠지만 운동이 끝난 후 약 16~38시간까지는 기초대사량이 4~10% 높아진다는 연구 결과도 있다. 이처럼 근력운동을 꾸준히 하면 근육량이 증가하는 것은 물론 에너지를 태우는 몸이 되므로 평소에 꾸준히 근력운동을 하는 것이 중요하다.

③ 탄수화물을 줄이고 지방분해호르몬을 활성화한다

우리 몸에는 간과 근육에서 지방을 태워 에너지로 사용하는 지방분해호르몬이 있다. 아주 착한 호르몬인 '아디포넥틴adiponectin이다. 매일 같은 시간에 같은 식사를 하는데 나만 살찌는 이유는 바로 사람마다 보유한 지방분해호르몬의 양이 다르기 때문이다. 그런데 아디포넥틴 분비는 내장지방의 양과 반비례하기 때문에 허리 둘레가 클수록 아디포넥틴은 감소하고 허리 둘레가 작고 내장지방이 적을수록 아디포넥틴은 많아진다. 살이 찌기 시작하면 배부터 찐다는 말이 있듯이 지방 분해호르몬인 아디포넥틴을 늘리려면 뱃살부터 빼야 한다는 결론이 나온다.

따라서 인슐린 호르몬이 감소하고 지방을 분해하는 호르몬이 활성화되도록 탄수화물을 적게 먹어야 한다.

④ 단백질 섭취를 늘린다

단백질의 기본 단위인 아미노산은 근육을 구성하는 요소이다. 3대 주영양소 중 단백질 섭취가 많으면 인체대사가 활성화되는데, 단백질이 지방이나 탄수화물에 비해 칼로리를 많이 쓰고 근육량을 늘려주어 기초대사량을 높여주기 때문이다. 따라서 다이어트 중에 발생하는 근육 손실을 막기 위해서 단백질 섭취가 중요하다.

하루 동안 인체에 필요한 단백질은 체중 1kg당 0.8~0.9g이다. 아침에 단백질을 35g 섭취한다면 섭취하지 않는 사람에 비해 하루 총 섭취 열량이 400kcal가 줄어들고, 지방연소율도 높아져 배가 덜 고프다는 연구 결과도 있다. 특히 기초대사량이 낮은 여성들은 단백질을 잘 섭취하여 기초대사량과 근육량을 증가시켜야 건강한 다이어트를 할 수 있는 조건이 형성되므로 단백질을 꾸준히 섭취하는 것이 중요하다

⑤ 식사는 규칙적으로 한다

다이어트를 위해 무조건 굶거나 음식 섭취량을 급격히 줄이면 근육이 손실되고 신진대사가 원활하지 않아 기초대사량이 감소하게 된다. 규칙적인 식사가 중요한 이유는 배가 고파도 음식물이 들어오지 않으면 우리 몸은 '아~ 다음 끼니도 안 들어오지 않을까?'라는 불안감에 위기의식을 느껴 에너지로 사용할 지방의 양을 자꾸 쌓아두려고 한다. 이러한 현상은 우리 뇌가 내 몸이 필요로 하는 에너지양이 얼마인지를 이미 계산해서 세팅해 두었기에 이 설정된 값을 유지하려는 현상이다. 따라서 규칙적인 식사를 해서 내 몸의 기초대사량을 높이는 것이 이미 세팅된 '체중기본설정값'과 인체의 '항상성'을 유지하는 방법이다.

⑥ 물을 자주 마신다

지구 표면의 약 71%가 물로 덮여 있고, 우리 몸의 약 60%도 물로 구성되어 있으며, 혈액의 90%가 물이다. 물은 관절 윤활, 온몸에 산소 공급, 신장 손상 예방 등과 같이 많은 신체 기능에 중요하며, 수분을 유지하는 것은 전반적인 건강을 유지하는 가장 좋은 방법 중 하나이다. 이와 같이 물은 단순하게 갈증을 해소하는 것보다 인체에 더 많은 역할을 하며, 평소에 물을 충분히 마시면 에너지대사 효율이 높아져 체중 감량에 도움이 된다. 성인 남녀에게 500mL의 물을 마시게 하고 한 시간이 지나자 에너지 대사율이 평소의 30% 이상 증가하였다는 연구 결과도 있다.

잠을 자는 동안에는 호흡, 땀 등으로 많은 수분이 빠져나가고 기상 후에는 소변을 통해 노폐물과 수분이 같이 빠져나가기 때문에 잠자리에 들기 전 물을 마시는 것도 수분 보충에 좋은 습관이다. 인체는 수분이 많을수록 체지방 연소부터 시작하여 다양한 대사를 더 효율적으로 수행할 수 있기 때문이다.

⑦ 잠을 충분히 잔다

수많은 연구에 의해, 제한된 수면과 열악한 수면의 질은 대사장애, 체중 증가, 비만 및 기타 만성 질환 유발 요인이 될 수 있음이 알려졌다. 우리가 수면을 얼마나 잘 취하느냐에 따라서 기초대사량이 조절되며, 충분한 수면을 취하면 수면이 부족할 때 발생할 수 있는 칼로리 섭취와 식욕 증가를 예방하는 데 도움이 될 수 있다. 수면 부족은 그렐린 호르몬을 증가시켜 늦은 밤까지 먹게 만들고, 식욕을 억제하는 렙틴 호르몬은 감소시키기 때문이다.

인체의 신진대사가 제일 원활한 밤 12시부터 새벽 2시 사이에는 숙면 상태를 유지하는 것이 중요하다. 이 시간에 잠이 들지 못하면 코티솔 호르몬이 나와 혈당을 올리고, 그렐린 호르몬이 나와 식욕을 억제하기가 힘들어진다. 특히, 수면이 부족한 사람들은 칼로리와 탄수화물 함량이 높은 음식을 선택하는 경향이 있어 더 주의가 필요하다.

수면 부족은 산화 스트레스 증가, 포도당의 지방 전환 증가, 인슐린 저항성, 렙틴 저항성과 관련이 높아 체중 증가로 이어질 수 있다. 또한 장내 미생물 균형이 무너진 디스바이오시스 상태가 되면 수면 호르몬인 멜라토닌의 생산도 부족해져서 코티솔 호르몬 수치를 높이고, 렙틴 저항성을 유발하여 '체중기본설정값'을 높이는 요인으로 작용한다. 따라서 성공적인 다이어트를 원한다면 하루에 최소 7시간 이상의 충분한 잠을 자야 코티솔의 수치를 낮추고 기초대사량은 상승시켜서 체중 감량에 도움이 된다. 코티솔이 복부지방 증가, 근육량 감소, 지방과 설탕이 풍부한 음식에 대한 갈망을 유발하여 비만으로 이어질 수 있기 때문이다.

⑧ 아침과 저녁 운동을 효과적으로 한다.

반드시 아침 운동이 저녁 운동보다 기초대사율을 증가시키는 데 도움이 된다고 볼 수는 없다. 미국 시카고대 연구 결과에 따르면 저녁 7시 이후에 하는 저녁 운동이 낮에 하는 운동보다 효율이 높은 것으로 나타났기 때문이다. 그 이유는 부신피질호르몬과 갑상선자극호르몬의 분비량이 오후 7시 이후 운동을 통해 가장 신속하게 증가하기 때문이다. 이들 호르몬이 신진대사를 증가시키며 신체의 각성도를 높이고, 낮 동안의 신체 활동을 통해 아침보다 근육이 충분히 이완되어 있는 것도 운동 효과를 높여주는 요인이 된다. 따라서 운동 효율을 높이려면 저녁 운동이 좋고, 체지방량 감소를 위해서는 아침 운동을 선택하면 도움이 된다.

한편 아침에 기분이 상쾌한 것은 아드레날린 호르몬이 분비되기 때문인데, 새벽과 아침 운동은 이러한 호르몬 분비를 더욱 촉진시킨다. 특히 새벽 운동은 다이어트에 좋다. 새벽에 자고 난 후 7~8시간의 공복 상태에서 운동을 하면, 피하와 간에 축적되어 있는 지방이 에너지원으로 사용되어 체내 지방량을 줄일 수 있기 때문이다. 따라서 별다른 질환 없이 단순히 체중만 많이 나가거나 지방간이 있거나 중성지방, 콜레스테롤 수치가 높은 사람들에게는 새벽 운동이 효과적이다.

02 _ 활동대사량 높이기

활동대사량이란, 일상생활 속에서 기초대사량을 제외하고, 내 의지로 하루에 소모하는 칼로리의 양인데 활동적일수록 더 많은 칼로리를 소모한다. 매일 30분 이상 적당한 유산소 운동과 근력운동을 지속하는 것은 기초대사량은 물론 활동대사량도 높여준다.

운동은 복부지방을 증가시키는 코티솔 호르몬의 분비를 줄일 뿐 아니라, 호르몬 저항성을 줄이고 호르몬의 작용을 정상 작동시켜서 체중 조절에 도움이 된다. 운동할 때 분비되는 마이오카인, 아이리신 호르몬은 유산소 운동을 하는 중에 근육에서 분비되는데 파킨슨병 증상을 유발하는 알파 시누클레인 단백질의 축적을 억제하고, 인슐린 저항성 개선 및 지방 분해 촉진, 조골세포 분열 촉진, 신경세포 재생 증진 등 매우 다양한 도움을 준다. 다이어트에 도움이 되는 소극적 활동과 적극적 활동을 통해 효과적인 체중 감량을 할 수 있다.

1. 소극적 활동 일상생활 속에서 쉽게 할 수 있는 활동
① 아침 기상 후 가장 먼저 깊은 호흡과 함께 스트레칭하기
② 귀가할 때 한 정거장 전에 내려 집까지 걸어가기
③ 에스컬레이터나 엘리베이터를 타지 않고 가급적 계단 이용하기
④ 지하철이나 버스에서는 앉지 않고 서 있는 습관 들이기
⑤ 집안일이나 양치질을 할 때 근육을 균형있게 사용하기

2. 적극적 활동
활동대사량을 높이는 가장 효과적인 방법은 운동이다. 적당한 운동은 근육이나 신체기관 발달을 촉진시키며, 체력을 골고루 향상시켜 균형있는 신체 발달을 가져오며, 고혈압이나 당뇨병의 개선과 비만인의 체지방을 감소시켜 비만 해소에 도움을 준다. 근육량이 증가할수록 기초대사량도 높아지며 일상에서의 활동량과 칼로리 소모량도 증가한다. 규칙적 운동은 불안감을 해소하고 정서적 건강을 유지하는 데 좋은 역할을 하며, 뇌 조직으로 가는 혈류량을 증가시켜 산

소 공급이 원활해지고 치매 예방에도 도움이 된다.

① 매일 최소 30분간 유산소 운동을 한다.

유산소 운동은 신진대사를 올려주는데 운동 후에도 그 효과는 지속된다. 한 번에 30분간 유산소 운동을 하는 것이 어렵다면 5, 10, 15분 간격을 주어 단계적으로 운동하면 된다. 근력운동은 근력, 힘, 심지어 근육의 지구력까지 키울 수 있는 저항 운동으로 근육과 그에 따른 신진대사에 영향을 미치기 때문에 체중 감량에 도움이 된다. 근육량이 증가하면 칼로리 소모의 핵심인 신진대사도 증가하고, 체지방률도 줄일 수 있다. 한 연구에서 최소 4주 동안 전신 근력운동에 참여한 건강한 성인은 운동을 하지 않은 성인에 비해 체지방이 1.4% 감소한 것으로 밝혀졌다. 심장 강화 운동을 하면 심장과 혈관의 효율성이 개선되고, 안정 시 혈압과 심박수가 향상되며, 신체의 지방 활용 능력이 좋아진다.

팔굽혀펴기 및 스쿼트와 같은 특정 근력운동은 한 번에 여러 신체 부위를 대상으로 하기 때문에 지방을 태우고 근육을 키우는 데 특히 효과적이다. 다만, 시작하면 지속할 수 있도록 점진적으로 운동량을 늘려보기를 권장한다.

② 자전거 타기

자전거 타기는 걷기에 비해 대략 2배 정도의 운동 효과로 칼로리 소모에 도움을 준다. 자전거 타기는 하체를 더욱 탄력있고 단단히 만들어 주는 전신운동으로 체지방 감량, 하체 근육 및 관절 강화에 도움이 되는 유산소 운동이다. 특히 심폐기능이 강화되어 전신의 혈액 이동이 원활해지며 이산화탄소와 노폐물 배출에 도움이 된다. 힘차고 빠르게 진행하여 많은 탄수화물을 태울 수도 있고, 느리고 꾸준하게 진행하여 많은 지방을 태울 수도 있다.

③ 걷기

걷기는 체중 감량을 위한 최고의 운동 중 하나이다. 초보자가 부담을 느끼지 않고 운동을 시작할 수 있는 편리하고 쉬운 방법이고, 관절에 부담을 주지 않는 부드러운 운동이며, 누구나 할 수 있는 운동이다. 특별히 시간과 장소가 필요한 것이 아니라 일상생활에서도 쉽게 할 수 있다. 점심시간에 걷거나, 엘리베이터를 이용하는 대신 계단을 이용하거나, 개와 함께 산책하는 것도 걷기 운동의 한 방법이다.

④ 조깅달리기

자기 몸에 알맞은 속도로 천천히 달리는 운동으로, 일반적으로 시속 8km 정도의 속도로 달리는 것을 말한다. 조깅을 시작하면 초기에는 지방보다 탄수화물을 주 에너지로 많이 사용하다가 20~30분이 지나면 탄수화물보다는 지방을 주 에너지원으로 적극 사용하므로 다이어트가 목적이라면 최소한 20분 이상 쉬지 말고 천천히 뛰는 것이 중요하다.

지방을 태우기 위한 조깅은 자연스럽고 안전하게 체중을 감량하는 데 도움이 될 뿐만 아니라 심장마비, 뇌졸중, 암 등 많은 질병을 예방하는 데 도움이 된다. 체중이 70kg인 사람이 8km/h의 속도로 조깅하면 30분당 약 298kcal를 소비할 수 있다. 또한, 조깅과 달리기는 일반적으로 뱃살, 즉 해로운 내장지방을 태우는 데 도움이 될 수 있다.

⑤ 수영

수영은 달리기나 다른 운동보다 체지방 감량에 더 좋은 운동이다. 걷기나 조깅과는 달리 물속에서 움직이므로 추가적인 저항을 발생시켜 근육을 더 많이 사용하게 만들어 칼로리 소모를 높여주기 때문이다. 연구에 따르면, 12주 동안 일주일에 3회 60분 동안 수영한 중년 여성은 상당한 양의 체지방이 감소했고, 지구력과 유연성이 향상되었으며 콜레스테롤 수치도 낮아진 것으로 밝혀졌다.

⑥ 요가

요가는 몸과 마음, 감정을 하나로 묶는다는 뜻을 지닌 산스크리트어 yuj에서 유래되었다. 일반적으로 체중 감량을 위한 운동보다는 심신 수련 운동으로 인식하고 있지만, 스트레스와 코티솔 수치를 낮추고 기분을 좋게 하며, 불안과 우울증 감소, 수면 개선, 고혈압과 당뇨병 등의 만성 질환 개선과 함께 상당한 양의 칼로리를 태우고 체중 감량을 촉진할 수 있는 많은 이점이 있다. 주당 2회 90분 요가를 한 사람은 허리둘레가 평균 3.8cm 감소한 것으로 나타났다. 요가는 칼로리를 태우는 것 외에도, 건강에 해로운 음식을 멀리하고 과식을 조절하며 스트레스로 인한 감정적 식사나 폭식을 줄이고, 배고픔 신호를 더 잘 이해하는 데 도움이 된다.

⑦ 필라테스

필라테스pilates는 유산소 운동은 아니지만 유연성과 근육 강화에 효과적이다. 스트레칭과 작은 움직임을 통해 몸의 코어 근력을 강화하는 데 중점을 두어 순수 근육량을 키워 대사율을 높이는 데 기여할 수 있으나 다른 운동에 비해 칼로리를 많이 소비하지는 않는다. 그러나 건강한 식단과 근력운동, 유산소 운동과 같은 다른 형태의 운동과 결합하면 체중 감량에 도움이 될 수 있다. 필라테스는 달리기와 같은 유산소 운동만큼 많은 칼로리를 소모하지 않지만 요통을 줄이고 근력, 균형, 유연성, 지구력 및 전반적인 체력 수준을 향상시키는 데 도움울 주는 운동이다.

제4장 체지방 재사용하기

체지방이란 저장된 지방으로, 체온을 유지해 주고 신체 장기를 보호하며 인체가 에너지를 필요로 할 때 다시 에너지로 전환하여 재사용할 수 있게 한다. 그러나 과도하게 저장된 지방은 심부전, 당뇨병, 비만, 만성 피로 등의 원인이 된다.

지방대사가 제대로 작동이 되고 안 되고의 문제는 인슐린에 달려 있다. 우리가 탄수화물을 섭취하여 포도당으로 최종 분해되고 혈당이 올라가면 혈당을 낮추기 위해 인슐린이 분비된다. 혈중에 포도당이 많아지면 혈당을 떨어뜨리기 위해 혈액 내 포도당을 현금처럼 먼저 사용한다. 그러다 에너지가 더 필요할 때는 저축해 놓은 지방을 포도당으로 전환하기 위한 지방대사를 작동시킨다. 따라서 지방대사를 작동시키려면 인슐린이 전혀 분비되지 않아야 한다.

탄수화물을 섭취한 후 2시간 동안은 포도당이 엄청 많아져서 온몸이 다 포도당을 사용한다. 이때 인슐린 호르몬이 활동하므로 지방은 쓰일 필요가 없어 지방세포에 저장된다. 인슐린은 지방세포에서 지방산이 나오는 것을 강력하게 억제하는데, 인슐린이 작용하지 않으면 지방세포에 지방을 저장하지 않고, 지방산을 혈중으로 내보내는 지방대사가 작동한다.

탄수화물을 섭취하면 인슐린이 반드시 분비되므로 다이어트 기간에는 탄수화물을 최소 요구량인 100g 미만으로 섭취하기를 권장한다. 탄수화물은 에너지원이라 전혀 안 먹을 수는 없다. 우리 몸의 다른 장기들은 탄수화물이 없으면 단백질이나 지방을 분해하여 에너지원으로 사용할 수 있지만, 뇌는 탄수화물만을 에너지원으로 사용할 수 있기 때문에 탄수화물 섭취는 뇌 건강을 위해서도 반드시 필요하다. 탄수화물 섭취가 너무 부족하면 기억력과 집중력 저하, 두통, 멍함 등의 증상이 생길 수 있으므로 최소한으로 제한하여 섭취하고, 체중 감량을 원한다면 지방대사를 원활하게 작동할 수 있는 몸을 만들자는 것이다.

지방대사 활성화 방법

① 똥배형 비만을 일으키는 효소인 HSD를 억제시켜야 한다.

HSD는 스트레스 상황에서 활성도가 높기 때문에 스트레스 조절이 안 되면 지방대사가 무너지고 잠을 자게 하는 멜라토닌 호르몬의 수치도 떨어져 잠을 잘 수 없게 된다. 그러면 식욕을 촉진하는 그렐린 호르몬이 분비되어 늦은 밤에도 폭식과 과식을 하게 되고 비만으로 이어진다. 그러므로 스트레스를 줄여 HSD를 최대한 억제시켜야 한다.

② 잦은 음주와 과로를 개선한다.

술로 인해 살이 찌는 정도는 무엇을 마시는지, 얼마나 마시는지, 얼마나 자주 마시는지, 술을 마실 때 무엇을 먹는지와 개인의 신체 특성과 생활 방식에 따라 달라진다. 일반적으로 알코올은 인체의 지방 연소를 막고, 칼로리를 높이며, 배고픔을 느끼게 하고, 짜고 기름진 음식에 대한 갈망을 유발하여 체중 증가에 기여한다. 특히 과도한 양의 음주는 고혈압, 고중성지방, 인슐린 저항성, 심장 질환,

뇌졸중, 간 질환 및 일부 암을 비롯한 기타 심각한 건강 위험을 초래할 수 있다. 특히 다이어트할 때 과음을 하면 인체 장기에 이소성 지방이 쌓여 다이어트에 실패할 확률이 높아진다. 간의 이소성 지방 축적은 만성 간 질환의 가장 흔한 원인이다.

③ 7시간 이상의 충분한 수면을 취한다.

수면은 건강과 웰빙에 필수적이며, 체중과 신진대사는 서로 연관되어 있어 부족한 수면은 체중 증가의 중요한 위험요소로 작용한다. 부족한 수면이 코티솔, 그렐린, 인슐린 호르몬에 영향을 줘서 체중을 증가시키기 때문이다. 반면에 충분한 수면은 기초대사를 원활하게 하여 지방 분해를 촉진한다.

④ 고탄수화물식을 줄인다.

고탄수화물식은 결국 고혈당을 일으키고, 살찌게 되는 호르몬인 인슐린 분비를 촉진하여 잉여 포도당을 지방으로 전환하여 지방세포에 저장해서 비만을 유발하므로 저탄수화물식과 저지방식을 하되 단백질을 적절하게 섭취하여 활동대사량을 높여야 한다.

⑤ 산패된 지방은 섭취하지 않는다.

산패rancidity란, 기름이나 견과류 등 지방 성분의 식품이 일정 기간 열, 빛, 산소에 노출될 때 맛과 색상이 변하고, 산화, 이취異臭가 발생하는 등 식품 성상에 변화가 생기는 현상이다. 이런 산패된 지방을 섭취하면 단기간에는 질병이 생기지는 않지만, 시간이 지나면서 세포가 말 그대로 썩고 녹슬어 장기적인 세포 손상을 유발하고, 잠재적으로 비만과 대사증후군의 위험에 노출되며, 심장마비, 뇌졸중, 암, 관절염, 감염 및 신경 장애를 비롯한 거의 모든 만성 질환의 발병으로 이어지는 유해한 활성산소를 생성할 수 있다. 건강을 증진시키는 '건강한' 지방이라도 산패되면 '건강에 해로운' 지방이 된다. 모든 종류의 식용유, 견과류, 씨앗, 샐러드 드레싱, 전지방 유제품, 라드, 버터, 아마씨유, 팜유, 지용성 비타민 보충제_{비타민 A, D, E, K} 등은 빠르게 산패되므로 정해진 소비기한을 준수해야 한다.

음식을 만들 때 사용할 수 있는 기름의 종류는 매우 다양하므로 필요에 따라 건강에 좋은 기름을 선택하는 것은 어려운 일이지만 올리브유, 들기름, 아보카도유는 적당히 먹으면 좋다. 인공 트렌스지방은 다른 지방보다 심장병 위험을 더 많이 증가시키는 최악의 지방이므로, 마가린이나 쇼트닝같이 널리 사용되는 '부분 경화유'는 제한해야 한다. 부분 경화유는 트랜스지방 함량이 높아 장기간 섭취하면 심혈관계 질환 및 대사증후군을 유발할 수 있기 때문이다. 미국은 2023년 12월부터 모든 식품 내에 부분경화유 사용을 완전 금지한다고 발표했다.

▶▶ 지방의 산패를 방지하는 방법
① 투명한 플라스틱 대신 어둡거나 불투명한 유리 용기에 담긴 식용유를 구입한다.
② 열과 빛에서 멀리 떨어진 서늘하고 어두운 곳에 보관한다.
③ 대용량보다는 3개월 이내에 사용할 수 있는 것을 구매한다.
④ 특수 기름인 참기름, 호두유, 마카다미아유 등은 개봉 후 냉장 보관한다.
⑤ 소비기한이 남았다고 신선한 제품은 아니므로 이취 여부를 확인한다.
⑥ 오일 기반 보충제는 냉장고에 보관한다.
⑦ 기름을 발연점보다 높은 온도로 가열하지 않는다.

제5장 호르몬대사 회복하기

3개월 정도의 기간을 두고 체지방대사를 개선하고자 노력했음에도 '체중기본설정값'으로 회복되지 않는다면 호르몬대사를 점검하고 활성화시켜야 한다. '살이 쪘다'는 것을 가장 먼저 육안으로 느낄 수 있는 것이 바로 늘어나는 뱃살이다. 늘 똑같이 먹는 것 같은데 자꾸 살이 찌는 것을 듣기 좋은 말로 '나잇살'이라고 당연하게 받아들이는 사람들도 있지만, 나이가 들면 호르몬 분비가 감소하면서 근육량이 줄고, 생명 유지에 필요한 최소한의 열량인 기초대사량이 줄면서 살이 찌는 비만 체질로 변화하는 것이다. 따라서 호르몬대사부터 회복하는 것이 올바른 체중 감량 방법이다.

01 _ 부신호르몬

스트레스 상황에서 인체를 보호하기 위해 부신피질에서 분비되는 코티솔은 에너지를 만들기 위해 당신생과정을 통해 당을 합성하는데 부신피로증후군이 있을 경우는 코티솔 수치가 낮아 오히려 혈당이 떨어지는 상황이 된다. 혈당이 떨어지면 초콜릿, 사탕, 주스, 탄산음료 등 단 것을 찾게 되어 혈당이 오르락내리락하게 되며, 이처럼 혈당의 오르내림이 반복되면 인슐린 저항성이 생기면서 에너지대사에 문제가 생겨 극심한 피로감에 시달리게 된다.

이러한 상황을 막으려면 스트레스로 인한 부신피로증후군을 개선하고 지나친 단당류나 탄수화물 섭취를 자제해야 한다. 커피는 카페인 성분이 코티솔을 일시적으로 부팅시켜 주지만 장기적으로는 오히려 부신 기능을 고갈시키기 때문에 줄이면서 규칙적인 운동을 병행해야 한다. 하지만 지나친 운동은 오히려 인체에 스트레스로 작용하기 때문에 자신에게 맞는 운동을 알맞게 지속해서 코티솔 호르몬의 항상성을 유지해야 한다. 적절한 운동은 급성 스트레스가 만성 스트레스로 바뀌지 않게 막아주는 피로 회복제라고 할 만큼 다이어트에도 좋다. 또한 장내 환경이 디스바이오시스 상태라면 염증성 신호인자가 증가해서 부신피로를 더 가중시키므로 건강한 85:15의 장 건강을 회복하는 것이 우선이다.

과도한 스트레스가 지속되어 부신피로증후군 4단계로 고갈상태가 되었다면 비타민 B군, 마그네슘, 칼륨, 코엔자임Q10, 오메가-3, 인삼열매 추출 제품 등을 섭취하면서 소화를 돕는 효소와 유산균 제품을 함께 복용하여 부신호르몬들을 회복시켜야 한다.

02 _ 갑상선호르몬

과거에 비해 과도한 경쟁 속에서 지내는 현대인에게는 부신피로증후군으로 인한 갑상선 기능 문제가 점점 증가하고 있다. 항상성의 기본인 체온을 조절하는 기관인 갑상선에서 분비되는 T4가 소장과 간에서 활성형인 T3로 전환되어야 체온 조절은 물론 면역력과 신진대사, 호르몬대사 등이 원활하게 진행된다. 그러나 갑상선 기능에 문제가 발생하여 체온이 떨어지면 실질적인 에너지대사 또한 떨어져서 에너지대사에 사용되지 못한 포도당이 지방으로 전환되어 인체 지방조직에 축적되므로 절대 살이 빠지지 않는다. 지방을 에너지로 사용할 수 없는 장애가 발생한 것이다.

따라서 갑상선 기능부터 회복해야 올바른 다이어트에 성공할 수 있다. 이를 위해서는 부신피로증후군을 개선해야 하고, 찬 음식과 찬 음료 등을 제한하여 체온을 올리는 것이 급선무이다. 부족한 호르몬은 호르몬제로 보충하고, 요오드, 셀레늄, 아연, 비타민 B군이 포함된 음식을 섭취할 것을 권장한다. 인체에 요오드가 부족하면 갑상선 결절이 생길 수 있어 주의해야 한다.

운동은 갑상선기능저하증 환자에게는 호르몬 분비를 증가시킬 뿐만 아니라 체중 증가와 우울증, 근육 손실, 활력 감소를 예방해 주고, 갑상선기능항진증 환자에게는 불면증 완화와 기분 조절에 도움을 준다.

03 _ 에스트로겐

에스트로겐은 생리를 주관하며 여성을 여성답게 하는 호르몬이다. 그러나 에스트로겐 수치가 상대적 호르몬인 프로게스테론에 비해 높아지면 호르몬 균형이 무너져 에스트로겐우세증후군EDS이 유발된다. 에스트로겐이 인체에 많아지는 이유는 합성 에스트로겐과 항생제가 섞인 가축 사료를 먹여 키운 육가공식품의 지나친 섭취나, 역시 합성 에스트로겐을 넣은 가두리 양식장에서 기른 생선류를 많이 섭취하기 때문이다. 특히 갱년기가 되어 신체 변화를 견디지 못해 합성 호르몬제를 지속적으로 복용하거나, 석류즙, 칡즙, 아마씨유, 하수오 등의 파이토 에스트로겐 식품을 섭취하는 것도 에스트로겐우세증후군의 원인이 된다.

에스트로겐은 지방조직에서 생성되고 저장되므로 에스트로겐우세증후군이 생기면 체중이 증가한다. 이런 이유로 소, 돼지, 닭도 살을 찌워 상품 가치를 높이기 위해 사료에 합성 에스트로겐을 섞어 먹여 키우는 것이다. 따라서 다이어트를 원한다면 에스트로겐우세증후군부터 개선해야 한다. 피임약의 복용이나 식물성 에스트로겐을 삼가면서, 피부를 통해 직접 혈관으로 흡수되는 프로게스테론 PRG 제품을 꾸준히 사용하는 것이 많은 도움이 된다.

04 _ 인슐린

우리 몸은 음식을 섭취하면 약 30분 내로 혈당이 올라간다. 혈당이 올라간 것을 뇌에서 감지하면 췌장의 β세포에서 인슐린 호르몬이 분비된다. 인슐린은 혈액에 있는 포도당을 근육세포가 사용하도록 촉진하고, 간에서 포도당을 새로 만들지 못하도록 막아 혈당을 낮춘다. 그런데 인슐린 저항성이 생기면 췌장에서 정상적으로 인슐린이 분비되어도 혈당이 떨어지지 않아 여러 가지 병리적 문제를 일으키는데 대표적인 것이 제2형당뇨병으로 인슐린이 아무리 많이 나와도 인슐린 기능이 제대로 작용하지 않아, 근육세포로 혈당이 들어가지 않고, 간의 포도당 신생과정도 멈추지 않아 혈당이 계속 올라간다.

따라서 혈당수치를 내리기 위해 췌장에서 더 많은 인슐린을 분비하게 되는데, 혈중 인슐린 수치가 높은 상태로 유지되면 체지방이 축적되고 체내 염증이 유발된다. 지방산과 염증은 또다시 다른 세포들의 인슐린 저항성을 높이는 악순환을 야기하며, 지방이 혈관에 쌓여 심혈관 질환을 유발하기도 한다. 심지어 인슐린을 분비하는 능력도 저하된다. 췌장 β세포가 과로로 산화 스트레스가 쌓이면서 사멸하기 때문이다.

인슐린 과다 분비는 정신건강에도 영향을 줄 수 있다. 한 연구에 따르면 인슐린 저항성이 높을수록 우울증에 걸릴 위험이 2배 이상 높은 것으로 나타났다. 인슐린 저항성이 높아지면 체내 염증량이 많아지고, 일부 염증이 분비하는 생화학물질이 뇌에 영향을 미쳐 우울증을 유발하는 것으로 추정된다.

인슐린 저항성을 개선하기 위해서는 적절한 식이 조절과 규칙적인 운동이 필수이다. 인슐린이 작용하는 세포에 지방이 쌓여 염증이 생기면서 인슐린 저항성의 원인이 되기도 하는데, 식이 조절로 지방 섭취와 합성을 줄일 수 있고, 규칙적인 운동으로 축적된 지방을 소모할 수 있다. 운동으로 근육을 자극하면 혈액 속 포도당을 사용해 혈당을 낮추고, 축적된 지방을 사용해 인슐린 저항성이 개선된다.

제6장 스트레스 관리하기

현재 일상생활에서 무엇을 바꾸면 100세까지 건강하고 날씬한 몸매를 유지하며 살 수 있을까? 건강한 밥상? 적절한 운동? 영양제 보충? 이런 것들도 필요하겠지만 최고의 건강법은 바로 스트레스를 줄이는 것이다. 스트레스는 우리 몸의 가장 큰 자극이자 항원이기 때문이다. 그런데 스트레스로 인하여 비만까지 유발되니 반드시 스트레스를 관리하는 나만의 방법을 실천해야 한다.

스트레스가 건강에 나쁘다는 사실은 모두 알고 있지만, 어떻게 건강에 좋지 않으며 면역체계와는 어떤 관련이 있는지 대부분의 경우 잘 모르는 것이 사실이다. 일반적으로 스트레스를 받으면 감염에 대한 취약성이 증가하여 병에 걸리게 되는데, 이는 스트레스 상황에서 분비되는 코티솔이 인체에 침입한 적을 방어하는 항체 생산을 억제하고, 암세포나 바이러스에 감염된 세포를 죽이는 NK세포의 기능을 떨어뜨리며, 면역 기능의 대부분을 수행하는 사이토카인의 생산을 억제하기 때문이다. 스트레스를 많이 받는 사람은 외부에서 침투하는 세균, 바이러스 등의 병원체에 감염되기 쉬워 실제로 감기에 잘 걸리고 염증도 자주 생긴다.

스트레스의 원인은 사람마다 다르지만 일반적으로 다음과 같다.

▶ 외부 요인

가족의 죽음, 질병, 가족 돌보기, 사람과의 관계 변화와 업무·직장 변동 등 생활상의 큰 사건 및 복잡한 일상, 소음, 좁은 공간 같은 물리적 환경 등이다.

▶ 내부 요인

상황을 비관적으로 해석하거나, 지나치게 완벽주의자이거나, 자신에 대한 기대치를 너무 높게 갖거나, 일에 몰두하는 경우, 폭음, 수면 부족 등이 해당된다. 내부적 요인이 많은 사람은 똑같은 상황이라도 남들보다 더 큰 스트레스를 받게 된다.

그런데 스트레스를 받으면 왜 면역력이 저하될까? 우리 몸은 과도한 스트레스에 장기간 노출되면 인체를 보호하기 위해 다양한 호르몬들을 생산하여 면역력을 저하시키기 때문이다. 즉, 항스트레스 호르몬인 코티솔이 과다하게 분비되면 초기면역반응과 백혈구 분화가 억제되며 면역기능이 저하된다.

건강에 해로운 정신적 스트레스 증상은 신경과민, 슬프거나 화가 잦음, 집중력 저하, 주의 산만, 마음이 텅 빈 느낌, 불안, 근심, 걱정 등이고, 신체적 스트레스 증상은 피로하거나 밤에 잠이 잘 오지 않으며 심장박동이 빨라지고 숨쉬기가 힘들며 땀이 나는 것 등과 목, 어깨, 등, 턱 또는 얼굴에 통증이나 근육 긴장, 두통, 소화불량, 혈압 상승 등이다. 폭음, 흡연, 난폭한 행동, 안절부절못함, 손톱 깨물기, 발 떨기 등의 행동적 스트레스 증상도 있다.

코티솔은 스트레스를 받으면 위급한 상황에서는 1차 방어기관인 신경계가 출동하기 위해 교감신경이 활성화되고 혈액 내로 아드레날린과 노르아드레날린을 단시간에 분비하여 혈중 코티솔 농도가 증가한다. 코티솔은 스트레스가 해소되면 원래의 농도로 감소하지만 스트레스가 지속되면 혈중에 계속 높은 농도로 유지되어 우리 몸을 부신 고갈상태로 만든다. 이에 대한 반작용으로 우리 몸은 지방을 늘리려 하고 근육량은 줄어들게 한다.

특히 스트레스를 방어하는 호르몬인 '코티솔'의 과도한 분비는 더 많은 칼로리를 지방세포로 밀어 넣어 에너지로 저장되게 하고, 지방세포의 분해나 산화를 억제하여 전체적으로 에너지 소비를 감소시키고 대사를 느리게 만들어 비만을 초래한다. 또한 복부에 있는 지방세포는 코티솔을 받아들이는 수용체가 많아서 복부 비만이 더욱 심해진다. 결국 대사증후군이 진행되고, 면역력 저하, 당뇨병, 고혈압, 고지혈증과 같은 질병으로 이어지게 된다.

한편, 스트레스 상황에 처하면 우리 몸은 이를 해결하는 데 필요한 에너지를 준비하기 위해 식욕을 증가시키고, 행복 호르몬인 세로토닌 수치는 급격히 떨어지는데, 이때, 일시적으로 세로토닌 분비를 자극하기 위해 빠르게 혈당을 올리는 탄수화물을 찾게 된다. 세로토닌은 포만감으로도 작용하기 때문에 세로토닌 수치가 떨어지면 평소보다 더 많이 먹게 된다. 따라서 평소 세로토닌 수치를 높이는 생활습관을 갖는다면 식욕을 억누르려고 노력하지 않아도 자연스럽게 식욕이 조절되는 효과를 얻을 수 있다.

스트레스는 기초대사량과도 연관이 있다. 스트레스를 많이 받으면 우리 몸에서는 코티솔 분비량이 늘어나 기초대사량을 떨어뜨린다. 일상적인 모든 활동을 멈추고 급박한 상황에 대처해야 하기 때문에 소화 기능이나 면역 기능 등이 멈추고 다른 장기에 보내는 혈액들도 많이 줄어든다.

스트레스가 어느 정도 지속되는지, 스트레스의 강도는 어느 정도인지는 기초대사량과 대사기능에 많은 영향을 미친다. 스트레스를 많이 받는 사람일수록 다이어트는 실패할 확률이 높다. 가능한 한 스트레스를 줄이고 잘 관리하는 것이 다이어트에 도움이 된다.

제7장 장내 마이크로바이옴 85:15 균형 유지하기

건강한 삶을 위해서는 모든 질병과 건강의 시작점이자 면역력이 집중되어 있는 장 건강 상태가 어떤지 제대로 아는 것이 중요하다. 나의 장내 미생물 균형이 건강한 유바이오시스^{eubiosis} 상태인가, 반대로 질병 유발 위험이 있는 디스바이오시스^{dysbiosis} 상태인가에 따라 우리의 건강 및 질병 상태에 큰 영향을 주기 때문이다.

장내 미생물은 유익균$^{25\%}$, 중간균$^{60\%}$, 유해균$^{15\%}$으로 구성되어 있는데, 여기서 주목할 것은 중간균$^{60\%}$이다. '눈치균', 또는 '기회균'이라고도 하는데, 이 중간균이 유익균과 유해균 둘 중 어디에 붙느냐에 따라 유바이오시스$^{85:15}$와 디스바이오시스$^{25:75}$로 나뉘어 인체의 건강과 질병을 결정하게 된다.

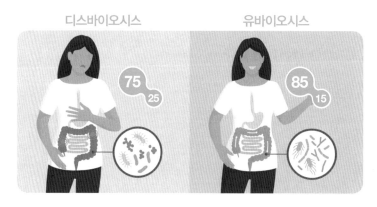

그림 5-2 디스바이오시스와 유바이오시스

부적절한 식습관과 생활습관으로 인하여 장내 미생물 균형이 무너지는 디스바이오시스 상태가 되면 유익균들이 무차별적으로 죽어가고, 유해균은 계속 증식하여 결국 우리 인체에 필요한 대사, 효소, 면역, 내분비, 외분비, 신경조절물질의 조절기능 이상으로 체중에도 영향을 주어 비만을 유발한다.

따라서 올바른 다이어트를 위해서는 장내 미생물 균형이 85:15로 회복되어야 하고, 유해균인 비만균이 살 수 없는 건강한 장내 미생물 상태를 위해 부적절한 식단 및 식습관 개선과 적절한 유산균 섭취가 필요하다.

01 _ 장내 마이크로바이옴이란?

최근 생명공학 부문의 많은 연구 결과들은 건강한 삶을 유지하기 위한 마이크로바이옴의 절대적인 필요성을 다양한 측면에서 증명하고 있고, 마이크로바이옴의 새로운 등장은 고령화, 환경 및 에너지 문제, 항생제 부작용 등 인류의 난제를 극복할 수 있는 핵심기술로 그 중요성이 크게 부각되었다. 마이크로바이옴을 빼놓고 인간의 유전자를 이야기할 수 없다는 의미에서 마이크로바이옴을 '제2의 게놈 second genome'이라고도 부르며, 현재 전 세계 학계와 의료계는 물론 산업계도 미래 신성장 동력 산업으로 마이크로바이옴에 대한 연구와 개발을 진행하면서 대규모 벤처 투자도 급증하고, 미래의 먹거리와 신약으로도 주목받고 있다.

마이크로바이옴Microbiome이란, 마이크로비오타Microbiota와 게놈 Genome의 합성어로 인간의 몸에 서식하여 서로 유익을 주는 공생 관계인 미생물의 유전정보 전체, 또는 우리 몸에 사는 미생물 자체를 말한다.

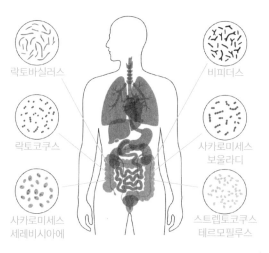

그림 5-3 장내 마이크로바이옴의 종류

우리 몸에는 수많은 미생물이 살고 있다. 인간 생명의 기본단위인 세포는 약 60~100조 개이지만 이 세포의 건강과 밀접한 미생물의 수는 약 1,000조 개로서 몸을 구성하는 세포의 수보다 인체 내 미생물의 수가 10배 이상 많다. 이 미생물들은 단순히 인간의 몸속에 침투해서 불청객으로 기생하는 존재가 아니라, 대사작용 및 면역 조절 기능에 관여하면서 숙주인 인간과 함께 서로 공존하며 살아가고 있는데, 그중 장내에만 약 100조 개의 미생물이 살고 있다.

인간은 태어날 때 엄마로부터 제1유전자인 '세포 유전자'를 물려받지만 그동안 아무도 몰랐던 제2유전자인 '미생물 유전자'도 함께 물려받는다. 미생물 유전자는 태어날 때 엄마의 산도를 통해 물려받거나 식습관의 영향에 따라 결정되는데 신생아에게 엄마의 유익한 미생물들이 전달되면 장 속에 도달하여 평생 함께 살아갈 상주균으로 정착한다. 약 1,000조 개의 미생물 유전자는 앞으로 맞서 싸울 이 세상의 모든 유해한 세균을 이겨낼 수 있는 든든한 주인균으로 함께 살아가면서 체질을 만들고 성격과 행동까지 좌우하며 평생 건강과 직결되어 있다는 것에 우리는 주목해야 한다.

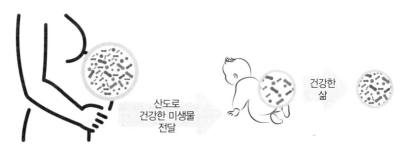

그림 5-4 모체로부터 물려받는 미생물 유전자

그러나 우리는 지금까지 사람의 장 속에 생명 유지를 위해 필요한 엄청난 규모의 미생물 유전자 집단이 살고 있다는 사실을 모르고 장내 미생물이 나쁜 세균이고 다양한 질병을 일으키는 주요 원인이라 무조건 박멸해야 건강할 수 있다는 논리에 따라 항생제를 습관처럼 먹어 장내 유익한 미생물들까지 무차별하게 사멸시켜 왔다. 하지만 장내 마이크로바이옴은 장 상피세포에 서식하며 병원균의 감염을 차단하고, 대사 및 효소 작용에 관여하며 건강한 장내 생태계를 만들어 우리 건강을 지켜준다.

장내 마이크로바이옴 불균형 상태인 디스바이오시스 상태가 되면 장내 방어벽 기능의 약화와 장 점막 손상이 발생하여 장내에 존재하던 병원균과 독소, 항원 등이 혈류로 들어가 면역체계를 자극하여 자가면역 질환, 감염성 질환 등의 질병을 초래하게 된다.

02 _ 유바이오시스

유바이오시스는 장내 유익균과 유해균이 85:15로 균형을 이루고 있는 건강한 장내 미생물 생태계를 말한다. 장내 미생물 생태계가 건강하면 유익균의 활동이 원활하여 유익한 대사물질포스트바이오틱스을 생성하고 염증 완화, 면역 반응 촉진, 알레르기와 자가면역 질환 예방, 중요한 아미노산 합성과 비타민 생산 및 다양한 대사 과정에 참여하여 우리 몸의 건강을 유지시켜 준다.

1. 장내 미생물 균형

유익균25% + 중간균60% : 유해균15% = 유바이오시스85:15

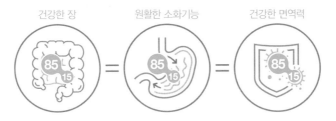

그림 5-5   장내 미생물 균형(eubiosis)과 건강

2. 유바이오시스 상태와 건강

① 대사기능 향상

② 면역기능 조절 향상

③ 신경계 조절 향상 장뇌축 메커니즘 원활화

④ 호르몬계 조절 향상

⑤ 항상성 유지

⑥ 유익한 대사산물 생성

⑦ 외독소 차단

⑧ pH 유지

⑨ 유해균 성장 및 활동 억제

⑩ 소장 융모의 밀착결합 유지

⑪ 음식 알레르기 예방

⑫ 피부 면역세포 기능 강화

⑬ 인슐린 분비 원활화

⑭ 트립토판 세로토닌 전구물질 생성 원활화

⑮ 멜라토닌 생성 원활로 숙면 촉진

3. 장내 환경을 유바이오시스로 유지하는 방법

① 유산균_{프로바이오틱스}, 포스트바이오틱스_{대사산물}를 적절하게 섭취한다.

② 발효식품을 자주 섭취한다.

③ 효소식품을 적절하게 섭취한다.

④ 고기류는 줄이고 생선류를 많이 먹는다.

⑤ 고탄수화물식, 단순당, 밀가루 음식 등을 줄인다.

⑥ 야채를 적절히 섭취한다.

⑦ 유산균의 먹이_{프리바이오틱스}가 되는 음식을 자주 섭취한다.→ 돼지감자, 바나나, 우엉, 마늘, 양파, 양배추, 아스파라거스, 고구마, 가지 등

원인도 모르고 병명도 나오지 않는데 몸이 자꾸 아프다면, 장에 있는 미생물 균형부터 점검해 볼 필요가 있다. 인체가 필요로 하는 대사, 효소, 면역, 내분비, 외분비, 신경전달물질의 조절 기능이 장내 유익한 미생물에 의해서 생성 및 합성되므로 무너진 장내 미생물 균형을 되살려 유바이오시스 상태의 장내 환경으로 회복하는 것이 몸을 건강하게 하는 가장 빠르고 유일한 방법이다.

유바이오시스 상태는 전신의 염증을 줄이며, 장누수증후군 개선, 면역력 강화, 알레르기 및 자가면역 질환 예방, 기분과 수면 개선, 암의 개선에도 도움이 될 수 있음이 마이크로바이옴 연구자들에 의해 계속 밝혀지고 있는 만큼, 유바이오시스의 비밀인 85:15를 회복하기 위한 각자의 노력이 반드시 필요하다. '내가 먹은 것이 내 몸을 만든다'는 점을 반드시 기억하자!

제8장 오토파지 활성화하기

'자가포식'이라고도 하는 오토파지autophagy는 그리스어로, '자신을 먹는다'는 뜻이며, 신체가 오래되고 손상된 세포 부분을 재사용하는 과정이다. 자가포식을 통해 신체는 오래된 세포를 분해하고 재사용하도록 작용하여 세포가 더욱 효율적으로 작동할 수 있게 한다. 오토파지는 세포가 스트레스를 받거나 영양분이 부족할 때 시작되는 자연스러운 청소 과정으로, 연구자들은 잠재적인 질병을 예방하고 퇴치하는 데 있어서 오토파지의 역할이 중요하다고 강조하고 있다.

세포는 신체의 모든 조직과 기관을 구성하는 생명의 기본 구성요소로, 각 세포에는 세포의 기능을 유지하는 여러 부분이 포함되어 있다. 시간이 지나면 이러한 부분에 결함이 생기거나 작동이 멈출 수 있고 이것이 건강한 세포 안에서 쓰레기로 쌓이게 된다.

자가포식은 신체의 세포 재활용 시스템으로 이를 통해 세포는 불필요한 부분을 분해하고 회수 가능한 부분을 새롭게 사용 가능한 세포 부품으로 재활용한다. 오토파지는 세포의 품질관리시스템이기도 하다. 즉, 불필요한 세포를 필요한 세포 구성요소로 다시 만들어 세포 성능을 최적화해 주는 것이다. 그러므로 세포 안의 쓰레기를 소포체가 모두 모아 청소하고 정화하여 재활용하도록 활성화하는 오토파지 시스템이 잘 작동되어야 세포를 건강하게 유지할 수 있기에 이 기능을 활성화하는 것은 건강을 위해 중요하다.

오토파지 과정

오토파지 과정은 병원균이나 노폐물, 외독소, 내독소, 손상된 세포, 비정상적인 세포, 염증성 세포 등 세포질에 축적될 수 있는 잠재적인 유해물질을 처리해서 재사용하는 시스템으로, 주로 영양분, 성장인자, 스트레스에 의해 조절되며, 세포 항상성에 핵심적인 역할을 한다.

오토파지는 일반적으로 기아 상태에서 세포가 생존할 수 있도록 자가 소화에 의해 영양분을 공급하는 과정으로, 세포질 물질이 리소좀으로 전달되어 분해되는 필수적인 이화작용이다. 이는 식세포 phagophore라고도 알려진 '이중막'의 형성으로 시작되며, 이후 이중막이 확장되고 닫혀 세포의 쓰레기봉투인 자가포식체autophagosome를 만든다. 이후 자가포식체는 리소좀에 의해 작게 분해되어 인체 내에서 다시 활용이 가능한 상태로 바뀐다. 오토파지는 쓸모없는 성분을 제거하는 것은 물론 인체에 필요한 성분을 공급하는 이점도 가지는 '재활용 시스템'인 것이다.

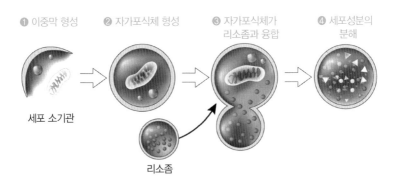

❶ 이중막 형성　❷ 자가포식체 형성　❸ 자가포식체가 리소좀과 융합　❹ 세포성분의 분해

세포 소기관

리소좀

그림 5-6　오토파지 진행과정

이를 통해 세포 청소와 혈관 정화, 단백질 성분의 재활용이 이루어지면서 포도당, 아미노산, 지방이 새로 만들어지고, 미토콘드리아가 다시 활성화된다. 그런데 내가 먹는 단백질보다 오토파지를 통해 내 몸 안에서 재생되는 단백질이 더 많으니 이는 오토파지를 다이어트에 적용할 충분한 이유가 된다. 세포 스스로 조절되는 이 과정은 생리학적으로 필수적이며, 스트레스를 받는 동안 영양소 재활용과 세포 및 유기체의 항상성을 보장하고, 다양한 내인성 및 외인성 자극에 의해 활성화된다.

오토파지는 손상된 세포 소기관을 제거하는 기본적인 생물학적 과정이지만, 무질서한 자가포식은 노화, 신경변성, 미생물 감염 등 다양한 질병과 관련이 있다. 즉, 오토파지는 생리학적 세포 보호 및 생존 메커니즘으로서 영양소 결핍, 저산소증, 병원체 감염, 방사선 및 산화 스트레스와 같은 불리한 환경 조건에 반응하여 활성화되고, 이 과정은 세포의 항상성과 발달 및 수명에 중요한 역할을 하고 세포 재생에 많은 영향을 미친다.

우리 몸은 참 신비롭다. 내가 치우지 않아도 스스로 쓰레기를 치우고, 재생시켜 다시 세포를 살려내는 재활용이 무의식적 작용으로 일어나고 있으니 말이다. 우리의 무분별한 식습관과 생활습관으로 대사기능이 고장이 나서 우리 몸의 오토파지가 제대로 작동이 안 된다면 생각만 해도 끔찍한 일이다. 만약 오토파지가 일어나지 않으면 치매, 파킨슨병, 뇌혈관 질환뇌출혈, 뇌경색, 심혈관 질환협심증, 심근경색, 심장마비과 혈관성 질환고혈압, 당뇨병, 고지혈증, 동맥경화, 염증성 질환, 암 등이 유발될 수 있기 때문이다.

세포의 오토파지 현상은 특정한 세포에서만 일어나는 것이 아니다. 모든 세포에서 일어난다. 오토파지가 제대로 일어나지 않으면 세포 안에 쓰레기들이 계속 쌓여 결국 세포의 항상성을 무너뜨리게 되고 이로 인해 여러 가지 질병이 유발될 수 있다. 우리 몸의 무의식적 작용인 오토파지 작용이 활성화되면 정상 세포에 붙어 있는 지방세포가 떨어지면서 지방세포의 크기가 더 커질 수 없게 되고, 수도 증가하지 않아 체지방을 에너지로 사용할 수 있게 되니 체중 감량에 이만큼 자연스러운 방법이 없다고 본다.

오토파지는 평상시에는 일어나지 않는다. 그러나 다이어트를 위해 오토파지 작용을 활성화시키려면 일정한 시간 동안 '공복 상태'를 유지하며 다음 사항을 실천해야 한다.

- **간헐적 단식**: 최소한 12~24시간 동안 단식 하되, 한 달에 2~3번, 6개월 정도 지속해야 오토파지 효과를 볼 수 있다.

- **소식**: 영양학적으로 세포에 스트레스자극를 줘서 오토파지를 활성화시킨다. 인체는 하루에 필요한 칼로리가 들어오지 않으면 오토파지를 통해 나머지 칼로리를 채운다.

- **4시간 공복 상태 유지**: 소식도 단식도 힘든 경우 저녁 때부터 잠잘 때까지 4시간 정도 공복 상태를 유지한다.

- **1일 12시간 공복 상태 유지**: 당일 8시~익일 8시까지 공복 상태를 유지한다.

- **운동**: 3분 걷고 1분 뛰는 인터벌 러닝을 반복한다.

- **목욕**: 냉온욕을 4-5회 반복하면 혈액순환 개선으로 오토파지가 활성화된다.

- **공기 순환**: 환기를 통해 더운 공기와 찬 공기를 계속 순환시킨다.

- **포스트바이오틱스 섭취**: 장내 미생물이 오토파지를 활성화시킨다.

제9장 MS 분석을 통해 올바른 대사기능 회복하기

약 100년 전 프랑스의 생리학자인 클로드 베르나르Claude Bernard는 "우리 몸은 세포로 구성되어 있고, 세포는 간질액interstitial fluid으로 둘러싸여 있으며, 간질액과 세포 간의 원활한 물질 이동 및 균형이 건강을 결정한다."라고 주장하였다. 그는 간질액을 세포 환경이라 부르고, 이 간질액을 분석하면 간접적으로 세포나 면역상태, 영양상태에 관한 정보를 얻을 수 있다고 하였다.

그 후 수많은 과학자와 의학자들의 연구와 임상을 거쳐 몇 가지 체액의 표식자가 다양한 증상 및 몸의 전기·화학적 불균형의 정도와 관련이 있음을 알게 되었고, 이를 임상에 응용해 영양 상태의 교정이나 면역기능의 향상에 이용하게 되었다.

우리 신체는 약 100조 개의 세포로 구성되어 있고, 각 세포들은 두 겹의 다중불포화지방산이라는 반투과막으로 둘러싸여 있으며, 세포 안과 밖에서 엄청난 양의 화학반응을 수행하고 있다. 화학반응은 에너지의 이동, 즉 전자의 이동을 수반하게 되며, 효소의 촉매작용으로 반응 속도를 조절한다. 효소는 수소 혹은 양이온의 농도pH와 열 혹은 체온의 상태에 따라 구조가 변하기 때문에 결론적으로 효소에 의한 화학반응의 속도는 수소농도와 체온에 의해 직접 영향을 받는다고 할 수 있다.

약 80여 가지의 원소로 구성되어 있는 인체는 원소들 간의 화학반응을 통한 전자 전달 시스템 및 에너지 기관이라고 할 수 있다. 인체는 이온화된 원소들 간의 대사를 유지하게 하는 항상성을 갖고 있으며, 항상성에 문제가 생기면 증상과 질병이 생길 수 있다.

수소나 양이온의 상태에 영향을 미치는 인자들은 미네랄과 염salts의 농도인데, 이들은 영양 상태와 관련이 있으며, 영양 상태는 섭취와 흡수 정도에 따라 달라지고 특히 최종 세포 속으로 들어갈 수 있는 미네랄은 체액의 제타 포텐셜과 수분의 양 그리고 세포막의 전위차에 영향을 받는다. 세포막 전위차를 유지하려면 Na/K 펌프의 작동이 필수적이며 이를 위해 ATP가 필요하다.

ATP는 각종 화학반응에 필요한 에너지인데, 미토콘드리아에서 ATP 생산의 주원료로 당분을 쓰느냐 아니면 지방질을 쓰느냐에 따라 에너지 생산 형태가 결정된다. 이는 우리 몸이 에너지를 효율적으로 생산, 소비하기 위한 정상적인 반응이다. 따라서 우리는 체액의 pH, ORPoxidation-reduction potential, 전기전도성, 자율신경 조절 상태, 에너지 생산 형태 및 미네랄 분포 등을 분석하여 현재의 전기·화학적 스트레스 정도를 간접적으로 알 수 있으며, 이를 교정함으로써 증상을 개선하고 질병 예방 및 면역방어 기능을 향상할 수 있다.

요즘 많이 사용하는 산화 스트레스 측정도 각종 산화로 인한 화학적 부산물을 측정하는 것이다. 그러나 MSmetabolic screening는 신체에서 발생하는 산화 스트레스 정도를 전기·화학적으로 실시간 측정하므로 효율적으로 산화 스트레스를 교정할 수 있다는 장점이 있다.

대사 다이어트에서 새롭게 주목된 대사학metabolomics은 인체 내의 수많은 대사물질metabolites 간의 상호작용을 알아내기 위하여 조직이나 체액의 작은 샘플을 사용하며, 이들 간의 관련성에 관한 데이터베이스를 구축하여 인체의 대사형태 및 유전형태의 차이를 감안한 맞춤 영양 시대를 열어가고 있다.

01 _ MS분석이란?

MS 분석은 인체의 소변과 타액을 이용하여 건강의 가장 원초적 단계인 세포 환경을 분석함으로써 개인의 호르몬 균형, 영양 상태, 대사 상태, 독소 노출 상태, 중금속 축적 상태, 스트레스, 감정 상태, 체질 등을 알아보는 통합적인 원인 분석이다. 분석 결과에 따라 세포와 체액 간에 어느 정도 균형이 맞춰져 있는가를 측정할 수 있으며, 인체대사기능 및 장내 미생물 불균형 상태와 장누수증후군 등 많은 정보를 얻을 수 있어 기능의학적 분석과 처방을 통한 환자 개인별 맞춤 영양 치료로 무너진 대사기능을 회복하여 다이어트에 도움을 줄 수 있다.

MS 분석의 목적
- 개인별 맞춤 영양 평가를 위한 분석
- 분석을 통해 환자의 식사 패턴 추측 및 교정
- 체액(세포외액)의 전기 · 화학적 변화 측정
- 기능적 대사 불균형 상태 개선
- 안정된 대사 상태로의 회복을 위한 예방적 치료
- 질병 상태에서 회복력 상승을 위한 보조적 치료

MS 분석이 필요한 사람의 유형은 다음과 같다.

- 과도한 스트레스의 지속
- 일상 업무 처리 능력의 감소
- 명확한 진단이 어려운 만성 질환, 난치성 질환
- 최근 원인을 모르는 체중 감소
- 체중이 증가하지만 체중 감량은 어려움
- 아침 기상이 몹시 어렵고 잠을 자도 피로 지속
- 식사를 거르면 힘들고 식후에 매우 피로한 증상
- 탄수화물과 카페인 탐닉
- 소화기능 이상으로 설사와 변비가 잦은 사람
- 늘 가스가 차고 더부룩한 소화 장애
- 불규칙적인 심장박동과 신체 조절력 저하
- 설명할 수 없는 만성 피로, 만성두통, 만성통증
- 생리불순, 생리전증후군, 홍조, 여성 질환
- 집중력 및 기억력 감퇴
- 불안감 및 우울증
- 수면장애 및 불면증
- 아토피, 잦은 피부 트러블, 천식, 알레르기
- 고혈압, 당뇨병, 대사증후군
- 기립성저혈압과 저혈당
- 수족냉증과 추위를 많이 탐
- 면역력 저하로 반복적인 감염과 상처 치유 지연
- 만성염증, 자가면역 질환
- 탈모, 두통, 근육통
- 근육 및 연골 약화
- 빈혈, 시력 저하, 안구 통증

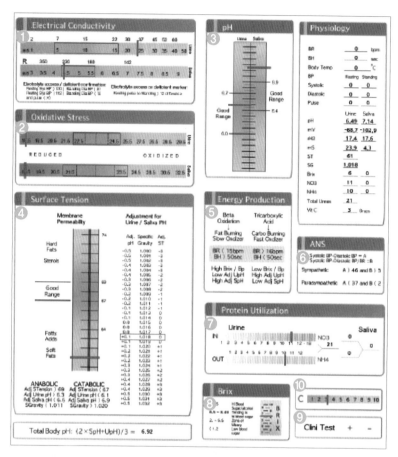

1 Electrical Conductivity:
   전기 전도율 분석
   심혈관 스트레스/
   간 · 림프 스트레스

2 Electron Activity-rH2:
   산화 스트레스 분석
   에너지 생성/산화 독소

3 pH Acid-Alkaline:
   산-염기 균형 분석
   독소 배출/소화장기능

4 Membrane Permeability:
   세포막 투과도 분석
   빠른 대사/느린 대사

5 Energy Production:
   에너지 생성 분석
   β-ox 지방대사
   /TCA 탄수화물대사

6 Auto Nerve System:
   자율신경계 분석
   교감신경 우세
   /부교감신경 우세

7 Protein Utilization:
   단백질 이용도 분석
   간 독소/장 독소

8 Brix:
   복합당 이용도 분석
   인슐린 저항성

9 Clini test: 포도당 분석
   제2형당뇨 측정

10 Vitamin C 분석
   수용성 항산화 능력

그림 5-7   MS 분석 표식자

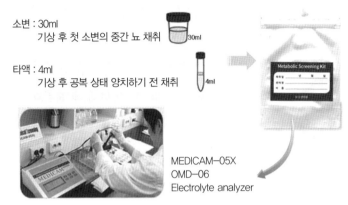

소변 : 30ml
기상 후 첫 소변의 중간 뇨 채취 30ml

타액 : 4ml
기상 후 공복 상태 양치하기 전 채취 4ml

Metabolic Screening Kit

MEDICAM−05X
OMD−06
Electrolyte analyzer

그림 5-8 MS 분석 샘플 채취방법

02 _ MS분석 항목

① 전기 전도율 electrical conductivity

외부에서 섭취된 영양분은 체내에서 대사과정을 거쳐 이온으로
분해되거나 염을 생성해서 에너지원으로 사용되거나 체내에 저장되
기도 하는데, 체내에 잔류되어 있는 이온과 염은 전류를 통했을 때
그 흐름의 세기가 많거나 적어지게 된다. 이런 전류의 세기를 측정
하여 미네랄 총량, 체액에서 전류의 전도 능력, 신장 과부하 정도와
부신피로증후군 등을 파악한 후 이온과 염의 양을 교정, 체내 항상
성을 유지하여 주는 데 목적이 있다.

② 산화 스트레스 oxidative stress

산화 스트레스 분석은 부영양소와 조효소의 활성도 및 부족 상태
를 알려주는 지표이다. 세포가 받는 산화 스트레스는 ATP 생성을

저해하는 중요한 요소이다. 섭취한 영양분을 제대로 이용하여 ATP 생성을 원활히 할 때 건강하다고 할 수 있으므로 산화 스트레스 분석은 세포의 ATP 생성능력을 판단하는 매우 중요한 표식자이며, 충분한 영양을 공급하고 그 영양소가 에너지 생성에 제대로 이용될 수 있도록 도와주는 데 목적이 있다.

산화 스트레스가 높은 경우는 이화작용catabolism 우세형으로 인체 내 산화 반응이 많이 일어나고 노화 촉진, 항산화제 결핍상태, 만성 피로, 무기력함을 많이 느끼게 된다. 반면에 산화 스트레스가 낮은 경우는 동화작용anabolism 우세형으로 항산화 작용이 우세하고 인체 내 산소를 소비하여 에너지를 생산하는 대사가 느린 상태이며, 항산화제를 과잉 복용하고 있을 우려가 있으므로 비타민 C와 E, 베타카로틴, 셀레늄, 코엔자임Q10 등의 항산화제 보충방법에 대한 정확한 안내가 필요하다.

③ **세포막 투과도**membrane permeability

세포에서는 많은 이온과 염이 세포막을 통하여 교류되고 있다. 세포막 투과도는 에너지 생성에 중요하며 에너지 생성에 필요한 산소와 영양소 공급의 효율성 조절과 세포 내 대사 후 발생한 대사산물 제거의 효율성 조절 등과 관련된다. 세포막 투과도 분석은 현재의 세포막 상태를 진단하고 최상의 투과성 상태를 유지하여 세포들의 영양대사를 원활히 해줄 수 있도록 도와주는 분석이다. 동화작용은 체세포를 합성, 복구, 재생하는 과정이고, 이화작용은 체세포를 파괴하거나 재순환하는 과정이다. 이런 동화작용과 이화작용 균형을 통해서 세포 내 유산소 에너지 대사를 촉진시키고 세포막 투과도를 조절하도록 안내해 줄 수 있다.

④ **산-염기 균형** pH acid – alkaline

체내에서 대사된 많은 영양성분은 알칼리성 또는 산성을 띠게 되는데, 한쪽으로 치우친 신체의 pH 상태는 체내 대사균형을 깨뜨리는 원인이 된다. 산-염기 균형 분석은 산-알칼리의 적절한 균형을 유지해 줌으로써 원활한 대사균형을 이루고 체내 효소들의 작용을 최적화할 수 있도록 하기 위한 분석이다.

pH가 낮은 상태, 즉 산성에서는 전류의 속도가 빠르며, 반대로 알칼리성에서는 전류의 속도가 느리다. 신체에서 전류의 속도가 느리거나 빠르면 이와 관련된 증상이 생길 수 있다. 특히 pH는 체온과 더불어 효소의 작용 속도를 좌우하는 인자이기 때문에 호르몬 관련 증상과도 밀접한 관계가 있다.

pH는 혈액의 경우 약 7.35~7.45, 체액의 경우 약 6.4일 때 가장 적절한 상태에 있다고 할 수 있는데, 특히 혈액은 주로 운반 시스템을 담당하기 때문에 엄격한 pH 환경이 요구되며 완충 시스템을 보유하고 있다. pH가 적정한 범위에 있을 때 우리 몸의 전기 에너지는 가장 효율적으로 작동하며, 요오드를 비롯한 많은 미네랄 흡수가 가장 원활한 상태라고 할 수 있다.

우리가 섭취하는 식품은 보통 알칼리성 식품이 80%, 산성 식품이 20% 정도이고 우리 몸의 pH가 산성이 되면 우리 건강에 꼭 필요한 미네랄을 제대로 흡수할 수 없다. 갑상선 건강에 필요한 요오드의 경우 흡수될 수 있는 pH의 범위가 좁아 요오드가 흡수되기 위해서는 거의 완벽한 pH를 유지해야 한다. 갑상선에 필요한 요오드를 흡수하지 못하면 갑상선이 제 기능을 하지 못하고 대사기능 저하로 비만을 유발하며, 관절염, 암, 당뇨병, 우울증, 심장마비, 피로 등의 질환을 유발할 수 있다.

⑤ **단백질 이용도** protein utilization

체내 질산염 NO_3와 암모늄이온 NH_4의 안정적 유지는 혈액 내 독소 생성을 억제할 수 있는 중요한 역할을 한다. 체내 요소 이용률을 통한 단백질 이용도 분석을 통해서 질소 독성 및 심장의 과부하 정도, 흡수장애증후군, 혈전 발생 예측, 편두통, 미네랄 흡수 저하 상태를 알아볼 수 있다.

단백질 과잉은 간 해독기능 저하, 출혈, 궤양, 신장 기능 이상, 비만, 대장암 발생 가능성을 증가시킬 수 있고, 단백질 부족은 수분 섭취 부족, 설사, 구토, 당뇨병, 화상, 만성 전염병, 간 기능 저하, 영양 결핍, 머리카락의 탈색, 피부염, 면역기능 저하, 호르몬 부족을 유발할 수 있다.

⑥ **복합 당 이용도** brix

체내 단당류, 이당류, 다당류 등의 복합 당수치를 진단하여 적절한 당수치를 유지하는 데 이용한다. 복합 당 이용도 검사를 통해서 인슐린 저항성 및 고혈당 위험도, 식후 피로감, 과도한 스트레스 정도를 진단할 수 있다.

⑦ 자율신경계 auto nerve system

자신의 의지에 따라 움직일 수 있는 근육의 움직임은 뇌척수 신경이 지배하지만, 의식하지 않고 운동하는 심장, 위장 등의 불수의운동을 지배하는 신경계는 자율신경계이다. 사람의 감정이나 행동과 밀접한 관련이 있다. 자율신경계 분석을 통해서 자율신경계의 교감신경과 부교감신경의 조화 여부, 자율신경 이상일 경우의 신경성 장애, 신경성 위염, 운동성 저하 등의 여부를 알아볼 수 있다.

교감신경 우세일 경우에는 급성 스트레스에 대한 반응인 투쟁이나 도피 반응, 흥분상태, 대사증가, 심장 박동수 증가, 피로, 노화, 아토피, 스트레스 상황에서 에너지 사용상태 등을 알 수 있고, 부교감 신경 우세일 경우에는 긴장 완화, 휴식, 이완 상태, 대사 저하, 저체온, 맥박 감소. 피로처진 상태, 스트레스 상태에서 부신기능 저하 상태를 알아볼 수 있다.

⑧ 에너지 생성 energy production

인체 활동과 일상생활을 유지하기 위해 근육운동은 필수적이며, 이를 위하여 인체는 전기·화학 에너지인 ATP를 생산한다. 지방과 탄수화물 중 어떤 영양소를 더 많이 에너지원으로 사용하는지, 빠른 대사형인지, 느린 대사형인지를 파악하여 개인에게 가장 적합한 대사균형을 찾아주는 것이 에너지 생성 분석의 목적이다.

⑨ 비타민 C ascorbic acid

수용성 항산화 능력, 부신 기능 약화 정도를 파악하고 적절한 비타민 C 섭취를 안내할 수 있는 분석이다. 신체의 모든 부분에서 조직의 성장과 회복을 위해서 반드시 필요한 비타민 C는 아스코르브산 ascorbic acid 이라고도 하며 식물 세포의 모든 부위에 있고 다양한 역할을 하고 있다. 세포 분열, 세포벽 합성, 과산화수소와 같은 위험한 물질의 억제제로, 광합성과 호흡 과정 중에 발생하는 위험한 활성산소로부터 세포를 보호하는 작용을 한다.

비타민 C는 체내에서 합성되지 않기 때문에 매일 일정량을 섭취해야 한다. 비타민 C 부족은 항산화 작용을 저하시키고 기타 여러 기전을 통한 각종 질환의 요인이 되기도 한다. MS 시스템에서는 체액에서의 비타민 C 농도를 간편하게 측정하여 비타민 C 부족을 사전에 예방하도록 하는 데 사용한다.

⑩ 포도당 분석 clinitest

당뇨병 유무 분석으로 소변 속에 포도당 수치를 알아보는 것인데, 유당 lactose 흡수장애를 진단하는 데도 사용할 수 있다. 특히 인슐린 저항성 및 내당능 장애를 조기에 분석할 수 있어 제2형당뇨병을 예방하는 데 임상적으로 사용할 수 있다.

제10장 대사 다이어트에 도움을 주는 영양소

일반적으로 비만이라고 하면 '영양 과잉'일 것이라고 생각하지만, 현재까지 연구에 의하면 의외로 '영양 결핍'인 경우가 많다고 한다. 설탕과 흰 밀가루 음식 등 정제된 가공식품에 편중된 식습관으로 정작 신체에 필요한 영양소가 결핍되는 것이다. 또한 다이어트를 위해 의식적으로 식사량을 줄이기 때문에 비타민, 무기질 등 필수 영양소마저 부족해지고 이것이 오히려 신진대사 조절을 방해해 비만을 가중시키기도 한다.

다이어트 전문가들은 뱃살을 빼려면 섭취 칼로리를 줄이고 규칙적인 운동을 하는 게 필수라고 강조하지만 사람마다 필요로 하는 적절한 영양소를 함께 섭취하는 것이 중요하다. 무작정 굶는다고 살이 빠지는 것은 절대 아니다. 내 몸의 대사기능 상태를 잘 살펴서, 대사기능장애부터 회복시키고 체지방을 재사용하는 몸으로 바꿔야 한다.

건강한 다이어트를 위해서는 무조건 굶는 것이 아닌, 칼로리는 낮추고 영양소는 높일 수 있는 음식을 챙겨 먹어야 한다. 또한 평상시 식사로 부족할 수 있는 영양소는 별도로 보충제를 섭취하여 영양의 밸런스를 맞추는 것이 바람직하다.

체중을 줄이고 몸의 균형을 올바르게 하는 데 도움을 주는 영양소는 다음과 같다.

1. 단백질

단백질은 체지방 감량에 매우 효과적인 영양소이다. 우리 몸은 탄수화물, 지방, 단백질 순으로 에너지원을 사용한다. 대부분 다이어트를 시작하면 탄수화물을 극도로 제한하기 때문에 탄수화물이 빠르게 고갈되고, 그 다음 사용하는 지방까지 어느 정도 연소되면 뇌가 '기아 상태'로 인식해 단백질까지 에너지원으로 사용하게 한다. 이때 체내 단백질이 사용되면서 근육량도 급격히 줄어든다.

그러나 섭취한 단백질이 충분한 상황에서는 섭취하는 총열량이 적어도 기아 상태로 인식하지 않는다. 단백질 섭취를 충분히 하면 근육 손실 없이 지방만 활활 태우게 되는 것이다. 단백질이 풍부한 음식은 포만감을 높이기 때문에 식사량도 줄여준다. 일반 식사를 하다가 닭가슴살과 달걀을 식단에 포함시킨 단백질 위주의 식사를 하면 탄수화물이나 지방의 섭취를 확 줄일 수 있다. 단백질은 근육을 형성하고 유지할 뿐 아니라 연결 조직을 튼튼하게 하기 때문에 노화 방지를 위해서도 필요하다.

2. 불포화지방

다이어트를 하는 기간에 기름기 많은 음식을 먹으면 그것이 그대로 살로 간다고 생각하기 쉽지만, 지방은 어떤 종류를 어떻게 먹느냐에 따라 우리 몸에 득이 되기도 하고 실이 되기도 한다. 동물성 지방인 포화지방은 나쁜 지방으로, 콜레스테롤과 합성하는 성질을 가지고 있어 과다 섭취할 경우 몸에 나쁜 저밀도 콜레스테롤LDL 수치를 높이고 혈관에 쌓여 심혈관 질환이나 뇌졸중 발병 위험을 높이므로 적당량으로 조절이 필요하다. 특히 불포화지방을 가공하는 과정에서 만들어지는 트랜스지방은 몸에 좋은 고밀도 콜레스테롤HDL 수치까지 낮춰 몸에 더 해롭기 때문에 절대 먹지 않는 것이 좋다.

그러나 불포화지방은 착한 지방으로, 체내에 축적되지 않고 콜레스테롤 수치를 낮춰서 혈액순환을 돕고 혈관 질환을 예방하는 필수 지방산이다. 불포화지방이 부족하면 피부가 건조해지고, 피로를 쉽게 느끼며, 면역력도 약해진다. 그러므로 땅콩, 호두, 아몬드와 같은 견과류와 올리브유, 아보카도유, 등 푸른 생선 등 불포화지방이 풍부한 음식을 섭취하면 다른 음식에 대한 욕구가 줄어들고 부족한 영양소도 채워지기 때문에 체중 감량에 도움이 된다.

3. 엽산

엽산은 일반적으로 다이어트에 좋은 영양소로 알려져 있다. 비타민 B군에 해당하는 수용성 비타민인 엽산은 아미노산과 핵산을 합성하는 데 꼭 필요하고, 태아기 세포 분열과 성장, 뇌 신경전달물질인 노르아드레날린의 생성을 촉진하는 데 도움을 준다. 엽산 대사와 비만 사이의 연관성은 최근 강조되고 있으며, 이는 엽산 결핍이 체중 증가 및 비만으로 이어질 수 있음을 시사한다. 낮은 엽산 섭취량과 혈청 수치는 높은 체질량지수 및 복부지방 축적과 관련이 있는데, 엽산이 부족하면 지방세포가 증식하여 비만의 위험이 높아질 수 있고, 충분한 엽산 보충은 호모시스테인 수치를 감소시켜 심혈관 질환과 비만의 위험을 줄인다.

4. 철분

철은 지구상에 풍부한 금속원소로, 근육세포의 구성 성분이고 체내 효소 생성에도 관여한다. 특히 산소 운반을 담당하는 헤모글로빈의 주요 성분으로 필수 미량 영양소이다. 철분 항상성은 엄격하게 조절되지만, 철분 결핍 및 철분 과부하를 초래하는 교란은 비만 및 인슐린 저항성, 제2형당뇨병과 같은 대사장애와 관련이 있다. 비만은 철분 항상성을 방해하여 십이지장에서 식이 철분 흡수를 억제함으로써 철분 결핍을 촉진할 수 있고, 철겹핍성빈혈_{적혈구 수치가 낮은 질환}을 비롯한 여러 동반 질환 및 합병증의 위험 요소이다.

철분 결핍은 철결핍성빈혈의 일반적인 원인이며, 세계에서 가장 많이 발생하는 무기질 결핍 중 하나이다. 인체에서 적혈구가 소멸하면 적혈구 안에 있던 철분이 골수로 회수되었다가 다시 생성되어 적혈구에서 재활용된다. 소량의 철분이 주로 장 내막으로부터 떨어져 나가는 세포에서 매일 손실된다. 이 양은 일반적으로 매일 먹는 식사에서 흡수되는 철분 1~2mg 정도로 대체되는데 여성은 생리 출혈로 더 많은 양의 철분을 잃게 되므로 때로는 손실된 양이 음식물에서 흡수되는 철분으로 완전히 대체되지 못하는 경우도 있다.

비만과 철분 결핍은 전 세계 수십억 명의 사람에게 영향을 미치는 만연한 건강 문제로, 인슐린 저항성과 제2형당뇨병, 비알코올성 지방간, 고혈압, 죽상경화증 등은 철분 축적과 철분 대사장애가 원인인 경우가 많다. 최근 수십 년 동안 비만인 성인은 적절한 철분을 섭취했음에도 비만이 아닌 성인에 비해 철분 수치가 낮은 것으로 나타나 비만 관련 대사장애 치료에 철분 보충을 고려하는 것이 필수임을 시사하고 있다.

체내에 철분이 부족해 철겹핍성빈혈이 있는 사람은 살이 잘 빠지지 않는다. 철분은 인체의 각 조직에 산소를 공급하는 헤모글로빈의 주요 구성요소인데, 체지방을 태우려면 체내 산소가 필요하기 때문이다. 따라서 나잇살을 빼고 싶은데 빈혈이 있다면 빈혈부터 치료해야 다이어트 효과를 볼 수 있다.

5. 코엔자임Q10 Co-Q10

코엔자임Q10은 비타민 유사체로서 지용성 물질이며, 비타민 E, C와 함께 항산화제로 알려져 있다. 세포 내에서 에너지를 만드는 미토콘드리아 전자사슬의 필수 구성요소로 에너지가 많이 필요한 심장이나 간 등에 많이 존재한다. 특히 지방조직의 염증은 미토콘드리아의 에너지 항상성을 감소시키는 원인이 되는데 코엔자임Q10 보충은 비만, 산화 스트레스 및 대사 증후군의 염증 과정 치료에 유용하다. 대부분의 세포는 조효소인 코엔자임Q10 결핍에 민감한데, 이는 심부전, 고혈압, 파킨슨병 및 비만과 같은 여러 임상 장애와 관련이 있기 때문이다. 알츠하이머병, 파킨슨병, 심혈관 질환과 피부 노화 등 우리 몸의 거의 모든 질병에 코엔자임Q10이 도움이 된다.

코엔자임Q10의 수치가 낮아지는 이유는 나이가 들면서 코엔자임

Q10의 체내 합성이 감소하거나 식문화의 서구화로 인한 영양 불균형, 스트레스, 환경 오염에 따른 세균감염 등이다.

6. 비타민과 무기질mineral

비타민과 무기질은 신체가 다양한 정상적인 기능을 수행하는 데 필요한 미량 영양소이다. 그러나 이러한 미량 영양소는 우리 몸에서 생성되지 않아서 반드시 우리가 먹는 음식으로부터 얻어야 한다.

비타민은 정상적인 세포 기능, 성장 및 발달에 소량으로 필요한 물질로 수용성 비타민과 지용성 비타민으로 구분한다. 수용성 비타민B, C은 신체에 흡수되기 전에 물에 용해되어야 하므로 저장할 수 없으며, 신체에서 사용되지 않는 수용성 비타민은 주로 소변을 통해 배출된다.

그러나 수용성 비타민 중 비타민 B는 지방 증가 촉진 요인으로 알려져 있다. 식품 제조 시 전반적인 비타민 함량을 높이기 위해 식품 및 유아용 분유에 합성 비타민을 첨가하는 강화로 인한 높은 비타민 섭취로 인해 비만을 유발할 수 있다. 천연 비타민 공급원 외에도 비타민 강화 식품, 비타민 강화 조제 분유, 비타민이 풍부한 음료와 같은 인공 공급원을 통해 비타민을 과다 섭취할 수 있으므로 주의해야 한다.

지용성 비타민A, D, E, K는 지방에 용해되어 지방조직과 간에 축적되며, 수용성 비타민만큼 쉽게 몸 밖으로 배출되지 않아서 과량 섭취 시 건강을 해칠 수 있으니 적정량을 섭취해야 한다. 비타민 A를 과다 섭취하면 피로감, 두통, 구역질이 생기고 심하면 간 손상과 출혈, 혼수상태까지 올 수 있다. 비타민 D도 과다 섭취하면 연조직에 칼슘을 축적하여 신장과 심혈관계 손상이 올 수 있고 동맥경화와 고혈압을 유발한다. 비타민 E는 태아의 심장병 발병 확률을 증가시키므로 임산부의 경우 과다 섭취에 주의해야 한다. 비타민 K는 과다 섭취 시 혈전을 유발하고 용혈작용, 황달, 과빌리루빈혈증, 고혈압, 심장 통증 등을 유발할 수 있다.

무기질은 토양과 물에 존재하는 무기 원소로, 인체에는 잘 알려진 칼슘, 나트륨, 칼륨 외에도, 미량 무기질인 구리, 요오드, 아연을 비롯한 다양한 다른 무기질도 매우 소량 필요하다. 특히 비만은 무기질의 일반적인 상태가 변화되는 영양대사 장애를 유발할 수 있는 다인성 질병으로, 비만인 사람은 비타민과 무기질의 혈중 농도나 생체 이용률이 낮을 가능성이 높다. 따라서 칼슘^{Ca}, 크롬^{Cr}, 마그네슘^{Mg}, 망간^{Mn}, 아연^{Zn} 등은 비만인 사람들이 필수적으로 섭취할 무기질로서 체중 감량에 중요한 역할을 한다.

① **칼슘**^{Ca}

체지방 감소에 있어서 칼슘의 역할에 대해서는 많은 논의가 있지만, 여러 연구에 따르면 칼슘은 체중 조절, 특히 지방대사에 유익한 역할을 하는 것으로 나타났다. 즉, 콜레스테롤, 특히 LDL 콜레스테롤을 낮추는데, 정상적인 단백질 섭취와 함께 식이칼슘 섭취가 적정량보다 증가하면 대변의 지방 배출을 증가시키고 장내 미생물 균형을 안정적으로 유지하여 비만 발생률을 줄일 수 있고, 세포 내의 칼슘 농도를 증가시켜 지방산 합성 및 리파아제의 활동을 조절해 주므로 지방 축적을 줄이고 지방 분해를 늘린다. 또한 하루에 1,000~1,500mg의 칼슘특히 유제품을 섭취하는 경우 지방 분해, 지방 생성, 에너지 소비 및 식욕 억제에 영향을 주어 지방대사에 영향을 미치는 것으로 나타났다.

고칼슘 식단은 체중 감소와 체지방 감소를 예방하는 데 도움이 되지만 많은 칼슘이 신장 내로 축적되면 신장결석을 유발할 수 있으며, 매우 중증인 고칼슘혈증으로 인해 종종 심장마비나 뇌졸중의 위험도가 증가하고, 혼돈, 정서장애, 섬망, 환각, 혼수와 같은 뇌 기능 장애가 유발될 수 있으니 적정량을 섭취해야 한다.

② 크롬Cr

크롬의 역활을 정확히 파악하기는 어렵지만, 최근 몇 년의 연구에서 크롬은 인슐린의 작용을 촉진한다는 것이 임상적으로 입증되었다. 빈약한 인슐린 신호 또는 인슐린 저항성은 비만으로 고통받는 사람에게 많이 발견되고 있다. 크롬은 인슐린 신호 전달에 관여하며 크롬이 부족하면 인슐린 저항성에 의한 혈당 변동이 생기고 그에 따른 배고픔과 폭식이 발생한다.

③ 마그네슘Mg

마그네슘에 관한 최근 임상 연구에서 마그네슘은 혈당과 인슐린 수치 조절에 관여하는 것으로 밝혀졌으며 심장 질환, 제2형당뇨병 및 뇌졸중 발병 가능성을 높일 수 있는 대사증후군에서 낮은 마그네슘 수치가 나타났다. 마그네슘을 충분히 섭취하면 공복혈당과 인슐린 수치가 낮아져 지방과 체중 증가를 막는 데 도움이 된다. 마그네슘은 균형 잡힌 신진대사를 유지하고 신체에 에너지를 공급하는 주요 무기질이다. 마그네슘은 신체가 혈당을 에너지로 효율적으로 전환할 수 있게 하여 건강한 식습관을 갖게 한다. 피할 수 없는 스트레스와 불안은 배고픔과 폭식을 증가시키며, 이는 체지방 축적과 체중 증가로 이어지는데 마그네슘은 스트레스와 불안을 줄여주는 역할도 한다.

④ 망간 Mn

망간은 지방, 탄수화물, 아미노산 및 콜레스테롤의 대사에 관여하며, 망간이 체지방과 체중에 미치는 영향은 대부분 갑상선과 혈당 조절에 미치는 영향에서 비롯된다. 망간은 인슐린 합성과 분비를 정상화하고 이를 통해 혈당 조절에 도움을 준다. 혈당을 적절하게 조절하면 포도당에서 지방이 형성되는 것이 감소하고 식욕 조절에 도움이 된다. 또한 망간은 갑상선호르몬 합성과 간세포에서 발생하는 T4→T3 전환을 촉진하여 지방과 체중 증가를 막는 데 도움이 될 수 있다.

⑤ 아연 Zn

비만한 사람은 혈청 아연 수치가 낮은 경향이 있으며, 아연 결핍은 신체가 과도한 지방을 저장하도록 유도한다. 아연은 췌장의 β세포에서 인슐린의 올바른 처리, 저장 및 작용에 필수적이므로 적절한 아연 수치는 인슐린이 혈청 포도당을 적절히 조절하게 하고 과도한 포도당으로 인한 지방 축적을 예방해 준다.

7. 식이섬유

식이섬유는 통곡물, 과일, 채소 등의 껍질, 씨앗, 세포벽에 들어 있다. 식이섬유는 장에서 분해가 잘 안되는 탄수화물로, 우리 몸에서 분해·흡수되지 않아 혈당을 높이지 않고 소화기관을 빠르게 통과해서 배설된다는 점이 단순 탄수화물과 다르다. 많은 연구에서 다이어트를 위한 복잡한 식단보다 매일 30g의 식이섬유를 섭취하는 것을 목표로 하는 간단한 방법이 체중 감량, 혈압 낮추기, 인슐린에 대한 신체 반응 개선에 도움이 될 수 있다고 밝혀졌다.

즉, 수용성 식이섬유가 장 내부에 일종의 젤을 형성하여 당이 혈류로 흡수되는 속도를 늦추는데, 혈당 수치가 낮다는 것은 인슐린 수치가 낮다는 것을 의미하며 이는 신체가 지방을 저장할 가능성이 적다는 것을 의미한다.

식이섬유는 식후 포만감이 증가하고 후속 배고픔이 감소하여 비만 예방에 효과적인 영양소이다. 몸에 흡수되는 별다른 성분 없이 포만감을 오래도록 지속하므로 과식을 방지할 뿐만 아니라, 식후 당분이 몸속에 흡수되는 속도까지 조절한다. 다이어트 중에 식사량을 줄이다 보면 대변의 양도 줄어서 변비가 올 수 있는데, 식이섬유는 다이어트 기간에 발생하기 쉬운 변비를 예방하기 때문에 반드시 섭취해야 할 영양소이다.

식이섬유는 장의 연동운동을 도와 변비를 막고 노폐물 배출도 원활하게 돕는다. 양배추, 고구마, 당근, 시금치 등에 풍부한데, 평소 과채류를 좋아하지 않는다면 식이섬유 보충제를 섭취하는 것도 도움이 될 수 있다. 칼로리가 낮고 포만감을 오래 유지해 주는 식이섬유가 풍부한 해조류, 양배추, 바나나 등의 섭취는 다이어트에 도움이 된다.

8. 오메가-3

오메가-3는 인체에 반드시 필요한 지방산으로, 오메가-3를 꾸준히 섭취하면 혈행이 개선되고, 뇌와 눈 건강에도 도움이 된다. 그런데 다이어트를 하는 사람에게 오메가-3를 먹으라고 하면 많은 이들이 의아해 한다. 아무리 좋은 지방이라도 1g당 9kcal의 열량이 있는 것은 분명하기 때문이다. 그러나 오메가-3는 지방산의 연소를 촉진해 에너지를 생산할 수 있도록 도와주고 혈관이나 조직에서 비만 관련 염증 반응을 줄여준다.

복부 비만이 있는 경우 체내에 염증 반응이 증가해 혈관 질환이나 유방암, 대장암, 전립선암 등 몇 가지 암의 발생 가능성이 높아지므로 다이어트를 시작하고 한 달 정도 지났을 때 오메가-3를 보충해 주는 것이 좋다. 혈중 오메가-3 농도가 낮으면 우울한 성향이 증가하고 정신적인 에너지가 고갈되면서 운동하려는 의지도 떨어지는데 오메가-3는 비만과 관련된 혈관 질환이나 만성 염증을 억제하는 효과가 있기에 성인병 우려가 있는 40세 이후에 다이어트를 하는 사람은 오메가-3를 함께 먹는 것이 좋다.

9. 포스트바이오틱스

다이어트는 칼로리 제한과 신체 활동 개선을 통해서만 효과적으로 이루어질 수 있음을 알고 있어도 이를 실천하기는 쉽지 않다는 것에 공감할 것이다. 그런데 최근의 다이어트 연구에서 장내 미생물 불균형으로 인해 비만과 다양한 대사증후군이 발생하기 때문에 프로바이오틱스, 프리바이오틱스, 포스트바이오틱스 등을 적절히 섭취하여 장내 미생물 군집을 변경하는 데 중점을 두고 있다.

장내 미생물의 분포가 비만과 관련 있다는 논문이 많이 발표되고 있는데, 실제로 뚱뚱한 사람과 마른 사람은 장내 미생물의 분포가 다르다. 살 빼는 데 도움을 주는 장내 유익균이 우세해야 하는데 대부분의 현대인들은 디스바이오시스나 장누수증후군 상태가 많아 다이어트가 잘 되지 않는다.

따라서 올바른 다이어트를 위해 비만 개선에 도움이 되는 포스트바이오틱스를 섭취할 것을 권장한다. 유익균의 대사산물인 포스트바이오틱스는 장내 유해균의 성장과 활동을 억제하고 장내 환경을 개선함으로써 지방대사를 촉진하여 지방이 축적되는 것을 억제하므로 비만 개선에 도움이 된다. 포스트바이오틱스는 장내 미생물 균형을 85:15로 회복시켜서 건강한 장내 환경을 만들고 면역체계 활성화, 우울증 개선, 비만의 예방과 개선에 도움을 줄 수 있다.

지금은 차세대 유산균인 '포스트바이오틱스 시대'인데, 포스트바이오틱스가 나오기까지 유산균의 진화 과정을 살펴보면 내 건강을 위해 어떤 유산균을 섭취할 것인지 선택하는 데 도움이 될 것이다.

① **프로바이오틱스**probiotics

'생명을 위하여'라는 뜻인 프로바이오틱스는 우리가 먹어서 건강해질 수 있는 살아있는 착한 유산균으로, 인체에 유익한 영향을 미치는 미생물 또는 그것을 함유하는 제품 및 식품을 말한다.

프로바이오틱스는 장내 세균총을 개선하여 숙주에 유익한 작용을 하도록 도와주는 유용한 미생물이다. 프로바이오틱스 기능을 갖는 미생물을 섭취하면, 해당 미생물이 장내 세균총에 작용하여 무너진 세균총을 정상화하며 비만을 예방하고 개선한다.

락토코쿠스   락토바실러스   비피더스   연쇄상구균
테르모필루스   프로피오니
박테리움   불가리쿠스

그림 5-9 프로바이오틱스의 종류

② **프리바이오틱스**prebiotics

'생명 이전'이라는 뜻의 프리바이오틱스는 대장에 도달해서 유익균의 건강한 먹이가 됨으로써 유익균이 유해균보다 더 잘 성장하고 활동하게 만들어 주는 유익균의 영양제이다. 프리바이오틱스는 분해되지 않고 소화기관을 거쳐 대장까지 내려가 대장에 살고 있는 유익균의 먹이가 되는 성분이다. 올리고당, 프락토 올리고당올리고당 중과당이 여러 개 뭉쳐 있는 것, 난소화성 전분저항 전분.콩·현미·감자·고구마, 식이섬유

각종 채소와 해조류, 과일/펙틴 성분, 이눌린 등이 있는데 돼지감자, 얌빈, 우엉, 치커리, 양파, 연근, 마, 콩 등은 대표적인 프리바이오틱스 식품이다. 물에 녹는 수용성 올리고당이나 식이섬유는 유산균의 먹이가 되고, 물에 녹지 않는 거친 식이섬유는 대변의 부피를 늘려 대장을 깨끗하게 청소한다.

③ 신바이오틱스 synbiotics

신바이오틱스의 syn-은 '시너지 synergy'에서 나온 말로, 프로바이오틱스와 프리바이오틱스가 함께 들어있는 제품을 말한다. 프로바이오틱스와 프리바이오틱스를 함께 복용할 경우, 프리바이오틱스는 프로바이오틱스의 먹이가 될 뿐만 아니라 이미 존재하는 장내 유익균의 먹이도 된다. 또한 장내 유익균의 증식을 돕는 시너지 효과도 있다.

④ 포스트바이오틱스 postbiotics

포스트바이오틱스는 장 건강에 도움을 주는 장내 유익균이 프리바이오틱스를 먹고 만들어 낸 대사산물로, 박테리오신 bacteriocin과 단쇄지방산 short-chain fatty acids이 있다. 장내에서 유산균이 만들어 내는 식물성 천연 항생물질인 박테리오신은 유산균에 비해 활성이 강해 장 점막 깊숙이 작용하므로 장내에서 토착화되어 아토피, 자가면역 질환, 성인병, 암, 정신 질환 등을 일으키는 악성 유해균을 선택적으로 사멸시켜 유익균을 증식시키고 부패한 장을 정화하는 최고의 물질이다.

단쇄지방산은 아세트산, 프로피온산, 뷰티르산이라는 탄소수 6개

이하의 유기산으로 포화지방산에 속한다. 이들은 수용성 식이섬유나 전분 당질의 발효로 생기는 물질인데, 단쇄지방산을 만드는 주체가 바로 장내 유익균이다. 이들 유기산은 면역력을 높이고 건강을 유지하고 향상시켜주는 유익한 포스트바이오틱스에 속한다.

단쇄지방산은 혈당 조절 및 혈중 콜레스테롤 개선 기능이 있으며, 장의 pH를 내려서 약산성으로 만들어서 살균력을 높이기도 한다. 특히 뷰티르산은 당뇨병의 예방 및 완화는 물론이고 암의 아포토시스apoptosis에도 관여하는 등 항암 효과까지 있다고 밝혀져서 국가적 의료비 절감 효과와 고부가가치의 식품 소재 창출 등 경제적인 가치도 높을 것으로 전망된다.

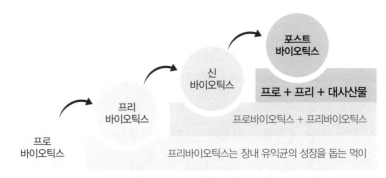

그림 5-10 유산균의 진화 과정

우리가 장 건강을 위해 유산균을 섭취하면 장에서 유산균이 유익한 역할을 하는 것이 아니라 유산균이 먹이인 프리바이오틱스를 먹고 만들어내는 유용 물질인 대사산물이 그 역할을 한다. 그런데 유산균이 장까지 살아가야 한다는 것이 문제이다. 유산균은 장까지 도달하기도 전에 위산과 열과 담즙산에 의해 이미 사멸할 가능성이 있다. 또한 장까지 살아 갔다고 해도 또 한번 문제에 부딪힌다. 장내 미생물의 상태에 따라 대사산물을 만들 수도 있고 못 만들 수도 있기 때문이다. 그래서 포스트바이오틱스가 탄생하였다.

4세대 유산균 포스트바이오틱스는 사멸하지 않고 바로 장까지 내려가서 장 건강에 도움이 되는 차세대 유산균이다. 포스트바이오틱스는 살아있는 유산균과는 달리, 위산과 담즙산 같은 산酸뿐만 아니라 열에도 아무런 영향을 받지 않고 장까지 도달할 수 있다.

살아있는 유산균이 장에서 유효한 대사물질을 만들어 내려면 장에 정착해 증식하고 활동하기까지 다소 시간이 걸린다. 하지만 유산균 대사산물은 그 자체가 유효 성분이므로 장내 미생물 상태에 따라 시간을 두고 대사산물을 만들어 내는 수고로움 없이 장에서 바로 작용한다. 생균과는 달리 섭취량에 제한이 없기 때문에 유산균의 몇 배 또는 몇십 배까지도 섭취할 수 있다는 장점이 있다. 이제 '삶Life'에서 '더 좋은 삶Better Life'으로 나아가기 위해 유산균도 제대로 알고 섭취하기 바란다.

제11장 체중조절대사시스템 회복을 위한 10가지 습관

지금까지 대사 다이어트를 통해 인체 구조 자체가 내가 노력한다고 다이어트가 되는 것이 아니라는 사실을 알게 되었을 것이다. 열심히 노력해서 살을 뺀다 해도 한순간 방심하는 사이에 요요현상이 나타나 다시 그대로, 또는 그보다 더 많이 살이 쪄 버리는 이유가 체중기본설정값에 의해 원래의 체중으로 돌아가려는 원리가 내 몸 안에 작동되기 때문이라는 것도 알게 되었을 것이다.

이 사실을 알고도, 다시 적게 먹고 운동해서 살을 빼고, 다시 요요현상으로 살이 찌고, 다시 더 적게 먹거나 아예 굶고 운동을 많이 해서 살을 빼보고, 또 다시 요요현상으로 더 많이 살이 찌는 악순환적 다이어트를 계속할 것인가?

다이어트는 몸에 해가 될 정도로 넘치는 체지방을 잘 사용하도록 대사를 바꿔주고, 우리 몸의 항상성을 잘 유지하도록 기초대사량을 높여 대사기능을 회복해 주어야 한다. 따라서 다시는 실패하지 않는 올바른 다이어트를 위해서 기본적으로 우리가 실천할 수 있는 10가지 습관을 제시하니 꼭 실천해서 체중 감량에 성공하기 바란다.

1. 탄수화물을 적게 먹는다

탄수화물로 인한 체지방 축적 과정에서 핵심 역할을 하는 것이 '인슐린'이다. 인슐린이 혈당을 낮춘다는 것은 대부분 잘 알고 있지만, 탄수화물을 많이 섭취하면 혈당이 높아지고 인슐린이 많이 분비된다는 사실은 잘 모른다. 인슐린의 분비량이 지속적으로 많아지면 인슐린 수용체의 민감성이 떨어져 포도당이 세포 안에 들어가지 못하고 혈액 내에 포도당의 양이 많아지는 인슐린 저항성이 발생한다.

이처럼 포도당이 세포 안에 들어가지 못하니까 세포는 계속적으로 배가 고프다는 신호를 보내고, 렙틴은 위에 음식물이 찬 것을 알고 '그만 먹으라'는 신호를 보내는데 이를 인지하는 시상하부의 수용체와 호르몬 신호에 교란이 생겨 문제가 오는 것이 바로 렙틴 저항성이다. 밥을 먹었는데 배가 부른 것을 느끼지 못한다면 렙틴 저항성을 가지고 있다는 의미이다. 인슐린이 많이 분비되면 렙틴 저항성으로 이어지므로 다이어트를 원한다면 인슐린 저항성이 생기지 않도록 탄수화물을 줄여서 인슐린의 분비를 줄여야 한다.

2. 소식과 공복 상태를 유지한다

2020년 2월 Cell 저널을 통해 적게 먹는 것이 면역력 향상과 관련이 있고, 몸 전체의 염증을 감소시키며, 노년과 관련된 질병의 확률을 낮추고, 더 오래 살 확률을 높인다는 새로운 연구가 발표되었다. 나이가 들수록 소식을 하면 다이어트가 됨은 물론이고, 노화에 따라 흔히 발생하는 심장병, 뇌졸중, 당뇨병의 발병률도 낮출 수 있다.

그런데 소식보다 더 효과적인 체중 감량 전략은 일정 시간 공복 상태를 유지해 오토파지를 활성화시키는 것이다. 오토파지는 분해되고 손상된 단백질을 청소하여 더 새롭고 건강한 세포로 재생하고, 인체의 대사기능에 휴식을 주며, 내 몸에 쌓여있는 지방을 재사용할 수 있도록 한다.

3. 식사시간을 20~30분으로 정해 천천히 먹는다

음식을 잘 씹지 않고 빨리 먹는 것은 충분히 먹었다는 사실을 깨닫기도 전에 너무 많은 칼로리를 섭취하게 한다. 식욕억제호르몬인 렙틴 호르몬이 지방세포에서 분비되어 뇌의 식욕조절중추에 포만감 신호를 보내는 데는 식사를 시작한 후 약 20~30분이 걸리고, 그때 포만감을 느끼면 먹는 것을 중단하게 된다.

렙틴과 그 수용체는 체중과 에너지 항상성의 주요 조절자이다. 렙틴 저항성은 현대사회의 심각한 의학적, 사회적, 경제적 문제인 비만 발병의 핵심 요인이다. 렙틴 호르몬이 분비되면 시상하부의 포만중추가 자극되어 포만감이 든다. 또, 렙틴 호르몬은 지방이 축적될 때도 분비되어 지방의 연소와 분해를 돕는 작용도 한다. 그러나 과식을 습관적으로 하는 사람의 경우는 오히려 렙틴 호르몬에 무감각해져서 '렙틴 저항성'을 유발할 수 있다.

렙틴 저항성 상태가 되면 '먹지 말라'는 뇌의 신호에 반응하지 않아 포만감을 느끼지 못하고 계속해서 먹게 되므로 비만을 유발하고 인슐린 저항성과 이상지질혈증 등의 대사장애가 발생할 수 있다. 따라서 렙틴 저항성이 생기지 않도록 20분 이상 꼭꼭 씹어 음식을 먹고, 국물이나 물에 말아 빨리 먹는 식습관도 개선해야 한다.

4. 설탕, 액상과당은 무조건 최소화한다

단 음식은 고갈된 에너지를 빠르게 충전시켜 주고 기분을 좋게 하지만 중독성이 있어 자꾸 먹다 보면 필요 이상으로 섭취하게 되어 살이 찌며, 특히 스트레스 상황에서는 단 음식을 더욱 갈망하여 더 먹게 만든다. 그러나 당분은 체내 염증 수치를 높이고, 뇌의 식욕중추를 자극하여 불필요한 식욕을 느끼게 함으로써 비만하게 하므로 자제해야 한다.

단순당인 설탕은 빠르게 소화되어 에너지로 사용되기보다는 지방으로 전환되는 것이 더 많아 성인병, 당뇨병, 심혈관 질환의 위험을 높인다. 특히 식사 후나 간식 등으로 에너지가 불필요할 때 당분을 먹으면 지방으로 전환되는 비율이 높아진다. 단 음식을 많이 먹으면 신경전달물질인 도파민이 생성되어 일시적으로는 기분이 좋아지지만 나중에는 내성이 생겨 더 많은 설탕을 찾게 되면서 마약 중독과 매우 유사한 양상을 보인다.

설탕이 사탕수수나 사탕무에서 생산되는 것과 달리 액상과당은 옥수수에서 추출해 낸다. 포도당과 과당이 화학적으로 결합한 형태인 설탕과 달리 액상과당은 그 둘이 서로 떨어져 있어 체내 흡수가 더 빠르다. 혈당을 조절하는 인슐린의 기능을 약하게 만들어 혈당을 상승시키며, 지방으로 축적되기 쉬운 성질을 가지고 있어 비만의 원인이 된다. 또한 과당은 간에서 대사가 이루어지므로 다량의 과당을 6개월 이상 섭취하면 지방간이나 지방간염이 생길 수 있다.

렙틴 호르몬이 분비되면 포만감을 느끼게 하는 포도당과는 달리, 과당은 인슐린 분비를 촉진하지 않기 때문에 렙틴 호르몬도 분비되지 않는다. 그 결과 공복 호르몬인 그렐린의 양이 식사 전과 동일한 상태로 유지되어 우리 몸은 계속 배고픔을 느끼게 된다.

5. 간헐적 단식을 실천한다

잠들기 4시간 전부터 12시간 공복을 유지하는 것을 습관화하는 노력이 필요하다. 12시간의 간헐적 단식은 음식 규칙이나 칼로리 계산이 필요 없는 건강한 다이어트와 대사기능을 위한 강력한 도구이다. 최소 12시간 동안 단식하면 혈당수치가 기본 수준으로 감소해서 세포의 지방 연소 기능을 작동시켜 에너지 요구 사항을 충족하고, 생물학적 기능을 활성화한다.

12시간 동안 음식이 들어오지 않는 공복 상태가 되면 인체는 대사기능이 활성화되어, 부족한 것을 채우고 보수작업을 한다. 이때 소화기관과 면역계는 충전의 시간을 갖고 휴식을 취한다. 그러나 현대인들은 자기 전까지 계속 먹는 습관이 있다 보니 소화기관들이 지치고 방전되어 대사기능에 문제가 생기는 것이다. 뇌는 습관적으로 먹었던 것을 기억하기 때문에 그 시간만 되면 배고픔을 느끼게 하여 체중기본설정값을 무너뜨리게 되므로, 식욕을 부르는 그렐린 호르몬이 나올 때 물을 충분히 마셔 거짓 배고픔을 달래주고 12시간 공복을 유지하려고 노력해야 대사기능이 회복된다. 적은 음식이라도 일단 몸에 들어오면 모든 대사는 소화대사로 움직이게 된다. 특히 잠들기 4시간 전에는 공복 상태를 유지하여 뇌의 시상하부가 취침 모드로 바뀔 수 있도록 편안한 잠자리를 만들어 주는 것이 필요하다.

그러나 식사 기간이 너무 제한적일 경우 신진대사가 느려져서 자칫 영양 부족이 발생할 수 있다는 점을 명심하고, 체중 감량 효과를 위해 12시간 단식을 선택하더라도 단식 기간을 주기적으로 변경하고 기초대사율이 떨어지지 않도록 운동하고 충분한 음식을 섭취하는 것이 좋다.

6. 5분 걷고, 1분 강력한 운동을 실천한다

대부분의 사람들은 한 가지 운동을 오래 한 다음 충분히 쉬는 경우가 많다. 인체 근육은 지방을 통해 에너지를 얻는 것을 선호하는데, 무산소 운동과 같은 높은 강도의 짧은 운동에서는 양은 적지만 지방을 바로 사용할 수 있고, 지방 분해가 빨라 단기간에 많은 양의 지방이 쓰인다.

그러므로 5분 걷고, 1분 강력하게 운동하는 고강도_{최대 심박수의 80~95%}와 저강도_{최대 심박수의 40~45%} 운동을 병행하는 고강도 인터벌 트레이닝을 하면 세포 내 에너지 생산 공장인 미토콘드리아를 증가시켜 세포 활동이 활발해지고, 체력과 지구력도 좋아지며 다이어트에 도움이 된다. 고강도 인터벌 트레이닝이 미토콘드리아 수를 크게 증가시켜주는 이유는 바로 무산소 운동과 유산소 운동을 적절한 시간에 바꾸기 때문이다.

고강도 무산소 운동에서는 피로 물질인 젖산이 일시적으로 많이 생성되지만, 젖산이 너무 많이 쌓이면 미토콘드리아의 에너지 생성이 감소한다. 인터벌 트레이닝은 고강도 운동으로 젖산이 많이 생산되려는 시점에 저강도 유산소 운동으로 바꿔줌으로써 젖산은 덜 쌓이고 몸속 산소량은 늘어나 산소를 활용해 에너지를 만드는 미토콘드리아가 늘어나고 활동도 더 활발해지게 한다. 증가된 미토콘드리아가 더 많은 에너지를 만들고, 많은 에너지를 짧은 시간에 사용하는 고강도 운동을 반복하기 때문에 지방 연소에도 효과적이며, 근육과 체력이 좋아지는 것은 물론 다이어트 효과도 보는 것이다.

7. 충분한 수면을 취한다

'잠이 보약이다'라는 말처럼 수면 부족은 집중력은 물론 신체 면역력도 떨어뜨린다. 잠이 부족하면 살이 찌는 이유는 수면 시간이 뇌에서 분비되는 호르몬 양 조절에 영향을 끼치기 때문이다. 잠을 적게 자면 뇌에서 분비되는 호르몬 중 식욕을 억제하는 '렙틴'은 감소하고 식욕을 돋우는 '그렐린'이 증가한다. 제대로 잠을 못 자면 신진 대사가 저하되고 뇌는 지방과 당 섭취가 더 필요하다고 느낀다. 깨어 있으면 신체가 낮 시간으로 이해하고 더 많은 음식이 필요하기 때문에 식욕을 자극하는 그렐린이 분비되고 렙틴이 줄어들며, 그로 인해 충분한 양의 음식을 섭취했음에도 불구하고 더 많은 음식이 필요한 것처럼 느끼게 된다. 그러므로 한 번도 깨지 않고 푹 자도록 질 좋은 수면을 유지하는 것이 필요하다.

8. 스트레스 조절을 위해 노력한다

스트레스는 체중에 직접적인 영향을 주는데 그 정도는 개인이나 상황에 따라 다르다. 스트레스를 받을 때마다 부신은 아드레날린과 코티솔을 방출하고 결과적으로 포도당이 혈류로 방출되어 위험한 상황에서 탈출하는 데 필요한 에너지를 제공한다. 포도당은 신체에 필요하다고 생각되는 에너지를 빨리 공급하기 때문에 스트레스를 받을 때 가장 먼저 사용하는 에너지이지만, 스트레스가 해소된 후에 포도당을 저장하는 경향이 있으며, 이 에너지는 주로 복부지방의 형태로 저장되어 잘 빠지지 않는다.

한편, 다이어트를 할 때 좋아하는 음식을 줄이거나 고탄수화물식과 고지방식을 제한해야 한다는 사실은 스트레스가 된다. 다이어트 중에 회식이라도 하게 되면 좋아하는 음식을 먹지 못한다는 스트레스는 더욱 커진다. 스트레스를 받으면 코티솔이 방출되어 혈당을 올리고, 인슐린 분비로 지방이 축적되어 체중이 증가하고, 혈당이 낮아지면 더 많은 탄수화물을 갈망하고, 더 많은 체중이 증가하는 악순환이 되풀이될 수 있어 스트레스 조절은 다이어트에 필수적이다.

스트레스 상황에서 체내 포도당이 부족하면 근육 속의 단백질을 모두 에너지로 바꿔 사용하므로 근육 손실이 오고 기초대사량도 낮아진다. 따라서 스트레스를 잘 조절해서 잘 먹고, 잘 자고, 잘 쉬고, 운동도 즐길 만큼만 적당히 하면서 나를 스트레스로부터 안전하게 지켜야 다이어트에 성공할 수 있다.

9. 술은 적당히 마시거나 다이어트 시에는 삼간다

술은 인체의 지방 연소를 막고, 1kg당 7kcal로, 4kcal인 탄수화물이나 단백질보다 칼로리가 높다. 소주 한 병이면 밥 한 공기가 넘는 칼로리이고, 거기에 안주까지 먹기 때문에 상당한 열량을 섭취하게 되며, 삼겹살, 치킨, 튀김, 꼬치 등 탄수화물과 지방을 안주로 한꺼

번에 평소보다 더 많이 먹도록 유도한다.

또한 음주는 시상하부의 포만중추를 마비시켜 버려 음식을 계속 먹게 하고 불필요한 에너지를 축적해서 결국 지방으로 저장하게 한다. 즉, 술을 마시면 우리 몸은 독소가 들어온 것으로 인식하고 회복을 위해 잘하고 있던 지방 연소를 중단하고 알코올 해독을 위한 긴급 모드로 바꿔 버려 잉여 칼로리가 쌓이고 살이 찌게 되는 것이다.

술을 해독하는 과정에서 우리 몸에 같이 들어온 탄수화물, 단백질, 지방 등의 영양대사는 지연되며, 같이 먹은 음식들은 에너지로 쓰이지 않고 몸에 흡수된다. 또한 알코올 대사산물인 아세트알데히드는 지방의 분해를 방해하여 알코올로 섭취한 칼로리만큼 연소되어야 할 지방이 타지 않게 한다. 쉽게 말해 술과 같이 먹은 안주는 고스란히 지방으로 쌓이게 되어 술을 자주 먹는 사람들은 살이 빠질 수 없다.

이 과정에서 간에 무리가 가면 지방간이 발병하고 복부 비만이 되는 것이다. 따라서 음주는 근육 손실이나 다이어트 실패의 1차적 문제를 넘어 습관이 되면 건강상의 문제로 발전하므로 더 제한하고, 다이어트를 하려는 사람은 다이어트 기간만이라도 금주를 하는 것이 좋다.

10. 일시적인 단식을 실천한다

일시적 단식은 하루, 일주일, 한 달 등 기간을 정해 두고 특정 시간이나 기간 동안 물 이외의 음식이나 음료를 자발적으로 삼가는 것이다. 그러면 체중이 감량됨은 물론이고, 체내 지방 분해가 빨라지고 염증 세포가 정화되면서 건강 관리에 도움이 된다.

짧은 시간 동안의 단식은 신체에 에너지를 공급할 포도당이 충분하지 않을 때 발생하는 과정인 케토제네시스Ketogenesis를 발생시킨다. 케토제네시스는 포도당이 부족하거나 사용되기 어려울 때, 주 에너지원이 포도당에서 지방으로 바뀌는 상태이다. 식욕이 억제되고, 지방산이 체지방 저장소에서 대량 방출되며 이 지방산의 대부분이 간으로 이동해 산화되어 케톤체로 변화되어 에너지를 제공하며 체중 감량에 도움을 주게 된다.

일시적인 단식과 함께 운동을 더 하고 식사량을 줄이는 실천을 3개월 정도 지속하면 일정량 체중이 줄고 줄어든 체중이 유지되는 평형 상태에 도달한다. 그러나 중간에 식사 감량 때문에 배고픔이나 피로감은 점점 더 심해지는 경우가 많다. 배고픔이 심하고 체중이 줄지 않으면 '할 만큼 했다'고 생각해서 일시적인 단식을 중단하는데 단식을 중단하면 다시 체중이 원상태로 돌아가거나 전보다 더 증가하는 요요현상이 일어나므로 일시적인 단식은 최소 3개월 이상 지속해야 한다.

PART 5 포인트!!!

- ✓ 다이어트는 소화대사와 식욕조절대사를 유지해야 가능하다.

- ✓ 과도하게 저장된 체지방을 재사용해야 다이어트가 가능하다.

- ✓ 호르몬대사부터 회복하는 것이 올바른 다이어트이다.

- ✓ 다이어트는 에너지사용대사인 기초대사량과 활동대사량을 높여야 한다.

- ✓ 스트레스를 적절하게 관리해야 체중 감량을 할 수 있다.

- ✓ 장내 마이크로바이옴 85:15 균형을 회복해야 바른 다이어트가 가능하다.

- ✓ 일정한 공복 상태로 오토파지를 활성화시키면 체중 감량이 된다.

- ✓ MS 분석에 의한 올바른 대사기능을 회복시키면 바른 다이어트가 가능하다.

- ✓ 바른 다이어트를 위해 대사 다이어트에 도움이 되는 영양소를 활용해야 한다.

- ✓ 바른 다이어트를 돕는 10가지 습관을 생활화해야 한다.

참고 문헌

1 　김도훈 외. "비만의 만성 질환 유발과 관련된 분자적 기전." 대한비만학회지, vol. 15, no. 3, 2006, pp. 121–128.
2 　김선미. "스트레스와 비만. 大韓스트레스學會誌, vol. 12, no. 3, 2004.
3 　김은영. "인슐린 저항성과 세포 내 갑상샘 호르몬의 기능 이상." 대한소아내분비학회지, vol. 14, no. 2, 2009.
4 　김현숙 외. "갑상선기능저하증과 Ghrelin의 임상적 연관성." International Journal of Thyroidology, vol. 2, no. 2, 2009, pp. 114–119.
5 　김혜경. "비만과 대사 분야에서의 최근 동향, 비만과 지방대사." 대한비만학회지, vol. 9, no. 1, 2000, pp. 63–65.
6 　노은. "식욕 조절기전과 비만." 대한당뇨병학회지, vol. 23, no. 2, 2022, pp. 89–96.
7 　박재현 외. "내분비세포로서의 지방세포." 동아대학교 스포츠과학연구논문집. vol. 21, 2003, pp. 3–9.
8 　박정아 외. "정상체중 성인과 과체중 성인의 에너지 섭취량, 휴식대사량, 활동대사량 비교 연구." 대한지역사회영양학회지, vol. 9, no. 3, 2004.
9 　박철영 외. "염증과 비만." 대한내분비학회지, vol. 19, no. 2, 2004.
10 　안나영 외. "고지방식이로 유발된 중년 비만 쥐의 미오카인에 대한 유산소 운동 및 저항 운동의 효과." 국제 환경 연구 공중보건, 2020.
11 　윤복근. 장누수증후군. ㈜첨단, 2016.
12 　윤복근. 기능 영양학. 도서출판 대가, 2019.
13 　윤복근. 에스트로겐우세증후군. ㈜첨단, 2019.
14 　윤복근. 마이크로바이옴. ㈜첨단, 2020.
15 　장영훈. "비만에서 adipose tissue 호르몬에 의한 metabolic signaling." 생명과학회지, vol. 33, no. 3, 2023, pp. 287–294.
16 　조윤경. "복부 비만을 가진 한국인의 내장지방세포에서 Adipokine 발현이 비알코올지방간 질환의 진행정도에 미치는 영향." 대한간학회지, 2008, pp. 581–585.
17 　진은희 외. "運動과 식이가 主婦들의 체중 조절에 미치는 影響." 대한보건연구, vol. 30, no. 2, 2004.
18 　Ahima, R. S., et al. "Adipose Tissue as an Endocrine Organ." Trends Endocrinol. Metab., 2000.
19 　Angela, C, et al. "Hypothalamic–pituitary–adrenal Axis Dysregulation and Cortisol Activity in Obesity: A Systematic Review." Psychoneuroendocrinology, vol. 62, Dec. 2015, pp. 301–318.
20 　Backhed, Fredrik, et al. "The Gut Microbiota as an Environmental Factor that Regulates Fat Storage." Proc Natl Acad Sci U S A, vol. 101, no. 44, 2004, pp. 15718–15723.
21 　Barbara B, et al. "Obesity and Insulin Resistance." J Clin Invest, vol. 106, no. 4, 2000, pp. 473–481.
22 　Barrows, K, et al. "Effect of a High–Protein, Very–Low–Caloric Diet on Resting Metabolism, Thyroid Hormones, and Energy Expenditure of Obese Middle–Aged Women." Am J Clin Nutr, 1987.
23 　Bouchard, C, et al. "Current Understanding of the Etiology of Obesity: Genetic and Nongenetic Factors." Elsevier, 1991.
24 　Brown, K. A, et al. "Obesity and Breast Cancer: Mechanisms and Therapeutic Implications." Front Biosci, vol. 4, 2012, pp. 2515–2524, doi: 10.2741/e562.
25 　Bullo, Monica, et al. "Inflammation, Obesity, and Comorbidities: The Role of Diet." Cambridge University Press, 2007.
26 　Cani, P. D., et al. "Changes in Gut Microbiota Control Metabolic Endotoxemia–Induced Inflammation in High–Fat Diet–Induced Obesity and Diabetes in Mice." Diabetes, vol. 57, no. 6, 2008, pp. 1470–1481.
27 　Cani, P. D., et al. "Interplay between Obesity and Associated Metabolic Disorders: New Insights into the Gut Microbiota." Curr Opin Pharmacol, vol. 9, no. 6, 2009, pp. 737–743.
28 　Chondronikola, M., et al. "Brown Adipose Tissue Improves Whole–Body Glucose Homeostasis and Insulin Sensitivity in Humans." Diabetes, vol. 63, 2014, pp. 4089–4099, doi: 10.2337/db14–0746.
29 　Cummings, D. E. "Ghrelin and the Short– and Long–Term Regulation of Appetite and Body Weight." Physiol Behav, 2006.
30 　Di Domenico, Marina, et al. "The Role of Oxidative Stress and Hormones in Controlling Obesity." Front. Endocrinol, 13 Aug. 2019.
31 　Diamond, Harvey, and Marilyn Diamond. Fit for Life. Hachette Audio, 2020.
32 　Epel, E. S., et al. "Stress May Add Bite to Appetite in Women: A Laboratory Study of Stress–Induced Cortisol and Eating Behavior." Psychoneuroendocrinology, 2001.
33 　Federico, A., et al. "Gut Microbiota, Obesity and Metabolic Disorders." Minerva Gastroenterol Dietol, vol. 63, 2017, pp. 337–344. doi: 10.23736/S1121–421X.17.02376–5.
34 　Freire, Rachel. "Scientific Evidence of Diets for Weight Loss: Different Macronutrient Composition, Intermittent Fasting, and Popular Diets." Nutrition, vol. 69, Jan. 2020, 110549.
35 　Fricker, et al. "Energy–Metabolism Adaptation in Obese Adults on a Very–Low–Calorie Diet." The American Journal of Clinical Nutrition, vol. 53, no. 4, Apr. 1991, pp. 826–830.
36 　Friedman, J. M. "The Function of Leptin in Nutrition, Weight, and Physiology." Nutr Rev, vol. 60, 2002, pp. S1–S14. doi: 10.1301/002966402320634878.
37 　Furukawa, S., et al. "Increased Oxidative Stress in Obesity and Its Impact on Metabolic Syndrome." J Clin Invest, vol. 114, 2004, pp. 1752–1761. doi: 10.1172/JCI200421625.
38 　Geliebter, Allan, et al. "Obesity–Related Hormones and Metabolic Risk Factors: A Randomized Trial of Diet Plus Either Strength or Aerobic Training versus Diet Alone in Overweight Participants." PMC4293637, NIHMS641816, 2014.
39 　Gottfried, Sara Szal. The Hormone Reset Diet. HarperOne, 2016.
40 　Himms–Hagen, J. "Thermogenesis in Brown Adipose Tissue as an Energy Buffer: Implications for Obesity." N Engl J Med, vol. 311, no. 24, 1984, pp. 1549–1558.
41 　Iglesias, Pedro, et al. "Influence of Thyroid Dysfunction on Serum Concentrations of Adipocytokines." Cytokine, vol. 40, no. 2, Nov. 2007, pp. 61–70.
42 　Jung, R. T., et al. "The Effect of Beta–Adrenergic Blockade on Metabolic Rate and Peripheral Thyroid Metabolism in Obesity."

Eur J Clin Invest, vol. 10, no. 3, 1980, pp. 179–182.

43 Knudsen, Nils, et al. "Small Differences in Thyroid Function May Be Important for Body Mass Index and the Occurrence of Obesity in the Population." The Journal of Clinical Endocrinology & Metabolism, vol. 90, no. 7, 1 July 2005, pp. 4019–4024.

44 Krotkiewski, M., et al. "Impact of Obesity on Metabolism in Men and Women: Importance of Regional Adipose Tissue Distribution." J Clin Invest, vol. 72, no. 3, 1983, pp. 1150–1162.

45 L, Roland, et al. "The Etiology of Obesity: Relative Contribution of Metabolic Factors, Diet, and Physical Activity." Elsevier, 1998.

46 Landsberg, L., et al. "The Role of the Sympathoadrenal System in Modulating Energy Expenditure." Clin Endocrinol Metab, vol. 13, no. 3, 1984, pp. 475–499.

47 Lee, Hansongyi, et al. "Obesity, Inflammation, and Diet." Synapse, 2013.

48 Leeners, B, et al. "Ovarian Hormones and Obesity." Hum Reprod Update, vol. 23, 2017, pp. 300–321. doi: 10.1093/humupd/dmw045.

49 Leibel, R. L. "The Role of Leptin in the Control of Body Weight." Nutr. Rev., vol. 60, 2002, pp. S15–S19. doi: 10.1301/002966402320634788.

50 Leidy, Heather, et al. "The Role of Protein in Weight Loss and Maintenance." 101(6), Elsevier, 2015, p. 132.

51 Ley, R E., et al. "Microbial Ecology: Human Gut Microbes Associated with Obesity." Nature, vol. 444, no. 7122, 2006, pp. 1022–1023.

52 Ley, R E., et al. "Obesity Alters Gut Microbial Ecology." Proc Natl Acad Sci U S A, vol. 102, no. 31, 2005, pp. 11070–11075.

53 Loos, R J., et al. "Common Variants Near MC4R Are Associated with Fat Mass, Weight, and Risk of Obesity." Nat Genet, vol. 40, no. 6, 2008, pp. 768–775.

54 Luo, Liping, et al. "Adipose Tissue in Control of Metabolism." Bioscientifica, 2016.

55 Marcelin, Genevieve, et al. "Contributions of Adipocyte Lipid Metabolism to Body Fat Content and Implications for the Treatment of Obesity." Current Opinion in Pharmacology, vol. 10, no. 5, Oct. 2010, pp. 588–593.

56 O, Robert, et al. "Diet, Obesity, and Cardiovascular Risk." ResearchGate, 2003.

57 Pearce, E. N. "Thyroid Hormone and Obesity." Curr Opin Endocrinol Diabetes Obes, vol. 19, 2012, pp. 408–413. doi: 10.1097/MED.0b013e328355cd6c.

58 Pomroy, Haylie. The Fast Metabolism Diet. Harmony, 2013.

59 Rashid, Shirya, et al. "Effect of Obesity on High–Density Lipoprotein Metabolism." The Obesity Society, 2012.

60 Rasmussen, Michael Højby. "Obesity, Growth Hormone, and Weight Loss." Molecular and Cellular Endocrinology, vol. 316, no. 2, 25 Mar. 2010, pp. 147–153.

61 Reinehr, T. "Obesity and Thyroid Function." Mol Cell Endocrinol, vol. 316, 2010, pp. 165–171. doi: 10.1016/j.mce.2009.06.005.

62 Reinehr, Thomas. "Obesity and Thyroid Function." Elsevier, 2010.

63 Rondinone, C. M. "Adipocyte–Derived Hormones, Cytokines, and Mediators." Endocrine, vol. 29, 2006, pp. 81–90. doi: 10.1385/ENDO:29:1:81.

64 Rubinsztein, D. C., et al. "Potential Therapeutic Applications of Autophagy." Nat Rev Drug Discov, 2007.

65 Saad, M. J., et al. "Linking Gut Microbiota and Inflammation to Obesity and Insulin Resistance." Physiology, vol. 31, 2016, pp. 283–293. doi: 10.1152/physiol.00041.2015.

66 Sari, et al. "Impact of Time–Restricted Feeding and Aerobic Exercise Combination on Promotes Myokine Levels and Improve Body Composition in Obese Women." Dialnet, 2024, pp. 1–10.

67 Scerif, Miski, et al. "Ghrelin in Obesity and Endocrine Diseases." Molecular and Cellular Endocrinology, vol. 340, no. 1, 20 June 2011, pp. 15–25.

68 Schwiertz, A., et al. "Microbiota and SCFA in Lean and Overweight Healthy Subjects." Obesity (Silver Spring), vol. 18, no. 1, 2010, pp. 190–195.

69 Serra–Majem, Lluis, et al. "Etiology of Obesity: Two 'Key Issues' and Other Emerging Factors." Nutrición Hospitalaria, 2013.

70 Siegrist–Kaiser, C. A., et al. "Direct Effects of Leptin on Brown and White Adipose Tissue." J Clin Invest, 1997.

71 Singh, R., et al. "Autophagy Regulates Lipid Metabolism." Nature, 2009.

72 Soriguer, Federico, et al. "Thyroid Hormone Levels Predict the Change in Body Weight: A Prospective Study." WILEY, vol. 41, no. 11, 2011, pp. 1202–1209.

73 Sowers, J. R., et al. "Blood Pressure and Hormone Changes Associated with Weight Reduction in the Obese." Hypertension, vol. 4, no. 5, Sept.–Oct. 1982, pp. 686–691.

74 Tilg, H., et al. "Adipocytokines: Mediators Linking Adipose Tissue, Inflammation, and Immunity." Nat Rev Immunol, vol. 6, no. 10, 2006, pp. 772–783.

75 Tilg, Herbert, et al. "Gut Microbiome, Obesity, and Metabolic Dysfunction." The American Society for Clinical Investigation, 2011.

76 Tok, Ozlem, et al. "Effects of Increased Physical Activity and/or Weight Loss Diet on Serum Myokine and Adipokine Levels in Overweight Adults with Impaired Glucose Metabolism." Journal of Diabetes and Its Complications, vol. 35, no. 5, May 2021, 107892.

77 Turnbaugh, P. J., et al. "The Core Gut Microbiome, Energy Balance, and Obesity." J Physiol, vol. 587, pt. 17, 2009, pp. 4153–4158.

78 Venti, C. A., Tataranni, P. A., and Salbe, A. D. "Lack of Relationship between Calcium Intake and Body Size in an Obesity–Prone Population." J Am Diet Assoc, vol. 105, 2005, pp. 1401–1407.

79 Vicennati, Valentina, et al. "Stress–Related Development of Obesity and Cortisol in Women." Wiley, vol. 17, no. 9, Sept. 2009, pp. 1678–1683.

80 Wolf, George. "Insulin Resistance and Obesity: Resistin, a Hormone Secreted by Adipose Tissue." Nutrition Reviews, vol. 62, no. 10, Oct. 2004, pp. 389–394.

81 Zahid, H., et al. "Inflammation, Dysregulated Metabolism, and Aromatase in Obesity and Breast Cancer." Curr. Opin. Pharmacol, vol. 31, 2016, pp. 90–96. doi: 10.1016/j.coph.2016.11.003.

참고 문헌

Foreign Copyright:
Joonwon Lee   Mobile: 82-10-4624-6629
Address: 3F, 127, Yanghwa-ro, Mapo-gu, Seoul, Republic of Korea
             3rd Floor
Telephone: 82-2-3142-4151
E-mail: jwlee@cyber.co.kr

요요 없는 비만 해결
8515 대사 다이어트

2025. 2. 26. 초 판 1쇄 인쇄
2025. 3. 5. 초 판 1쇄 발행

지은이 | 윤복근
펴낸이 | 이종춘
펴낸곳 | BM ㈜도서출판 성안당
주소 | 04032 서울시 마포구 양화로 127 첨단빌딩 3층(출판기획 R&D 센터)
       10881 경기도 파주시 문발로 112 파주 출판 문화도시(제작 및 물류)
전화 | 02) 3142-0036
       031) 950-6300
팩스 | 031) 955-0510
등록 | 1973. 2. 1. 제406-2005-000046호
출판사 홈페이지 | www.cyber.co.kr
ISBN | 978-89-315-8354-0 (93510)
정가 | 23,000원

이 책을 만든 사람들
책임 | 최옥현
진행 | 김지민
교정 · 교열 | 김지민
본문 디자인 | 메이크디자인
표지 디자인 | 박원석
홍보 | 김계향, 임진성, 김주승, 최정민
국제부 | 이선민, 조혜란
마케팅 | 구본철, 차정욱, 오영일, 나진호, 강호묵
마케팅 지원 | 장상범
제작 | 김유석

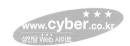

▪ **도서 A/S 안내**

성안당에서 발행하는 모든 도서는 저자와 출판사, 그리고 독자가 함께 만들어 나갑니다.
좋은 책을 펴내기 위해 많은 노력을 기울이고 있습니다. 혹시라도 내용상의 오류나 오탈자 등이
발견되면 "좋은 책은 나라의 보배"로서 우리 모두가 함께 만들어 간다는 마음으로 연락주시기
바랍니다. 수정 보완하여 더 나은 책이 되도록 최선을 다하겠습니다.
성안당은 늘 독자 여러분들의 소중한 의견을 기다리고 있습니다. 좋은 의견을 보내주시는 분께는
성안당 쇼핑몰의 포인트(3,000포인트)를 적립해 드립니다.
잘못 만들어진 책이나 부록 등이 파손된 경우에는 교환해 드립니다.